麻醉专科临床实践

梅 喜 崔宇龙 陈 佳 戴 荆 主编

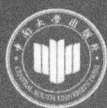

中南大学出版社
www.csupress.com.cn

编委会 ··

主　编

梅　喜　中南大学湘雅三医院

崔宇龙　中南大学湘雅二医院

陈　佳　中南大学湘雅三医院

戴　荆　中南大学湘雅三医院

副主编

高　凯　中南大学湘雅三医院

刘　政　中南大学湘雅二医院

前　言

麻醉学是一门研究临床麻醉、生命机能调控、重症监测治疗和疼痛诊疗的科学，通常用于外科手术或急救过程中。为了适应现代医学的快速发展，满足麻醉学科的建设需求，特组织编写本书。

本书系统介绍了麻醉专科技术，内容包括麻醉前评估与准备、常见手术麻醉、危重症患者麻醉、小儿麻醉、老年麻醉以及麻醉在舒适化医疗中的应用。本书内容翔实、重点突出，具有科学性、完整性、多样性等特点，适用于临床医生、麻醉医生、全科医生以及医学院校在校师生参考阅读。

由于时间紧、任务重，书中难免有遗漏或不足，敬请广大读者提出宝贵修改意见，使之不断完善，并致谢意。

目　录

第一章　麻醉前评估与准备

第一节　麻醉前访视与检查

麻醉医生应在麻醉前 1～3 天内访视患者,目的在于:①获得有关病史、体检和精神状态的资料;②指导患者熟悉麻醉相关事宜,解决其焦虑心理问题;③在外科医生和患者之间取得一致的处理意见。具体须做以下七方面常规工作。

一、病史

访视前首先要详细复习患者的全部住院病历记录,然后有目的地询问有关麻醉的病史。要着重了解:①个人史。包括劳动能力,能否胜任较重的体力劳动或进行剧烈活动,是否心慌气短;有无饮酒、吸烟嗜好,每日量是多少;有无吸服麻醉毒品史;有无长期服用安眠药史;有无怀孕;等等。②既往史。了解以往疾病史,特别注意与麻醉有关的疾病,如抽搐、癫痫、风湿热、高血压、脑血管意外、心脏病、冠心病、心肌梗死、肺结核、哮喘、慢性支气管炎、肝炎、肾病、疟疾、脊柱疾病、过敏性疾病和出血性疾病等,同时追问是否曾出现过心肺功能不全或休克等症状,近期是否仍存在有关征象。特别对心前区疼痛、心悸、头晕、晕厥、活动后呼吸困难、夜间"憋醒"、长期咳嗽多痰等应引起重视,还需判断目前心肺等功能的状况。③既往手术麻醉史。做过哪种手术,用过何种麻醉药和麻醉方法,麻醉中及术后的变化情况,有无意外、并发症或后遗症,有无药物过敏史,家庭成员中是否发生过与麻醉手术有关的严重问题。④治疗用药史。如降压药、β 受体拮抗药、皮质激素类药物、洋地黄、利尿药、抗菌药物、降糖药、抗癌药、镇静安眠药、单胺氧化酶抑制剂、三环类抗抑郁药等,了解药名、用药时间和用量,以及有无特殊反应。

二、全身状况

通过视诊观察患者有无发育不全、营养障碍、贫血、脱水、浮肿、发绀、发热、消瘦或过度肥胖,并了解近期内的体重变化。成人标准体重(kg)可按身高(cm)减100 粗略计算,超过标准体重 10% 者为体重过重,麻醉药量可能较一般人大;低于标准体重10%者为体重过轻,麻醉药量应适当减少。近期体重逐渐上升者,提示对麻醉的耐受性多半较好;近期内体重显著减轻者,提示对麻醉的耐受一般很差,应加以注意。对过度消瘦或极度肥胖的患者要警惕术中容易发生呼吸循环意外。小儿术前必须常规测量体重,如果实际体重大于年龄标准体重,用药量宜根据实际体重计算;如果小于年龄标准体重,用药量宜按年龄标准体重的偏小量计算。

三、精神状态

观察患者是否紧张和焦虑,估计其合作程度。征询患者对手术和麻醉有何顾虑和具体要求,酌情进行解释和安慰。有明显精神症状者,应请精神科医生确诊并治疗。

四、器官功能

麻醉前应全面了解患者心、肺、肝、肾、脑等生命器官的功能状况,仔细复习查体记录,注意体温、血压、脉搏、呼吸,以及血常规、尿常规、大便常规、出凝血时间等检查的结果。

体温上升常表示体内存在炎症或代谢紊乱,麻醉用药剂量须慎重,此时人体一般耐药性差、氧耗量大,术中供氧需充分。体温低于正常者,表示代谢低下,情况很差,对麻醉的耐受效果也常不佳。

血压升高者,应在双上肢反复多次进行血压测量,要明确其原因、性质和波动范围,决定术前是否需要抗高血压治疗;同时要估计其是否累及心、脑、肾等重要器官及功能损害的程度,有无冠状动脉、主动脉、颈动脉、脑动脉、肾动脉及周围动脉病变,相应脏器是否出现供血不足。例如并存心肌缺血性改变时,择期手术须推迟进行;并存肾脏改变时,对麻醉药等的选择须做个别考虑。

血压过低或周围循环衰竭的休克患者,麻醉处理须极慎重。对脉搏明显不规则(次数、强弱、节律异常)者,应查心电图,明确心律失常的性质、严重程度和原因。

血红蛋白、红细胞计数和血细胞比容,可反映贫血、脱水及血容量的大致情况。成人血红蛋白低于 80 g/L,或高于 160 g/L(多由脱水导致),麻醉时易发生休克、栓塞等危险,均须于术前尽可能纠正。对年龄超过 60 岁者,术前应重视正常血容量性贫血的纠正。月龄小于 3 个月的婴儿,术前血红蛋白应超过 100 g/L;大于 3 个月者,应至少达到 90 g/L 为满意。白细胞计数和中性粒细胞增高,以及红细胞沉降率增快,提示体内存在急性炎症病变,愈严重者,麻醉耐受性愈差。尿常规检查应包括每小时尿量或每日总尿量。通过尿比重可估计患者的水和电解质代谢情况;尿糖阳性,应考虑是否患有糖尿病,需要进一步检查确诊;尿蛋白阳性,应考虑肾脏实质性病变;尿红细胞、白细胞和管型阳性,应想到泌尿系统存在炎症;尿量明显减少,以至少尿、尿闭时,应考虑有严重肾衰竭;对尿常规检查阳性的患者,应进一步做血液生化检查,以判断肾功能状况。肾功能减退的患者麻醉耐受性差,术后易出现急性肾功能衰竭。

基础代谢率可明显影响麻醉药用量和麻醉耐受性。基础代谢率高者,麻醉药用量大,氧耗量大,麻醉不易平稳;低者,麻醉药用量小,麻醉耐受性差。基础代谢率可用 Read 公式做粗略测定。患者清晨睡醒后,在不起床、不进食的情况下,连续测两次血压和脉搏,取其平均值,代入 Read 公式:基础代谢率(%)=0.75×每分钟脉率数+0.74×脉压−72。

对拟实施复杂大手术的患者,或于常规检查中有明显异常者,或并存各种内科疾病时,还须进一步做有关的实验室检查和特殊功能测定,包括胸部 X 线、肺功能、心电图、心功能、凝血功能、动脉血气分析、肝功能、肾功能、基础代谢率及内分泌功能检查等,必要时请有关专科医生会诊,协助衡量有关器官功能状态,进一步商讨术前准备措施。

五、调整术前治疗用药

注意术前使用的治疗用药持续时间、用药剂量、不良反应及药物过敏史。关注术前用药对麻醉的影响,是否需要调整用药剂量或停止用药。包括术前使用违禁药物及饮酒情况。重点了解以下情况。

(一)心血管系统用药

了解患者使用抗高血压药的种类、剂量及疗效,一般应使用至手术当天早晨,但用 β 受体拮抗药及钙离子通道阻滞剂的患者麻醉诱导及维持过程易发生低血压。使用地高辛者应依据心率和心脏功能调整剂量。

(二)激素类药物

3 个月内用过糖皮质激素患者,术前应加用激素,可在术前一天肌内注射甲泼尼龙 40 mg,术中也静脉注射甲泼尼龙 40～80 mg 或静滴氢化可的松 100 mg。

(三)利尿药与降糖药

术前停用利尿药,并注意是否患有低钾血症。手术当天停用降糖药。

(四)抗凝药和抗血栓类药物

1.抗凝药与手术治疗

抗凝治疗的患者在接受外科手术时,围术期应对策略可分为保守策略和积极策略。①保守策略:指术前停用华法林 3～5 天,术后尽快恢复华法林治疗;②积极策略:指围术期停用华法林期间,使用肝素替代。采取何种策略应该根据患者和外科手术的具体情况而定。

(1)牙科手术、白内障手术和人工晶状体植入术患者术前可不必停用抗凝药。

局部应用血速宁(氨甲环酸)或 6-氨基己酸有助于减少此类患者术后出血。需要球后阻滞麻醉的眼科手术应该在术前停用华法林。

(2)胃肠道内镜手术,应根据可能的出血情况来决定是否停用抗凝药。上消化道镜检,出血风险低,一般不需要停药;而对于存在较高出血概率的内镜术如结肠镜、息肉切除及括约肌切开术等则需要停用华法林。

(3)当 INR≤1.5 时,大多数外科手术可以安全实施。如果患者来不及停用香豆素衍生物,根据 INR 情况,皮下注射 10 mg 维生素 K_1,在 8~10 小时内可纠正华法林的抗凝效果,但有时可能需要追加剂量。尽管维生素 K_1 经静脉使用可即刻起效,但有可能导致严重的过敏反应,曾有过快速静脉注射维生素 K_1 致死的报道。对于重症患者如果必须静脉注射维生素 K_1 时,速度不应超过 1 mg/min。对于 INR 为 2~3 的患者,口服 2 mg 维生素 K_1 可在 24 小时内纠正华法林的抗凝效果。

(4)人工心脏瓣膜术后、心房颤动、高凝状态以及深静脉血栓形成的患者,停用华法林带来的风险可能要远大于抗凝治疗。近期发生的静脉血栓栓塞患者(特别是 30 天内发生者),出现再栓塞的概率高达 50%,华法林可以使这种风险降低约 80%。因此,择期手术应该尽可能推迟,否则应采用积极策略,即在围术期使用肝素替代,以确保术前和术后 INR>2。如果 INR 在抗凝治疗靶范围之内,术前 6 小时停用标准肝素,足以保证术中恢复正常的凝血功能。术后 12 小时可恢复肝素替代治疗(如果存在明显渗血应推迟),直至患者可以口服抗凝药,最终维持INR>2。动脉系统一旦发生栓塞后果更为严重,因此,动脉栓塞 30 天以内的患者,应推迟择期手术。对必须手术者,术前应使用静脉肝素替代治疗,除非该患者术后出血概率较低,否则一般不必像预防静脉血栓栓塞那样积极使用肝素。在复杂大型手术后,对此类患者不提倡静脉使用肝素,必要时可考虑皮下注射低剂量标准肝素或低分子量肝素。

(5)金属裸支架和(或)药物涂层支架患者,突然停用抗凝药是引发围术期冠脉支架内血栓形成的主要风险因素。为此,保证支架畅通,降低支架内血栓形成的围术期抗血小板治疗方案应包括以下几点:①手术期间和术后继续双联抗血小板治疗。②停用氯吡格雷,用短效静脉抗血小板药物接替至手术日,术后尽可能早恢复使用氯吡格雷。③术前停用氯吡格雷但继续使用阿司匹林,术后尽可能早恢复使用氯吡格雷。

2.抗凝药与椎管内麻醉

(1)皮下注射预防性使用标准肝素,在给药 4 小时后方可进行椎管内穿刺或置管,皮下注射肝素后 2 小时药物达到峰浓度,如有置管困难应适当推迟下一次给药;在穿刺或置管后 1 小时方可再次皮下给予预防性小剂量标准肝素。

(2)静脉注射标准肝素,应在椎管内穿刺或置管 4 小时前停用;穿刺或置管

1 小时后方可再次静脉使用标准肝素。

（3）如果术中需要继续使用肝素，应该在硬膜外置管 1 小时后使用。

（4）皮下注射预防剂量肝素或静脉使用标准肝素，若要拔出硬膜外置管应在上次使用肝素 4 小时后进行。

（5）对于使用低分子量肝素（LMWH）的患者，椎管内穿刺或置管应在上次应用 LMWH 10～12 小时后进行，术中若需要恢复使用至少应在穿刺置管或拔管 2～4 小时后。

（6）操作时曾反复穿刺或出血，LMWH 恢复使用应推迟 24 小时。

（7）拔除硬膜外导管应在上次使用 LMWH 12 小时后进行，恢复其使用至少在拔管 2 小时后。

（8）对口服抗凝药（如华法林）的患者，在进行硬膜外穿刺前应停用 3～5 天，待 INR 恢复正常后方可穿刺，硬膜外导管拔出后可以恢复使用抗凝药。

（9）术前 36 小时内开始华法林治疗者，不影响患者的凝血状态。

（10）术前是否应停用阿司匹林尚有争议，根据我国的实际情况，建议术前 7 天停服阿司匹林。

六、体检复查

麻醉前要针对与麻醉实施有密切关系的器官和部位进行重点复查。

（一）呼吸系统

观察患者的呼吸频率、深度、形式（胸式呼吸、腹式呼吸）及通气量大小，有无呼吸道不通畅或胸廓异常活动和畸形。这些观察对于全身麻醉（尤其是吸入乙醚麻醉）深浅的正确判断和维持麻醉平稳，以及术后是否会发生呼吸系统并发症等都有重要的关系。此外，要重视肺部听诊和叩诊检查，参阅 X 线检查结果，尤其对 60 岁以上老年人，或并存慢性肺部疾病的患者更需重视，有时可获得病史和体检不能查出的阳性发现。遇有下列 X 线检查征象者，应考虑改变麻醉方法以求适应：气管明显移位或狭窄；纵隔占位病变压迫邻近大血管、脊神经、食管或气管；主动脉瘤；肺气肿、肺炎、肺不张、肺水肿或肺实变；脊椎、肋骨或锁骨新鲜骨折；右位心、心脏压塞、心包炎或心脏明显扩大等。对并存急性上呼吸道感染（鼻堵塞、咽充血疼痛、咳嗽、咳痰或发热等）者，除非急症，应推迟手术，至少须推迟到治愈一周以后再手术。对于慢性气管支气管炎或肺部疾病患者，或长期吸烟者，注意痰量、性状、浓稠度及是否易于咳出，须采取预防术后肺并发症或病变播散的措施，禁用刺激呼吸道的麻醉药。对于影响呼吸道通畅度的病情要特别重视，如鼻中隔偏曲、鼻甲肥大、鼻息肉、扁桃体肥大、颈部肿物压迫气管、声带麻痹、大量咯血、呕血、频繁呕吐、昏迷、过度肥胖、头面颈部烧伤或创伤，以及颈项过短等，麻醉中都易引起急性呼吸道阻塞，均须常规采用气管插管，或事先做好抢救准备（如备好气管插管用具、吸引器、气管切开器械包及气管镜等）。对拟行气管插管的患者,必须常规检查呼吸道有关解剖及其病理改变。

(二)心血管系统

除检查患者血压、脉搏、皮肤黏膜颜色和温度外,还要注意心脏听诊和叩诊,周围浅动脉、眼底动脉和主动脉情况。有心脏扩大、桡动脉和眼底动脉硬化、主动脉迂曲伸直者,在麻醉用药量、麻醉深度、氧供应、输液速度和输液量,以及消除手术刺激不良反应等处理上,都必须谨慎合理,这类患者对麻醉的耐受性都很差。有心律失常者,需用心电图确诊其性质,并予治疗。对 40 岁以上的患者,术前需要常规检查心电图,以排除冠心病。据统计,术前能查出心电图异常而给予适当处理者,病死率可降低 50%。此外,对心肺功能的代偿程度作出恰当估计十分重要。

(三)脊柱

对拟行椎管内麻醉者,常规检查脊柱情况和脊髓功能尤为重要。应明确脊柱有无病变、畸形或变形;穿刺点邻近组织有无感染;是否存在出血性疾病、出血倾向史或使用抗凝药治疗;是否经常头痛;是否存在隐性脊髓病变。如果存在或怀疑有上述情况,为避免发生全脊麻、脊髓病变加重或椎管内血肿形成、感染化脓而继发截瘫等并发症,应禁用椎管内麻醉。拟行神经阻滞麻醉者应检查局部解剖标志是否清楚,穿刺点附近区有无感染病灶。

(四)体表血管

观察颈外静脉,平卧时静脉塌陷,表示血容量不足;静脉怒张,表示心功能不全或输液过量。检查四肢浅表静脉,选定输血输液穿刺点,估计有无穿刺困难情况。如需施行桡动脉插管直接测压者,需要做 Allen 试验。

七、手术情况

麻醉前访视中需与手术医生交谈,了解手术意图、目的、部位、切口、切除脏器范围及手术难易程度、出血程度、需时长短和手术危险程度,以及是否需要专门的麻醉技术(如低温、控制性低血压等)配合。此外,还需了解手术的急缓程度。对择期手术,如胃溃疡胃部分切除术、肾结核肾切除术等,手术时间无严格限定,理应做好充分的麻醉前准备,使手术能在最安全的条件下进行。对限期手术,如甲状腺功能亢进症(简称甲亢)已用碘剂准备者、胃幽门梗阻已进行洗胃及纠正电解质紊乱者、恶性肿瘤患者等,手术时间虽可选择,但不宜拖延过久,应抓紧术前有限的时间,尽可能做好各项准备,以保证手术安全施行。急症手术,虽患者病情紧急,生理紊乱严重,全身情况差,手术时机不容延误,但亦需要尽最大可能调整患者全身情况和脏器功能,以提高患者对手术麻醉的耐受力,一般可在诊断及观察的同时,抓住 1～2 小时的术前时间开始必需的补液、输血等全身情况调整工作。

(高　凯　戴　荆)

第二节　麻醉危险性估计

一、系统性回顾

（一）本次手术情况

在麻醉前访视中，需与手术医生交谈，了解手术意图、部位、切除脏器范围及手术难易程度、可能出血程度、需时长短、手术危险所在，以及是否需要专门麻醉技术（如低温、控制性低血压等）配合。

（二）既往史

特别是与麻醉有关的疾病（如癫痫、高血压、脑卒中、心脏病、冠心病、心肌梗死、肺结核、哮喘、慢性支气管炎、肝炎、肾病、脊柱疾病、过敏性疾病、出血性疾病等），同时追问是否出现过心肺功能不全或休克等症状，近期状况如何，特别对心前区疼痛、心悸、头晕、昏厥、活动后呼吸困难、夜间憋醒、长期咳嗽多痰等症状应引起重视。

（三）治疗用药史

有些手术患者因治疗需要，常规应用降压药、β受体拮抗药、皮质激素、洋地黄、利尿药、抗菌药物、降糖药、抗癌药、镇静安定药、单胺氧化酶抑制药、三环类抑郁药等，应了解其药名、用药持续时间和用药剂量，有无特殊反应。

（四）既往麻醉手术史

(1)既往做过哪种手术，用过何种麻醉药和麻醉方法，麻醉中及麻醉后是否出现特殊情况，有无意外、并发症和后遗症，有无药物过敏史，家庭成员中是否也发生过类似的麻醉严重问题。

(2)既往手术可能影响麻醉方案，例如有既往颈椎固定手术史患者，其麻醉处理就不同于正常颈椎和呼吸道的患者。又如正在进行动静脉内瘘血液透析的患者，应避免在患肢行动脉和静脉穿刺置管。

(3)了解既往对某些麻醉药的不良药物反应（如患者既往对琥珀胆碱出现异常肌松延长史或有恶性高热病史）。

(4)重点询问患者在既往麻醉后有无并发症，若确实存在，本次麻醉方案就要据此进行改变，或者预防并发症的发生（如术后恶心、呕吐等）。

（五）个人史

包括：劳动能力，能否胜任较重的体力劳动和剧烈活动，劳动或活动后是否出现心慌气短；有无饮酒、吸烟嗜好，每日饮酒或吸烟量多少，有无长期咳嗽、咳痰、气短史；有无吸毒成瘾史；有无长期服用安眠药等历史；有无怀孕等。

（1）吸烟与嗜酒：必须询问每日的摄取数量和持续时间，此类患者的麻醉药物用量一般需增加。吸烟可产生诸多不利影响，包括黏膜分泌与清除能力减弱、小气道口径缩小，免疫反应改变等。术前应劝说患者至少停止吸烟2个月。

（2）违禁药应用史：术前应询问是否应用违禁药品，是否已成瘾。应将这类病例列为高危病例，因其有可能感染 HIV，须进行鉴别诊断试验。一旦确定患者已有药物成瘾史，围术期都应对戒断综合征采取预防或治疗措施。对于已出现戒断综合征的患者，除非急症，应延期手术。对于术前因治疗而使用阿片类药物，或滥用阿片类药物的患者，术中和术后应用阿片类药物时应考虑增加剂量。

（4）对于运动员患者，应询问是否应用促蛋白合成甾体类药（合成类固醇药物），因为这类药物对肝脏可产生显著的不良反应，可出现胆汁性黄疸。

（六）过敏史

（1）对患者的过敏反应要足够重视，但应与药物不良反应有所鉴别。例如可待因可引起呕吐（属于不良反应）或瘙痒性皮疹（属于过敏症状），两者都被患者习惯地称为"过敏"。又如牙科医生使用含肾上腺素的利多卡因施行局部麻醉时，患者常出现心动过速的不良反应，而患者常会主诉对局部麻醉药过敏。

（2）青霉素类与头孢菌素类药物之间的交叉过敏反应率为10%～15%。如果患者曾有注射青霉素类药物出现即刻高敏反应史（表现为过敏性休克、血管性水肿和荨麻疹），那么其对头孢菌素类药物亦可能过敏，应换用其他抗菌药物。如果患者有青霉素类药物迟发性过敏反应史，则可考虑改用头孢菌素类。对碘过敏的患者，应避免使用含碘的药物。

（3）患者对局部麻醉药的真性过敏反应极为罕见。对麻醉药过敏的患者，在择期手术或神经阻滞麻醉前，可慎重施行皮内过敏试验。

二、全身状态的评估

（一）心血管系统

1.心功能分级

最常用的方法仍是根据心脏对运动量的耐受程度来衡量。目前常采用纽约心脏病协会（NYHA）四级分类法（表1-2-1）。

表1-2-1　NYHA心功能四级分类法

心功能分级	屏气试验	临床表现	心功能与耐受力
I	30 s 以上	体力活动不受限，无症状，日常活动不引起疲乏、心悸和呼吸困难	心功能正常

心功能分级	屏气试验	临床表现	心功能与耐受力
Ⅱ	20～30 s	能胜任正常活动,但不能跑步或较用力地工作,否会出现则心慌气短	心功能欠佳。麻醉处理恰当,麻醉耐受力仍较好
Ⅲ	10～20 s	体力活动显著受限,轻度活动即出现症状,休息后尚感舒适	心功能不全。麻醉前准备充分,麻醉中避免增加任何心脏负担
Ⅳ	10 s 以内	休息时也出现疲乏、心悸、呼吸困难或心绞痛,任何体力活动均增加不适感	心功能衰竭。麻醉耐受力极差,手术必须推迟

2.Goldman 心脏危险性指数(表1-2-2)

可为非心脏手术的 Goldman 心脏危险性指数风险评估(表1-2-3)提供参考。

表 1-2-2　Goldman 心脏危险性指数

评估项目		分数
病史	年龄＞70 岁	5
	最近 6 个月内发生过心肌梗死	10
体格检查	有主动脉瓣狭窄	3
	有舒张期奔马律、第三心音或颈静脉充血	11
ECG	有非窦性心律失常	7
	室性早搏＞5 次/min	7
一般情况差	PaO_2＜60 mmHg(8.0 kPa)	3
	$PaCO_2$＞50 mmHg(6.6 kPa)	
	血钾＜3.0 mmol/L 或 HCO_3^-＜20 mmol/L	
一般情况差	BUN＞7.5 mmol/L 或 Cr＞270 μmol/L	3
	ALT 异常,有慢性肝病	
手术种类	腹腔内、胸腔内手术	3
	急症手术	4

注:ECG 为心电图;BUN 为血尿素氮;Cr 为血肌酐;ALT 为谷丙转氨酶。

依据以上 5 项的累计分数,分为 4 级:0～5 分为Ⅰ级,6～12 分为Ⅱ级,13～25 分为Ⅲ级,≥26 为Ⅳ级。累计分数达Ⅲ级时,麻醉、手术风险较大。

3.活动耐量的评估代谢当量(MET)

以某种活动所消耗能量是安静时的几倍来表示,当活动耐量＜4 METs 时,定义为功能储备差(表1-2-4)。

表1-2-3 根据Goldman心脏危险性指数进行风险评估

评分	病死率/%	严重心血管并发症发生率/%
<6	0.2	0.7
6~25	4	17
>25	56	22

表1-2-4 METs量表

1.05×体重(kg)×METs数×运动时间(h)=消耗能量(kcal)

3 METs 普通步行(4 km/h),低强度的肌肉训练,打排球

4 METs 快走(6.4 km/h),打高尔夫,骑自行车,打保龄球,轻松地爬两层楼

6 METs 轻松地慢跑,有氧运动,上下楼梯

8 METs 跑步,游泳,搬运重物

说明:良好,7 METs以上;中等,4~7 METs;低下,4 METs以下

4.心血管疾病患者麻醉耐受力的评估

(1)高血压:首先明确是原发性高血压还是继发性高血压,警惕是否为未诊断的嗜铬细胞瘤。高血压患者的麻醉风险取决于是否继发重要脏器(心、脑、肾)损害及其程度。单纯高血压,不合并冠状动脉病变、心力衰竭或肾功能减退等,在充分的术前准备和恰当的麻醉处理前提下,麻醉耐受良好。术前准备的重点是抗高血压治疗。

高血压患者在术中和术后均可能发生高血压、低血压、心力衰竭、心脑血管意外等并发症。合并糖尿病和肥胖者,其麻醉的危险性更大。

高血压患者在术前需经内科治疗,应用降压药使血压控制在160/90 mmHg以下,改善其他重要脏器功能及水电解质平衡后,方可进行手术麻醉。

急症手术前,亦应调控好患者的血压及全身状态,方可施行麻醉。

(2)冠心病:麻醉危险在于围术期心肌梗死发作。麻醉前应该明确:患者是否存在心绞痛及其严重程度;是否发生过心肌梗死,最近发作时间。患者发生心肌梗死后6个月内,围术期再次发生心肌梗死的概率高,且预后差,因此择期手术宜在急性心梗发作6个月后,且依据当前患者的心脏功能代偿状况而定。

(3)先天性心脏病。

1)房间隔缺损或室间隔缺损:心功能为Ⅰ、Ⅱ级,既往无心力衰竭史,可接受一般手术,无特殊危险;若伴有肺动脉高压,病死率增加,应推迟手术。

2)肺动脉瓣狭窄:轻度者,不是手术禁忌证;重度者,易发作急性右心衰竭,禁

忌实行择期手术。

3）法洛四联症：麻醉后易引起心排血量骤减和严重低氧血症，择期手术危险性极大。

（4）心律失常：明确引起心律失常的原因和对血流动力学的影响。对于无明显自觉症状、无严重血流动力学改变的单纯性心律失常患者，不增加麻醉风险，可不予特殊处理。但以下情况应引起高度重视：

1）年龄＞45岁，伴有心脑血管疾病或有糖尿病史者。

2）心房颤动和心房扑动：术前心室率能控制在80次/min左右，不增加麻醉危险；心室率＞100次/min或＜60次/min，提示有严重心脏病变或其他原因（如甲亢），则麻醉危险性显著增加。

3）室性期前收缩：偶发者，多属于功能性，一般无须特殊处理；频发（＞5次/min），或呈二联律、三联律、系多源性或呈"R-on-T"，容易演变为室性心动过速或心室颤动，术前必须给予治疗，择期手术宜推迟。

4）Ⅱ度以上房室传导阻滞或慢性双束支阻滞（右束支伴左前或左后束支传导阻滞），有发展为完全性心脏传导阻滞而猝死的可能，术前须做好心脏起搏器准备。

5）预激综合征：可发作室上性心动过速，一般只要做到防止交感神经兴奋和血管活性物质释放即可。但对于症状持续而原因不明者，应引起重视。这往往是心肌病变的唯一症状，麻醉危险性极高，择期手术必须推迟。

6）窦性心律失常：须分辨其原因，如为病态窦房结所致，宜做好应用异丙肾上腺素和心脏起搏器的准备。

7）无论何种心律失常，发作时伴有头晕、头痛、黑矇及血流动力学改变，或与心绞痛发作有关者，意味着麻醉风险性增加，应做好充分准备。

（5）心脏瓣膜病：心脏瓣膜病的麻醉危险性主要取决于病变的性质及其心功能损害的程度，麻醉前应识别是以狭窄为主，还是以关闭不全为主，或者两者兼有。以狭窄为主者的病变发展较关闭不全者迅速，重度主动脉瓣狭窄或二尖瓣狭窄极易并发严重心肌缺血、心律失常（心房扑动或心房颤动）和左心衰竭，也易并发心腔血栓形成和栓子脱落，因而麻醉危险性相当高，一般应禁忌施行择期非心脏手术。心脏瓣膜关闭不全者对麻醉和手术耐受力一般尚可，但易继发细菌性心内膜炎或缺血性心肌改变，因而有猝死可能。

（二）呼吸系统

患有慢性支气管炎、慢性阻塞性肺疾病（COPD）、支气管哮喘、肺大疱、创伤性湿肺，以及近期有上呼吸道感染及多发肋骨骨折等患者，应充分了解其术前动脉血氧饱和度及肺功能，注意其近期有无呼吸道感染，谨防麻醉及术中因气道高反应性出现喉及支气管痉挛，以及术后肺部感染加重、肺不张及肺大疱破裂导致气胸的可能。

（1）呼吸困难程度分级（表1-2-5）。

表 1-2-5　呼吸困难程度分级

分级	症状
0 级	正常行走,无呼吸困难症状
Ⅰ 级	能按需行走,但易疲劳
Ⅱ 级	行走距离有限制,走1～2条街后,需停步休息
Ⅲ 级	短距离行走即出现呼吸困难
Ⅳ 级	静息时出现呼吸困难

（2）手术后易发生呼吸功能不全的高危指标（表1-2-6）。

表 1-2-6　手术后易发生呼吸功能不全的高危指标

肺功能检验项目	正常值	高度危险值
肺活量(VC)	2.44～3.47 L	<1.0 L
第1秒时间肺活量(FEV_1)	2.83 L	<0.5 L
最大呼气流率(MEFR)	336～288 L/min	<100 L/min
最大通气量(MVV)	82.5～104 L/min	<50 L/min
动脉血氧分压(PaO_2)	75～100 mmHg(10～13.3 kPa)	<55 mmHg(7.3 kPa)
动脉血 CO_2 分压($PaCO_2$)	35～45 mmHg(4.7～6.0 kPa)	>45 mmHg(6.0 kPa)

（3）急性呼吸系统感染患者手术后极易并发肺不张和肺炎,择期手术必须推迟至完全治愈1～2周后进行。

（4）慢性呼吸系统疾病术前禁烟至少2～4周,4～8周或以上更佳,术前应练习深呼吸和咳嗽排痰动作,术前3～5日用抗菌药物治疗。

（5）高危患者术后易并发呼吸功能不全,术前应与家属说明,术后可能需要用呼吸机进行呼吸支持。

（三）肝

（1）肝脏仅占全身体重的2%,但接受的血流量是心排血量的20%,肝动脉供给肝血流的25%和需氧量的50%,门静脉提供肝血流的75%和需氧量的50%。肝脏疾病的严重程度可通过 Child-Pugh 分级标准来评估（表1-2-7）。

（2）肝功能的临床评估:可采用 Child-Pugh 分级标准加以分析。按该表累计计分,1～3分为轻度肝功能不全;4～8分为中度肝功能不全;9～12分为重度肝功能不全。肝病合并出血,或有出血倾向时,提示已有多种凝血因子缺乏或不足。若凝血酶原时间(PT)延长、凝血酶时间(TT)延长、部分凝血活酶时间(APTT)显著延长、纤维蛋白原(FIB)和血小板明显减少,提示已出现弥散性血管内凝血(DIC)和纤维蛋白溶解,表示肝已经坏死,禁忌做任何手术。

表 1-2-7　Child-Pugh 分级标准

项目	分数		
	1	2	3
胆红素/(μ mol · L^{-1})	34	34~51	＞51
血清白蛋白/(g · L^{-1})	35	28~35	＜28
腹腔积液	无	易控制	不易控制
凝血酶原时间/s	≤14	15~17	≥18
肝性脑病/期	无	Ⅰ～Ⅱ	Ⅲ～Ⅳ

(3)肝病患者的麻醉耐受力估计:急性肝炎患者在术中和术后极易出现凝血机制障碍,除紧急抢救手术外,应禁忌施行任何手术。

慢性肝病患者手术的最大问题之一是凝血机制异常,术前必须予以纠正。

轻度肝功能不全对患者的麻醉和手术耐受力影响不大。

中度肝功能不全和濒于失代偿时,患者麻醉和手术的耐受力显著减退,术前需要经过较长时间的严格准备,方允许择期手术。

重度肝功能不全的危险性极高,应禁忌施行任何手术。

(四)肾

术前必须通过各项检查来判断肾功能,衡量患者对麻醉和手术的耐受力以便采取各种透析治疗。

1.各类肾病的麻醉耐受力估计

年轻、无肾病史及尿常规正常的患者可认为肾功能良好,可耐受各种手术和麻醉。老年,并存高血压、动脉硬化、严重肝病、糖尿病、前列腺肥大等患者,容易并发肾功能不全,即使尿常规无特殊异常,也需要做肾功能检查,以估计其对麻醉和手术的耐受力。

对于慢性肾衰竭或急性肾病患者,原则上应禁忌施行任何择期手术。近年来,在人工肾透析治疗的前提下,慢性肾衰竭已不再是择期手术的绝对禁忌证,但此类患者对麻醉和手术的耐受力仍较差。

肾病主要包括肾小球性肾病和肾小管性肾病两类,此外还有肾结石性肾病。肾小球病变可发展为肾病综合征,该病患者处于身体总水量过多而血管内血容量减少的状态,发展至末期可出现尿毒症。为减轻水肿,常使用利尿药治疗,这样血容量可进一步降低。对这类患者术前准备的重点在于调整血容量和水、电解质平衡,在严密监测下进行补液处理。为根治慢性尿毒症,多数患者需施行肾移植术,术前必须通过人工肾或腹膜透析进行充分细致的准备。

患有慢性肾病者,常易并存其他脏器病变,需在术前作出正确判断并进行相应治疗。常见的并存疾病有以下几种。

(1)高血压或冠状动脉粥样硬化:在肾病所致的低血容量和贫血情况下,易导致心脏做功增高,继发心力衰竭。

(2)心包炎:严重者可致心脏压塞,术前用超声检查可确诊。

(3)贫血:其严重程度通常与尿毒症的程度成正比。对一般择期手术患者,术前应通过输血使血细胞比容升至32%以上为宜。对拟施行肾移植术的患者,为保证移植肾的存活率,有的主张不输血,有的则主张输血。

(4)凝血机制异常:尿毒症患者常并存血小板功能异常和凝血因子Ⅲ(组织凝血活酶)活性降低,术前需施行皮质激素或免疫抑制等治疗。但对于拟施行肾移植术的患者,则不宜施行免疫抑制治疗。

(5)代谢和内分泌功能紊乱:包括糖耐量降低、胰岛素抵抗、Ⅳ型三酰甘油过多、甲状旁腺功能亢进、自主神经系统功能紊乱、高血钾和酸中毒等,同时某些药物的排泄和药代动力学也发生改变,术前应尽可能予以调整,对麻醉药和肌肉松弛药的选择必须慎重、合理。

在肾结石病例中,75%的结石属草酸钙性质,术前均需用利尿药和低钙、低盐饮食治疗,因此可能出现低血容量问题。为预防患者发生禁食导致的脱水,术前需静脉补液。

2.肾功能损伤的临床估计

尿液分析(血、糖、蛋白质)、血浆白蛋白、血尿素氮(BUN)、血清肌酐值、内生肌酐清除率、尿浓缩试验和酚红试验等,是临床较有价值的肾功能测定手段。以24小时内生肌酐清除率和BUN为指标,可将肾功能损伤分为轻、中和重度三类。

(五)内分泌系统

有内分泌系统疾病的手术患者,全身情况变化较突出,麻醉危险性增加,应注意围麻醉期处理。内分泌系统功能的评估包括以下几项。

1.甲状腺病变

甲状腺功能亢进者,应注意心率的控制情况。巨大甲状腺肿的患者需要评估其气管是否受压及其受压程度,判断是否有气管软化。

2.糖尿病

了解糖尿病的类型和治疗情况以及目前的血糖水平,术前血糖应控制在稍高于正常的水平。应注意有无导致其他全身或重要器官和系统的并发症。

3.胰岛素瘤

胰岛素瘤会分泌大量胰岛素而引起反复发作性低血糖。此类患者麻醉的关键是术中动态监测血糖的变化。

4.肾上腺皮质增生症

应注意其所致的糖、蛋白质、脂肪、水、电解质的代谢紊乱以及心血管方面的改变。这类患者对麻醉和手术的耐受力较低。术中应注意防止肾上腺皮质功能不全。对于有显著骨质疏松的患者,应估计麻醉操作和管理上的困难。

5.嗜铬细胞瘤

其病理生理改变是儿茶酚胺分泌过多所致。病程长或久未确诊者,可有儿茶酚胺性心肌炎、营养代谢失调等。麻醉前应评估肿瘤的功能、病情的严重程度、手术难度,并特别注意术前准备的情况,重点是控制高血压和改善血容量。传统术前准备包括术前 2 周使用 α 受体拮抗药(代表药物为酚苄明)控制高血压,以及术前 3 天使用晶体液和胶体液扩容。

6.肾上腺皮质功能不全

包括术前 6 个月以内长期服用糖皮质激素的患者,一般难以承受较重的手术应激反应,术前应合理使用替代疗法。

7.其他

女性患者在月经期不宜行择期手术,因此时凝血功能常低于正常水平。

(六)中枢神经系统

(1)术前神经系统评估的重点内容。

1)剧烈头痛提示可能存在脑肿瘤或占位病变、颅内高压、脑积水、颅内动脉瘤或脑动静脉畸形。

2)神志消失(指眩晕和昏厥)提示可能存在心血管系统疾病或癫痫状态。

3)弥漫性肌无力提示可能存在神经肌疾病(如肌营养失调、重症肌无力、多发性神经炎)或内分泌(或代谢性)疾病。

4)单侧性肌无力最常见于脑卒中、短暂性脑缺血发作(TIA)或脊神经根疾病。

5)局灶性神经征象提示可能同时并存中枢性与周围性神经疾病,须进一步行 CT、MRI 检查确诊。

6)对于新出现的明确而不稳定的征象,或估计术后有可能发生神经系统功能障碍者,也须进一步深入检查。

(2)对于术前已诊断患有神经系统疾病者,需具体掌握疾病的持续时间、最近的表现、治疗用药情况、体检和实验室检查结果,并作出诊断。当诊断结果与以往的诊断不相符时,须进一步深入研究,并邀请神经专科医生会诊,力求全面做好围术期的预防和治疗工作。

(3)如果拟采用局部麻醉(简称局麻),应对麻醉区的神经功能进行检查并记录。如果麻醉区与手术区系在同一部位,麻醉医生则应在麻醉前对可能涉及的部位进行神经功能检查,并做记录,特别是对术前已存在的神经系统损伤进行记录,后者具有重要意义。

(七)水和电解质

判断水和电解质异常,需要根据病因、体征及实验室检查结果等综合分析,判断其性质是等渗、低渗或高渗性失水中的哪一种,然后采取相应方法进行处理。

(1)急诊患者的水、电解质平衡失调中以脱水、低钾或高钾较多见,其对人体生理功能扰乱也较大,一般为等渗性脱水,多伴有血容量不足。血容量的补充以迅速恢复有效循环血量和保持血液携氧能力正常为原则。失血量小于全身血量的15%时,可用乳酸钠林格注射液、血浆代用品等补充,输液量须为失血量的 2~3 倍。急性低钠(即稀释性低钠)可引起脑水肿或脑肿胀,此时须快速利尿以使血钠水平达 130 mmol/L,方可进行麻醉和手术。由慢性疾病造成的低钠,常因其不能在短时间内纠正,同时对麻醉不产生困难,一般可以不做处理。

(2)低钾时,心血管的功能难以维持稳定,若须择期手术,应在术前尽早进行补钾,使血钾为 3.5 mmol/L 以上,方能进行手术。对急症病例进行麻醉和手术时,可在心电图监测下,连续输入含钾溶液,维持血清钾浓度,从而使心血管功能稳定。但须注意,低钾患者在扩容后,其尿量须恢复到 40 mL/h 方可补钾,且补钾速度不宜超过 20 mmol/h。

(3)对于高钾患者,有心律失常时,可用 10%葡萄糖酸钙注射液 10 mL 静脉推注,或用 25%~50%葡萄糖注射液 60~100 mL,每 2~3 g 糖加胰岛素 1 U 静脉推注,接着静脉滴注 10%葡萄糖液注射液 500 mL,内加胰岛素 15 U。

(八)四肢、脊柱和脊髓功能

对于拟行椎管内麻醉患者,应常规检查其四肢、脊柱和脊髓功能。

(1)检查穿刺标志是否清楚。

(2)明确脊柱有无病变、畸形或变形。

(3)穿刺点邻近组织有无感染。

(4)是否存在出血性疾病、有出血倾向或正在使用抗凝药治疗。

(5)是否经常头痛。

(6)是否存在隐性脊髓病变。

如果怀疑上述情况,为避免发生全脊髓麻醉、脊髓病变加重、形成椎管内血肿、椎管内感染化脓而继发截瘫等严重并发症,应禁用椎管内麻醉。

若拟施行桡动脉穿刺置管,施行直接动脉测压,应首先明确桡动脉是否有病变,然后做 Allen 试验:术者用双手同时按压患者的桡动脉和尺动脉,嘱患者反复用力握拳和张开手指5~7次至手掌变白,松开对尺动脉的压迫,继续保持压迫桡动脉,观察手掌颜色变化。若手掌颜色在 7 s 内恢复正常,表明尺动脉和桡动脉间存在良好的侧支循环,即 Allen 试验阴性,可行桡动脉穿刺;若手掌颜色在 7~15 s 恢复,则为可疑阳性,需进一步检查;若手掌颜色在 15 s 后仍为苍白,即为 Allen 试验阳性,提示手掌侧支循环不良,不应选择在桡动脉进行穿刺。

(九)气道

气道评估包括:一看、二张、三仰头。

1.一看

一看是指从外观上寻找提示可能存在困难气道的体征,包括颈短粗、下颌短小、腭裂,以及颈部肿物、瘢痕、气管移位。

2.二张

嘱患者张口,并观察:

(1)牙齿:有无松动、突出,有无义齿。

(2)张口度:指患者最大张口时上下门齿间的距离,正常值为 3.5~5.6 cm,能容纳患者示指、中指和无名指 3 根手指。如果能达此标准,通常表明颞颌关节活动正常;若小于 3 cm,则示插管困难;若小于 1.5 cm,则无法用常规喉镜进行插管。

(3)根据 Mallampati(马氏)气道分级进行评估。咽部结构的气道分级与直接喉镜插管的难易程度密切相关。气道Ⅰ级患者,喉镜显露达Ⅰ级者占 99%~100%;气道Ⅳ级患者,喉镜显露多属Ⅲ~Ⅳ级;气道Ⅱ级的患者中有 10% 为喉镜显露Ⅳ级。

(4)下颌骨活动度:大多数正常人能将其下牙列移至上牙列之前。临床上行此项检查时,下牙列可能有以下 3 种最终位置。

位置 A:下牙列可以突出至上牙列前。

位置 B:下牙列与上牙列能够闭合,但不能前移超过上牙列。

位置 C:下牙列达不到与上牙列的闭合位置。如果患者上牙列前突,其达到"位置 A"极为困难,常会发生常规喉镜显露声门困难。

3.三仰头

(1)头后仰程度:仰卧位下做最大限度仰颈,上门齿前端至枕骨粗缝连线与身体纵轴线相交的角度,大于 90° 为正常,小于 80° 时颈部活动受限,提示可能存在插管困难。

(2)下颌间隙:使患者头部在寰枕关节尽量处于伸展状态,测量以下几个指标来表示下颌间隙的间距,以此来预测插管的难度。

1)甲—颏距离:即甲状软骨切迹至颏隆凸的距离,大于 6.5 cm,气管插管一般无困难;6.0~6.5 cm,插管可能会有困难;小于 6 cm,气管插管常很困难。

2)下颌骨水平支长度:即从下颌角至颏突的距离,大于 9 cm,气管插管多无困难;小于 9 cm,气管插管操作困难的发生率高。

3)胸—颏距离:即从胸骨上窝至颏突的距离,正常大于 12.5 cm;如果小于 12.5 cm,一般提示气管插管存在困难。

4)舌—颏间距:测量时需患者挺直颈部,头极度前伸并紧闭口腔,用手指宽度粗略评估喉前下颌骨内面和舌骨之间的空间,正常成人至少应达到两指,否则提示气管插管可能存在困难。

4.其他辅助检查气道的方法

(1)X 线检查。

(2)间接喉镜检查。

(3)纤维喉镜检查。

(4)直接喉镜检查(喉镜直视分级,又称 Cormack-Lehane 分级)。

(5)纤维支气管镜检查。

三、实验室常规检查

(一)心电图

对于已知有心血管危险因素或需要确定危险因素的患者,应进行心电图检查。

1.心率异常

对于心动过缓的患者须询问其运动时心率是否增快,必要时可进行阿托品试验或者行 24 小时动态心电图检查;若心动过速,则须鉴别原因。

2.心律异常

偶发期前收缩通常无临床意义;对于频发的患者,须询问其症状,并结合心脏基础疾病具体分析。

3.传导阻滞

对于一度房室传导阻滞、无心动过缓和晕厥等症状且无心脏基础疾病的二度房室传导阻滞、单束支传导阻滞的患者,一般不需要术前安置临时起搏器。相反,合并头晕、黑矇、晕厥症状者,合并心脏基础疾病者,合并心动过缓者,双束支传导阻滞者,术前应特别重视术中出现高度房室传导阻滞的可能。需要心内电生理专家会诊来评估是否需要术前安置临时起搏器。

4.心肌缺血

ST 段和 T 波异常,提示患者可能存在心肌缺血,但无确诊意义。病理性 Q 波提示陈旧性心肌梗死。

5.起搏器功能

已经安置永久性起搏器的患者,术前心电图可以提示起搏器起搏和感知功能是否正常;已安置植入式心脏复律除颤器(ICD)的患者,术前须把感知和除颤功能关闭。

（二）全血检查

合并以下情况的患者尤其需要关注检查结果：有手术史、高龄、肝病、哮喘病史、出血或其他血液系统疾病。

（三）生化检查（如血清钾、血糖、血清钠、肝肾功能检查）

合并以下情况的患者尤其需要关注生化检查结果：围术期可能的治疗措施、内分泌疾病、肝肾功能不全、使用某些药物或替代治疗。高龄患者的实验室检查结果可能与正常值不一致。

（四）凝血功能检查

合并以下情况的患者尤其需要关注：有出血性疾病、肝肾功能不全、有手术。使用抗凝药物及进行替代治疗可能增加围术期风险。尚无足够的数据用于评估区域麻醉前进行凝血功能检验的可取性。

（五）麻醉前尿液分析

除了特殊手术（如泌尿外科手术）或存在泌尿系统症状，无须进行尿液检查。

（六）胸部 X 线检查

合并以下情况的患者尤其需要关注胸部 X 线检查：吸烟、近期上呼吸道感染、COPD 和心脏疾病。胸部 X 线影像异常在高龄、吸烟、稳定性 COPD 及近期上呼吸道感染已治愈患者中的发生率较高，但并不认为上述因素是应进行胸部 X 线检查的明确指征。

（七）麻醉前妊娠试验

患者接受麻醉时，可能会存在未发现的早期妊娠。对于育龄妇女，需要进行妊娠试验，其试验结果将改变对患者的管理。

四、特殊检查

外科手术患者并存明显的内科疾病时，有必要进行某些特殊检查。

（一）心脏疾病

(1)每年有 700 万～800 万非心脏手术患者并发或死于心脏意外，其中相当一部分患者的病史中并无心脏疾病记录。因此，术前确定患者是否存在心脏疾病这类高危疾病具有重要意义。

(2)临床上对不能有效控制的充血性心脏病或近 6 个月内有心肌梗死史的患者，建议推迟择期手术。

(3)对已知或怀疑有冠状动脉粥样硬化性心脏病患者的诊断手段有无创的冠状动脉 CT 检查及有创的冠状动脉造影术。

（二）肺功能检查

(1)对于非胸腔手术患者，术前常规检查肺功能无实际价值，因为在预测上腹部手术后的肺部并发症方面,肺功能测定并不比通过仔细询问病史和体检更有效。另外,目前尚无一项肺功能检查异常的项目可以被确认为手术禁忌证。即便患者第 1 秒用力呼气量(FEV$_1$)低于 0.45 L,但仍可能耐受手术。

(2)几项简单的临床资料可以用来预测腹部手术后的肺部并发症:①ASA 分级大于 2 级。②上腹部手术。③腹腔内感染。④年龄大于 59 岁。⑤肥胖。⑥结肠、直肠、胃、十二指肠手术。⑦心脏手术胸膜腔切开。⑧术前 PaCO$_2$ 高于 45 mmHg。

(3)对某些需要施行肺切除手术的患者,则有指征须做更多的检查,如分段肺功能测定、运动试验、右心导管肺动脉压测定等。

(4)动脉血气分析:除仔细分析病史进行肺功能评估,最简单易行的肺功能测定项目是动脉血气分析。如果不存在神经—肌肉接头疾病或药物性肺泡通气不足的情况,PaCO$_2$ 大于 45 mmHg 是预测肺部并发症的可靠指标。

(5)有创监测:对于危重择期手术患者,可提供选定手术有用的参考参数,判断高危患者病情,指导纠正血流动力学异常,从而可降低并发症发生率和病死率。对外周血管手术患者进行前瞻性研究指出,术前施行肺动脉插管监测和纠正血流动力学异常,术中不良事件(心动过速、心律失常和低血压等)和围术期并发症发生率(主要是吻合血管栓塞)都比对照组显著减少,但两组的病死率、住院天数和住院费用并无显著性差异。

(三)综合检查与会诊

对于拟施行复杂大手术、常规检查有明显异常,或并存各种内科疾病的患者,须做相应的综合性实验室检查,包括胸部 X 线检查、肺功能检查、心电图检查、心功能检查、凝血功能检查、动脉血气分析、肝功能检查、肾功能检查、基础代谢率测定及内分泌功能检查等。必要时请专科医生会诊,协助诊断与衡量有关器官功能状态,商讨术前进一步准备措施。在会诊中,麻醉医生应提出专业性问题和意见(诸如术中处理、监测、用药和麻醉选择等内容)。有的医疗中心已建立麻醉医生术前会诊制度,由麻醉医生提出麻醉安危问题。这种会诊方式有助于防止择期手术患者被临时暂停和推迟手术的问题的发生。

五、麻醉风险评估

根据麻醉前患者病情和体格情况,美国麻醉医生协会(ASA)将患者分为六级(表 1-2-8)。

表 1-2-8　ASA 麻醉分级

ASA 麻醉分级	说明
ASA I	患者的重要器官功能正常,体格健壮,能耐受麻醉和手术

ASA麻醉分级	说明
ASA Ⅱ	患者的重要器官功能虽有轻度病变,但代偿完全,日常活动不受限制,能耐受一般麻醉和手术
ASA Ⅲ	患者重要器官功能病变严重,功能受损在代偿范围内,日常活动受限,但尚能完成,对施行麻醉和手术仍有顾虑
ASA Ⅳ	患者的重要器官功能病变严重,功能代偿不全,已威胁生命,施行麻醉和手术均有危险
ASA Ⅴ	患者的病情已达到濒死阶段,不论手术与否,难以存活24小时——手术麻醉冒更大风险
ASA Ⅵ	已宣布为脑死亡的患者,其器官可被用于捐献

注:如系急诊手术,在分类顺序之前加一"急"(或"E")字,以示麻醉风险大于择期手术。Ⅰ、Ⅱ级患者的麻醉耐受力良好;Ⅲ级患者麻醉有一定危险性,应充分做好麻醉前准备和并发症防治;Ⅳ级患者的危险性较大,应做好积极抢救的准备,围麻醉期随时都有发生意外的可能,术前必须向手术医生和家属详细交代清楚。

(刘　政　梅　喜)

第三节　麻醉前准备

一、患者的一般准备

了解并调整患者与麻醉关系密切的各器官功能,使之处于最佳状态,与手术医生共同做好患者必要的术前准备。增加麻醉期间的安全性。

(一)全身麻醉

全身麻醉简称全麻,麻醉前为了全面增强患者的抵抗力,降低或抑制患者应激反应,要求做好以下工作。

1.心理准备

术前根据患者的心理状态,做好必要的解释工作,解除患者顾虑,消除患者恐惧、紧张和焦急的心理负担,取得其信任和合作。

2.气道准备

(1)术前应禁止吸烟,加强患者口腔卫生护理,去掉义齿。

(2)麻醉前应对患者进行呼吸训练,病情允许时,鼓励患者做适当活动,以增强体质。

(3)进行胸部X线或CT检查,注意有无气道炎症。对于急性上气道感染的患者应尽可能延期 1～2 周手术。否则要采取积极抗感染治疗,避免吸入麻醉,并用抗菌药物预防继发感染。慢性支气管炎和支气管哮喘患者,应在缓解期手术,麻醉前给予抗菌药物治疗。术前应指导患者练习体位排痰,或进行雾化治疗,使患者容易咳痰并解除支气管痉挛等不适。胸部手术应进行肺功能检查。

3.非急症手术加强处置

应检查血、尿、粪常规,肝功能及乙肝表面抗原(HBsAg),肾功能及电解质等。如并发贫血、肝、肾、内分泌功能障碍等应查明原因,须进行必要的治疗和处理,使其功能恢复或相对稳定后,方可施行手术麻醉。

4.循环系统准备

术前应有心电图检查,如有高血压病或心脏病,请心内科、肾内科会诊,正确判断心脏功能。异常时给予适当处理等,积极做好术前准备,可降低心脏病患者的病死率。

5.心肺功能评估

对 40 岁以上的患者,术前必须常规检查心电图,以排除冠心病。对心肺功能的代偿程度作出恰当估计。

6.术前测量体重

小儿术前应准备测量体重(kg),婴儿体重以克(g)计算。

7.保持内环境稳定

根据病情及血液化学的改变,纠正脱水、电解质紊乱和酸中毒,补充血容量,稳定内环境。

8.胃肠道准备

对于营养不良患者,应尽量经口补充营养;如时间不充裕或患者不能或不愿经口进食,可通过少量、多次静脉注射水解蛋白和维生素等补充营养。除手术需要外,如胃肠手术应内服抗菌药物或肠道清洁剂,手术前一天进行肠道准备。根据需要放置胃肠减压管,持续胃肠减压等。

9.按"饱胃"原则处理

急症患者,如肠梗阻或消化道内出血,或其他情况需要时,如进食不久的创伤患者、精神极度紧张者和临产足月的孕妇等,以"饱胃"原则处理,即放置胃肠减压管(胃管),将胃内容物抽空或用生理盐水冲洗胃,并在头高位下采用气管插管等安全措施。

10.禁食

小儿根据年龄决定禁食时间,婴幼儿一般术前禁食 3～4 小时即可。

(二)脊椎麻醉

除参考全身麻醉做相应准备外,应做好以下准备。

1.纠正贫血

若患者合并贫血,应予以纠正。非急症患者对于血红蛋白的要求,男性至少为110 g/L,女性至少为100 g/L。

2.肺功能评估

高位、上胸部硬膜外麻醉或高位腰麻,应注意肺功能检查。没有肺功能检查条件时,依据病史、体检及胸部 X 线检查作初步估计。

3.维护循环稳定

有休克、低血压者应在术前予以纠正。

4.胃肠道准备与导尿管

术前一天进行胃肠道准备。子宫、膀胱、结肠和直肠等下腹部大手术须放置留置导尿管。

5.禁食

手术当日禁食 4~6 小时。

6.穿刺部位准备

穿刺部位有感染时,不能施行麻醉,待治愈后再行手术或改其他麻醉方式。

(三)全身状况

采取各项治疗措施,改善患者全身情况,使之处于较佳状态。

(1)无严重贫血与低蛋白血症。

(2)控制高血压和高血糖。

(3)内环境稳定。

(4)增加心脏功能储备。

二、麻醉诱导前即刻期的准备

麻醉诱导前即刻期是指麻醉诱导前 10~15 min 期间,是麻醉全过程中极重要的环节。此期间要做好全面的准备工作,包括复习麻醉方案、手术方案及麻醉器械等的准备情况,应完成的项目见表1-3-1,这对急症或门诊手术患者尤其重要。

表 1-3-1 麻醉诱导前即刻期应考虑的项目

项目	准备情况
患者方面	健康现状,精神状态,特殊病情,患者主诉要求,麻醉实施方案,静脉输液途径,中心静脉压监测径路
麻醉器械等	氧源,N_2O 源,麻醉机,监护仪,气管插管用具,一般器械用具,麻醉药品,辅助药物

项目	准备情况
手术方面	手术方案,手术部位与切口,手术需时,手术对麻醉的特殊要求,手术体位,预防手术体位损伤的措施,术后镇痛要求等
术中处理	预计可能发生的意外或并发症,应急措施,处理方案,手术安危程度估计

(一)患者方面

麻醉诱导前即刻期对患者应考虑两方面的中心问题:此刻患者还存在哪些特殊问题;还需要做好哪些安全措施。

麻醉医生于麻醉诱导前接触患者时,首先需要问候致意,表示关心体贴,听取主诉和具体要求,使患者感到安全、有依靠,对手术麻醉充满信心。麻醉诱导前患者的焦虑程度各异,对接受手术的心情也不同,应分别针对处理。对紧张不能自控的患者,可经静脉注射少量镇静药。对患者的义齿、助听器、人造眼球、隐性镜片、首饰、手表、戒指等均应摘下保管,并记录在麻醉记录单。明确有无缺牙或松动牙,做好记录。复习最近一次病程记录(或麻醉科门诊记录),包括:①体温、脉率。②术前用药的种类、剂量、用药时间及效果。③最后一次进食、进饮的时间、内容和数量。④已静脉输入的液体种类、数量。⑤最近一次实验室检查结果。⑥手术及麻醉协议书的签署意见。⑦患者专门嘱咐的具体要求(如拒用库存血、要求术后镇痛等)。⑧如为门诊手术,落实患者苏醒后离院的计划。

为保证术中静脉输注通畅及其有效性:①备妥口径合适的静脉穿刺针或外套管穿刺针。②按手术部位选定穿刺径路,如腹腔、盆腔手术应取上肢径路输注。③估计手术出血量,决定是否同时开放上肢及下肢静脉通路或选定中央静脉置管并测定中心静脉压。

(二)器械方面

麻醉诱导前应对已经备妥的器械、用具和药品等,再做一次全面检查与核对,重点项目包括如下。

1.氧源及 N_2O 源

检查氧、N_2O 源与麻醉机氧、N_2O 进气口的连接,是否正确无误;气源压是否达到使用要求。

(1)如为中心供氧,氧压表必须始终恒定在 3.5 kg/cm²;开启氧源阀后,氧浓度分析仪应显示 100%。符合上述标准,方可采用。如压力不足或压力不稳定或气流不畅者,不宜使用,应改用压缩氧筒源。

(2)压缩氧筒压满筒时应为 150 kg/cm²,含氧量约为 625 L。如按每分钟输出氧 2 L 计,1 小时的输出氧量约为 120 L,相当于氧压 29 kg/cm²。因此,满筒氧一般可使用 5.2 小时左右(氧流量为 2 L/min 时)。

(3)如为中心供 N_2O,气压表必须始终恒定在 52 kg/cm²,不足此值时,表示供气即将中断,不能再用,应换用压缩 N_2O 筒源。

(4)压缩 N_2O 筒压满筒时应为 52 kg/cm²,含 N_2O 量约为 215 L,在使用中其筒压应保持不变;如果开始下降,则表示筒内 N_2O 实际含量已接近耗竭,因此必须及时更换新筒。

2.流量表及流量控制钮

开启控制钮,浮子应升降灵活且稳定,提示流量表及控制钮工作基本正常。控制钮为易损部件,若出现浮子升降过度灵敏且呈飘忽不能稳定的状况,提示流量表的输出口已磨损或针栓阀损坏,出现关闭不全现象,应更换后再使用。

3.快速充气阀

在堵住呼吸管三叉接口的情况下,按动快速充气阀,贮气囊能迅速膨胀,则说明能快速输出高流量氧,其功能良好,否则应更换。

4.麻醉机的密闭程度

(1)压缩气筒与流量表之间的漏气检验:先关闭流量控制钮,再开启氧气筒阀,随即关闭,观察气筒压力表指针,指针保持原位不动,表示无漏气;如果指针于几分钟内即降到零位,提示压缩气筒与流量表之间存在显著的漏气,应检修好后再用。同法检验 N_2O 筒与 N_2O 流量表之间的漏气情况。

(2)麻醉机本身的漏气检验:接上述步骤,再启流量表使浮子上升,待贮气囊胀大后,挤压时保持不瘪,同时流量表浮子呈轻度压低,提示机器本身无漏气;如挤压时贮气囊随即被压瘪,同时流量表浮子保持无变化,说明机器本身存在明显漏气,需检修再用。检验麻醉机漏气的另一种方法是先关闭逸气活瓣,并堵住呼吸管三叉接口,按快速充气阀直至气道压力表值升到 2.9～3.9 kPa(30～40 cmH₂O)后停止充气,观察压力表指针,如保持原位不动,则提示机器无漏气;反之,如果指针逐渐下移,则提示机器有漏气,此时再开启流量控制钮使指针保持在上述压力值不变,这时的流量表所示的氧流量读数,即为机器每分钟的漏气量数。

5.吸气及呼气导向活瓣

接上述步骤,间断轻压贮气囊,同时观察两个活瓣的活动,正常时应为一闭一启相反的动作。

6.氧浓度分析仪

在麻醉机不通入氧的情况下,分析仪应显示 21%(大气氧浓度);通入氧后应显示 100%(纯氧浓度)。如果不符上述数值,则提示探头失效或干电池耗竭,须更换。

7.呼吸器的检查与参数预置

开启电源,预置潮气量为 10～15 mL/kg、呼吸频率为 10～14 次/min、呼吸比为 1∶1.5,然后开启氧源,观察折叠囊的运行状况,同时选定报警限值,证实运行无误后方可使用。

8.麻醉机、呼吸器及监测仪的电源

检查线路、电压及接地装置。

9.其他器械用具

包括喉镜、气管导管、吸引装置、湿化装置、通气管道、神经刺激器、快速输液装置、血液加温装置等的检查。

10.监测仪

包括血压计(或自动测血压装置)、心电图示波仪、脉搏血氧饱和度仪、呼气末 CO_2 分析仪、测温仪、通气量计等的检查,以及有创压力监测仪及其压力传感器、脑功能监测仪、麻醉气体分析监测仪等。上述各种监测仪应在平时做好全面检查和校验,于麻醉诱导前再快速检查一次,确定其功能完好后再使用。

(三)手术方面

麻醉医生与手术医生之间要始终保持相互默契、意见统一,做到患者安全、麻醉满意和工作高效率。在麻醉诱导前即刻期,必须重点明确患者的手术部位、切口、体位,患者对麻醉的临时特殊要求,对术中意外并发症的急救处理意见以及对术后镇痛的要求;特别在手术体位的问题上,要与手术医生取得一致的意见。

（戴　荆）

第四节　麻醉选择

一、麻醉选择原则及评价标准

(一)选择原则

临床麻醉的方法和麻醉药物的选择十分重要,总的原则是既要达到无痛,便于手术操作,满足手术的需要,又要保证患者安全、减少麻醉意外和并发症、主动维护和控制患者的生命体征。在保证麻醉期间呼吸循环生理功能稳定的前提下,达到镇痛良好、安全、舒适、简便,为满足手术需要创造必要的条件。

(二)评价标准

1.安全

掌握所需麻醉的适应证和禁忌证,麻醉药和麻醉方法不危及患者的生命和健康,麻醉意外少,无麻醉致死或其他不良后果。

2.无痛

能够保证麻醉效果,使手术能在完全无痛(基本无痛)和无紧张的情况下实施。

3.无害

选用作用快、毒性小、无蓄积作用的麻醉药。麻醉药对患者生理功能的影响应限制在最小范围,并能维持患者正常的生理功能或对其生理影响小,即对心率、呼吸、血压影响小,对重要脏器损伤轻。药物所产生的毒性和并发症能降到最低限度且影响是可逆的。万一发生意外,能及时抢救,能快速有效地排除干扰,使手术安全进行。

4.满足手术要求

麻醉效果能达到预期目的,能为疑难手术创造良好的条件,包括时间、深度、手术部位、范围等。例如心脏、大血管手术的低温;胸腔手术的呼吸控制,便于手术操作;腹腔手术有足够的肌肉松弛;高血压患者手术及出血多的手术能及时控制血压及出血等。使既往不能施行的手术成为可行,使不能耐受手术(或麻醉)的患者变得可以耐受。

5.睡眠无记忆

防止觉醒,因为术中觉醒会给患者带来潜在的心理障碍性后遗症,还会使听觉、记忆模糊,影响术后行为。

6.保持适当应激反应

麻醉能降低应激反应,阻断向心性手术刺激,使血流动力学稳定,减少术中、术后出血,减少输血及其并发症,预防负氮平衡,降低病死率。

7.术后恢复快

麻醉中合理地利用了各药物之间的协同和拮抗作用,麻醉结束患者即醒,可以早期拔管,并在短时间内尽早完全恢复。

8.简便易行

麻醉技术难度不高,方法实用,使用简便,麻药花费不大,容易掌握。

(三)选择参考依据

1.患者一般情况

依据患者年龄、性别、体格及心、肺、肝、肾功能等情况,以及病理生理改变、患者意见等,其中手术患者病理和病情是主要的参考因素。

2.手术的性质和意图

取决于手术的部位、切口、手术体位、范围、深浅、繁简、创伤和刺激大小、手术时间的长短、是否需要肌肉松弛及手术时可能发生的意外等。如施行胸椎手术、胸壁手术、肾及肾上腺手术等,易误伤胸膜而发生气胸,故采用气管内插管全麻。

3.麻醉设备条件

包括器械设备、药品条件和麻醉医生的技术水平条件(能力和熟练程度)。

4.麻醉药及麻醉方法

根据麻醉药的药理作用、性能和对患者病情的影响、麻醉方法本身的优缺点等,正确选择适当的麻醉药和麻醉方法,达到灵活机动,及时调整。

5.麻醉医生技术能力和经验

根据麻醉医生的技术能力、理论水平和经验:①充分参考手术医生的意见,选择安全性最大、对机体干扰最小的麻醉方法。②选择自己操作最熟练的方法。③若为危重患者或急症患者时,应进行术前讨论或及时向上级请示,以保证患者的安全,减少麻醉意外和并发症。④用新的麻醉方法时,要了解新方法的优缺点,还要注意选择年轻、健壮的手术患者作为对象。

二、病情与麻醉选择

手术患者的病情是麻醉选择最重要的依据:①凡体格健康、重要器官无明显疾病、外科疾病对全身尚未引起明显影响者,几乎所有的麻醉方法都能适应,可选用既能符合手术要求,又能照顾患者意愿的任何麻醉方法。②凡体格基本健康,但合并程度较轻的器官疾病的患者,只要在术前将其全身情况和器官功能适当改善,麻醉的选择也不存在大问题。③凡合并有较重的全身性或器官病变的手术患者,除了应在麻醉前尽可能改善全身情况,麻醉的选择首先要强调安全性,选用对全身影响最轻、麻醉者最熟悉的麻醉方法,要防止因麻醉选择不当或处理不妥造成的病情加重,也要防止片面满足手术要求而加重患者负担的情况。④病情达垂危程度,但又必须施行手术治疗时,除了尽可能改善全身情况,应尽量选用对全身影响最小的麻醉方法,如局部麻醉、神经阻滞;如果选用全身麻醉,必须施行浅麻醉;如果采用硬膜外麻醉,应强调在充分扩容的基础上分次小剂量使用局麻药,切忌阻滞范围过广,为保手术安全,手术方式应尽可能简单,必要时可考虑分期手术,以缩短手术时间。

患儿合作差,在麻醉选择上有其特殊性。基础麻醉不仅能解决不合作问题,还可使患儿安全地接受局部浸润、神经阻滞或椎管内麻醉;如果配合全身麻醉,可做到诱导期平稳、全麻药用量显著减少。因患儿呼吸道内径细小、分泌腺功能旺盛,为确保呼吸道通畅,对较大手术选用气管内插管为妥。

对于老年患者的麻醉选择,主要取决其全身状况、生理改变程度和精神状态。全身情况良好、动作反应灵敏者,耐受各种麻醉的能力并不比青壮年差,但麻醉药用量应有所减少,只能用其最小有效剂量。相反,非高龄但体力衰弱、精神委顿者,麻醉的耐受力显著降低,以首选局部麻醉或神经阻滞麻醉为宜,其麻醉效果比青壮年好,全身麻醉宜作为最后选择。

三、手术要求与麻醉选择

麻醉的首要任务是在保证患者安全的前提下,满足镇痛、肌肉松弛和消除内脏牵拉反应等手术要求。有时手术操作还要求麻醉提供降低体温、降低血压、控制呼吸或肌肉极度松弛,或术中唤醒等特殊要求。因此,麻醉的选择存在一定的复杂性。总的来说,对手术简单或病情单纯的患者,麻醉的选择无困难,选用单一的麻醉药物和麻醉方法,就能取得较好的麻醉效果。但对手术复杂或病情较重的患者,单一的麻醉方法往往难以满足手术的全部要求,此时,有必要采用复合麻醉(也称平衡麻醉),即同时或先后使用一种以上的麻醉药和麻醉方法,取每种麻醉药(方法)的长处,相互弥补短处,每种药的用量虽小,所得的麻醉效果恰好能符合手术要求,而对病情的影响却可达到最轻程度。复合麻醉在操作管理上比较复杂,要求麻醉者有较全面的理论知识和操作管理经验,否则不仅不能获得预期效果,有时还会造成不良后果。

针对手术要求,在麻醉选择时应想到以下六方面问题。

(一)根据手术部位选择麻醉

颅脑手术选用局麻、强化局麻或针药复合麻醉;上肢手术选用臂丛神经阻滞麻醉;胸腔内手术选用气管内紧闭麻醉;腹部手术选用椎管内麻醉或吸入全麻复合肌松药的浅全麻;下肢手术选用椎管内麻醉;心脏内手术选用低温体外循环下全凭静脉复合麻醉。

(二)根据肌肉松弛需要程度选择麻醉

腹腔手术、长骨骨折、某些大关节矫形或脱臼复位,都需要良好的肌肉松弛,此时可选臂丛阻滞、腰麻、硬膜外麻醉或全麻并用肌松药。

(三)根据手术创伤或刺激性大小、出血多少选择麻醉

胸、腹腔手术或手术区邻近神经干或大血管时,手术创伤对机体的刺激性较大,容易发生血压、脉搏及呼吸波动。此时,不论采用何种麻醉方法,均宜辅加相应部位的神经或神经丛阻滞,如肺门神经丛、腹腔神经丛、肠系膜根部阻滞或肾周围脂肪囊封闭、神经血管周围封闭等。对复杂而创伤性很大或极易出血的手术,不宜选用容易引起血压下降的麻醉(如脊麻),此时全麻常较局麻合适,但需避免深麻醉,应结合肌松药施行浅麻醉。

(四)根据手术时间长短选择麻醉

时间在 1 小时以内的手术可用简单的麻醉,如局麻、氯胺酮静脉麻醉、局部静脉麻醉或单次脊麻等。长于 1 小时的手术,可选用长效局麻药施行脊麻、神经阻滞麻醉、连续硬膜外麻醉或全身麻醉。对于探查性质的手术,手术范围和手术时间事先很难估计,应做好长时间麻醉的准备。

（五）根据手术体位选择麻醉

体位可影响患者呼吸和循环的生理功能,应用适当的麻醉方法予以弥补。例如取俯卧或侧卧位全麻时,应选用气管内紧闭麻醉、局麻或硬膜外麻醉,不宜用脊麻或硫喷妥钠麻醉。坐位手术时,应尽量选用局麻、针麻等对循环影响小的麻醉方法。如需用全麻,必须行气管插管,并采取相应的措施。

（六）考虑手术可能发生的意外选择麻醉

胸壁手术(如乳癌根治术)可能误伤胸膜而导致气胸,事先应有吸氧和气管内插管的准备。食管手术有可能撕破对侧纵隔胸膜而导致双侧气胸,须有呼吸管理的准备。甲状腺手术时,为能及时发现是否误伤喉返神经,以采用神志清醒的局麻、颈丛阻滞或针刺麻醉为妥。呼吸道部分梗阻或有外来压迫的患者,以选用气管或支气管内插管为最合适。

四、麻醉药和麻醉方法

各种麻醉药和麻醉方法都有各自的特点、适应证和禁忌证,选用前必须结合病情或手术加以全面考虑。原则上尽量采用简单的麻醉,确有指征时才采用较为复杂的麻醉。

五、技术能力和经验

麻醉医生在日常工作中,原则上应首先采用安全性高和操作比较熟悉的麻醉方法。遇危重患者或无既往经验的大手术时,最好采用最熟悉而有把握的麻醉方法,有条件时应在上级医生指导下进行。需要开展一项新的麻醉方法时,应首先选择年轻健壮患者作为对象,不宜选用老弱、危重或小儿患者。在上述考虑的前提下,尽量采纳手术医生及患者对麻醉选择的意见。

（戴　荆）

第一节　食管手术麻醉

食管外科手术中最常见的为食管癌,另外有食管平滑肌瘤、食管裂孔疝、食管良性狭窄、胸内食管破裂及穿孔、食管—呼吸道瘘等,现就食管手术中有关麻醉的问题进行讨论。

一、麻醉前评估及准备

(一)食管癌

因癌肿梗阻,食管近侧端多扩张并有食物残留,患者容易出现感染,外加患者喉反射减弱,反流液可以导致误吸性肺炎及肺不张。即使长时间禁食,梗阻食管也不能完全排空,麻醉诱导时易发生误吸、感染肺炎的危险。麻醉前用粗管吸引食管内残食可减少误吸危险。食管癌患者,术前长期进食不当,多合并有营养不良、低蛋白血症,甚至水电解质平衡失调,这些均应在术前尽量纠正。麻醉前除了解患者是否并发高血压、心脏病、慢性支气管炎,还应了解患者是否进行化疗、放疗以及如何处理这些治疗可能发生的并发症。

(二)食管裂孔疝

麻醉前应查看患者的胸部 X 线片,看是否显示吸入性肺炎或降低肺容积。如有吸入性肺炎应先给予抗感染、抗支气管痉挛等治疗。为了防止反流、误吸,也可给予 H_2 受体拮抗药抑制胃酸分泌,如给予雷尼替丁每 6~8 小时静脉注射 50 mg,多在手术前晚及手术日早晨应用。也可选用液体抗酸药枸橼酸钠口服与 H_2 受体拮抗药交替应用。注意避免用固体抗酸药,以免误吸造成更大危害。甲氧氯普胺每 3~5 min 静脉注射 10~20 mg 可增加食管下段括约肌张力,有利于防止反流。麻醉前用药如需要给抗胆碱药,有可能降低食管下段括约肌张力。

二、监测

手术监测水平主要根据患者病情、手术范围、手术方式以及术中发生意外的可能性大小确定。麻醉医生的经验也是决定监测水平的因素。常规监测心电图、血压与血氧饱和度。应建立可靠的静脉通道。对需要长时间单肺通气的患者与术中术后需要严密观察心血管功能的患者应行有创血压监测。液体出入量大以及手术对纵隔影响明显的应考虑中心静脉置管。

三、内镜食管手术的麻醉

大部分食管手术术前需要接受胃镜检查,以明确病变的位置与范围。在食管狭窄病例中,胃镜检查还能起到扩张性治疗的作用。

电子胃镜诊断性检查的麻醉并不复杂,大多数患者可仅在表面麻醉下接受胃镜检查。由于患者存在一定程度的吞咽困难,胃镜检查中镇静药的使用应谨慎。使用镇静药时一定要保留患者的气道保护性反射。

对不能配合表面麻醉的患者与行普通胃镜检查的患者多实施全身麻醉。选择较细的气管导管固定于一侧口角,一般不妨碍胃镜检查。根据气管插管的难易程度可选择清醒插管与静脉快速诱导插管。麻醉维持可采用吸入麻醉、静脉麻醉或静脉吸入复合麻醉,为保证患者制动,可采用中短效肌肉松弛药。手术结束后使用拮抗肌肉松弛药,待患者完全清醒后拔管。

胃镜检查术后疼痛很轻,术后镇痛的意义不大。对反流明显的患者应采用半坐位。

对病情严重不能耐受手术的患者,为解决吞咽问题可采用食管支架技术。食管支架的放置不需要开胸手术,一般在胃镜辅助下放置。食管异物的取出同样多在胃镜辅助下实施,不需要开胸手术。

四、开胸食管手术的麻醉

食管手术采用的手术入路较多,腹段食管手术仅通过腹部正中切口即可,麻醉原则与腹部手术麻醉相同。大部分食管手术为胸段食管手术,需要开胸,其中部分手术甚至需要颈胸腹部联合切口(如 Ivor-Lewis 手术)。由于左侧主动脉的干扰,食管手术多采用右侧开胸。为创造理想的手术野,减轻对肺的损伤,麻醉一般采用单肺通气。

对一些肺功能差且不能耐受开胸的患者,可采用颈部与腹部联合切口的术式。经颈部与膈肌食管裂孔游离食管并切除。但此术式游离食管时对后纵隔的刺激可导致明显的循环功能抑制,游离食管还可能造成气管撕裂,因此临床上应用较少。

食管切除后一般以胃代替。在胃不能与食管吻合的情况下需要与空肠或结肠吻合,使手术难度增加,手术切口自然需要开胸与开腹联合。空肠一般用于游离移植,需要显微外科参与。代结肠的位置可以在皮下、胸骨后或胸内肺门前后。

开胸食管手术的麻醉一般采用全身麻醉。应根据手术范围与患者病情选择使用麻醉药。范围大的手术还可考虑胸部硬膜外麻醉辅助全身麻醉及用于术后镇痛。

麻醉诱导应充分考虑误吸的可能,做好预防措施。为方便手术操作,开胸手术应尽量使用隔离通气技术。

术中麻醉医生应了解手术医生的操作可能带来的影响,并与手术医生保持密切交流。手术操作可能导致双腔管或支气管堵塞囊位置改变而影响通气,对纵隔的牵拉与压迫可导致循环功能的剧烈变化。术中遇到上述情况,麻醉医生应及时提醒手术医生,双方协作尽快解决问题。

手术近结束时应留置胃管,胃管通过食管吻合口时应轻柔,位置确定后应妥善固定,避免移动造成吻合口创伤。留置胃管的目的在于胃肠减压,保护吻合口。

五、麻醉恢复

由于存在误吸的可能,拔管应在患者吞咽、咳嗽反射恢复及完全清醒时进行。因此,拔管前应拮抗肌肉松弛药,有良好的术后镇痛。

拔管时机的选择需考虑患者病情与手术范围。术前一般情况好,接受内镜检查、憩室切除等短小手术的患者多在术后早期拔管。气管食管瘘术后气道需要一段时间的支持,因此拔管较晚。为促进呼吸功能恢复,拔管前应有良好镇痛。

对于不能短时间内拔管的患者应考虑将双腔管换为单腔管。换管一般在手术室进行,换管要求一定的麻醉深度。采用交换管芯的方法较简便,一些交换管芯还能进行喷射通气。有条件时亦可在气管镜帮助下换管。

六、术后并发症

食管手术后并发症主要有三类,即术前疾病影响导致的并发症、麻醉相关并发症与手术相关并发症。

术前因反流误吸造成肺部感染、继发性哮喘使肺功能降低的患者术后拔管困难。营养不良的患者肌力恢复慢,易造成术后脱机困难。

麻醉相关的并发症主要为麻醉诱导与拔管后的误吸。应掌握严格的拔管指征。拔管时患者应清醒,能自主排除分泌物。拔管时采用半坐位利于引流,可减少误吸的发生。术后疼痛影响分泌物排除造成局部肺不张、肺炎时可能需要再次插管进行呼吸支持。

手术相关并发症与手术方式有关。术后吻合口瘢痕形成可导致食管狭窄,可采用扩张治疗。胃镜检查可能导致食管穿孔,食管穿孔引起纵隔炎可能危及患者生命,此时应禁食禁水并静脉注射抗菌药物治疗,必要时行食管部分切除。食管切除手术的术后并发症还包括吻合口瘘。

(陈　佳)

第二节　肺切除手术麻醉

一、麻醉前评估及准备

肺切除手术常用于肺部肿瘤的诊断和治疗,较少用于坏死性肺部感染和支气管扩张所引起的并发症。

接受肺组织切除术的患者大部分有肺部疾病。吸烟对慢性阻塞性通气障碍和冠心病患者均是重要的危险因素,接受开胸手术的许多患者常合并存在这两种疾病。术前进行心脏超声检查不仅可评估患者的心脏功能,同时可确定是否有肺心病的证据(右心扩大或肥厚)。此外,在心脏超声检查时应用多巴酚丁胺可有助于发现隐匿性冠心病。

对于肺部肿瘤患者,应仔细评估肿瘤局部扩张引起的局部并发症和癌旁综合征。术前应仔细审阅X线胸片、CT及MRI等检查结果。气管或支气管的偏移会影响气管插管和支气管导管的放置。气道受挤压的患者麻醉诱导后可能会出现通气障碍。肺实变、肺不张及胸腔大量渗液均可导致低氧血症,同时应注意肺大疱和肺脓肿对麻醉的影响。

接受肺切除手术治疗的患者术后肺部和心脏并发症发生率均增加。对于高危患者而言,如果术前准备充分在一定程度上可减少术后并发症。外科手术操作或肺血管床面积减少引起右心房扩张均可导致围术期心律失常,尤其是室上性心动过速。这种心律失常的发生率随年龄和肺叶切除面积的增加而增加。

对于中、重度呼吸功能受损的患者术前应慎用或禁用镇静药。虽然抗胆碱类药物(阿托品0.5 mg或格隆溴铵0.1～0.2 mg肌内注射或静脉注射)可使分泌物浓缩及增加无效腔,但可有效地减少呼吸道分泌物,从而可提高喉镜和纤维支气管镜检查时的视野质量。

二、麻醉管理

(一)术中管理

1.准备工作

对于肺切除手术来说,术前的准备工作越充分,就越能避免发生严重的后果。

肺功能储备差、解剖上的异常、气道问题和单肺通气时,患者都很容易出现低氧血症,因此事先通盘考虑必不可少。另外,对于基本呼吸通路的管理,还需要事先准备一些东西,比如各种型号的单腔和双腔管、支气管镜、CPAP 呼吸装置、大小型号的麻醉插管的转换接头、支气管扩开器等。

如果术前准备从硬膜外给患者使用阿片类药物,那么应该在患者清醒时候进行硬膜外穿刺,这比将患者麻醉诱导之后再进行操作要安全。

2.静脉通路

肺切除手术至少需要一条畅通的静脉通路,最好为手术侧的深静脉通路,应备好血液加温器。如果术中患者出现大量失血,还需要加压输液装置以保证快速补液。

3.监测

一侧全肺切除的患者、切除巨大肿瘤特别是肿瘤已经侵犯胸壁的患者和心肺功能不全的患者,需要直接动脉测压。全肺切除或巨大肿瘤切除的患者可以从深静脉通路放置中心静脉压(CVP)监测,CVP 可以反映血管容量、静脉充盈状态和右心功能,可以作为补液的一个指标。肺动脉高压或左心功能不全的患者应放置肺动脉导管,可以通过影像学保证肺动脉导管不在要切除的肺叶里面。要注意的是,不要将 PAC 的导管放置到单肺通气时被隔离的肺叶里面,如果放入到被隔离的肺叶里面会导致显示出的心排出量和混合静脉血氧气分压不正确。在肺叶切除患者中要注意 PAC 的套囊会明显增加右心的后负荷,降低左心的前负荷。

4.麻醉诱导

对于大多数患者,面罩吸氧后使用快速静脉诱导,具体使用什么药物根据患者术前的状态而定。在麻醉深度足够之后使用直视喉镜,可避免发生支气管痉挛,缓和心血管系统的压力反射,这可以通过诱导药物、阿片类药物或两者同时使用来实现。气道反应性过强的患者可以用挥发性吸入药物来加深麻醉。

气管内插管可以在肌松剂的帮助下进行,如果估计插管困难,可以准备支气管镜。尽管传统的单腔管能适用于大多数的肺切除手术,但单肺通气技术还是使得它们变得更容易。如果外科医生的主要目的是活检而不是切除,则采用单腔管更合理,可以在气管镜活检之后再放置双腔管代替单腔管。人工正压通气可以帮助防止肺不张、反常呼吸和纵隔摆动,同时还能帮助控制手术野以利于手术完成。

5.体位

在诱导、插管、确定气管导管的位置正确之后,摆位前还要保证静脉通路的通畅和监护仪的正常工作。大多数的肺部手术患者采用后外切口开胸,术中患者取侧卧位。正确的体位很重要,它能避免不必要的损伤,同时有利于手术暴露。患者下面的手臂弯曲,上面的手臂拉升到头上,将肩胛骨从手术范围拉开。在患者手臂和腿之间放置体位垫,在触床的腋窝下放置圆棍,以保护臂丛神经,同时还要保护眼睛,避免损伤受压的耳朵。

6.麻醉维持

现在使用的所有麻醉方法都可以保证肺切除手术的麻醉维持,但是大多数的麻醉医生还是使用一种吸入麻醉药(氟烷、七氟烷、异氟烷或地氟烷)和一种阿片类药物的复合麻醉。吸入麻醉药的优点:①短期的剂量依赖式的支气管扩张作用。②抑制气道反应。③可以吸入高纯度的氧气。④能快速加深麻醉。⑤减轻肺血管收缩带来的低氧血症。吸入麻醉药在浓度变化小于 1 MAC 的范围对低氧性肺血管收缩影响很小。

阿片类药物的优点:①对血流动力学影响很小。②抑制气道反应。③持续的术后镇痛效应。如果术前已经使用了硬膜外的阿片类药物,那么静脉使用要注意剂量以免引起术后呼吸抑制。一般不推荐使用氧化亚氮,因为它会使吸入氧气的浓度下降。与吸入麻醉药一样,氧化亚氮会减轻肺血管收缩带来的低氧血症,而在一些患者中还会加剧肺动脉高压。去极化肌松药的使用在麻醉维持过程中能保持神经肌接头的阻断作用,这有效地帮助外科医生将肋骨牵开。在牵开肋骨的时候要保持患者的麻醉深度。牵拉迷走神经引起的心动过缓可以通过静脉使用阿托品来解除。开胸时静脉回心血量会因开胸侧的胸腔负压减少而下降,这可以通过静脉补液速度得到纠正。

对于一侧全肺切除的患者要严格控制输液量。输液的控制包括基本量的补充和失血的损耗两个方面,对于后者的治疗通常输注胶体液或是直接输血。侧位的时候输液会出现"低位肺"现象,就是指在侧位的时候液体更容易在重力的作用下向位于下面的肺集中。这个现象在术中尤其是在单肺通气的时候会增加下位肺的液体流量从而加重低氧血症。另外,不通气肺由于外科操作的影响再通气的时候容易发生水肿。

在肺叶切除中,支气管(或残存的肺组织)通常会被一个闭合器分离。残端通常要在 30 cmH$_2$O 的压力下检验是否漏气。在肋骨复位关胸的时候,如果使用的是单腔管,手动控制通气可以帮助避免使用肋骨闭合器的时候损伤肺边缘。在关胸前,要手动通气并直视观察确认所有的肺已经充分膨开。随后可以继续使用呼吸机通气直至手术结束。

(二)术后管理

1.一般管理

大多数患者术后都须拔管以免引起肺部感染。有些患者自主呼吸未能恢复不能拔除气管导管,需要带管观察等待最佳的拔管时间。如果使用的是双腔管,术毕的时候可以换成单腔管进行观察。如果喉镜使用困难可用导丝。

患者术后一般在 PACU、ICU 观察病情。术后低氧血症和呼吸性酸中毒很常见，这通常是由外科手术对肺造成的压迫或由疼痛不敢呼吸引起的。重力作用下的肺部灌注和封闭侧肺的再通气水肿也很多见。

术后约有 3% 的患者出现出血，而死亡患者占其中的 20%。发生出血的表现包括胸腔引流的增加（>200 mL/h）、低血压、心动过速和血小板容积下降。术后常见室上性心律失常，需要及时处理。急性右心衰可以通过降低的心排出量、升高的 CVP、血容量减少和肺动脉楔压的变化表现出来。

常规的术后管理包括右侧半坡位的体位、吸氧（40%～50%）、心电监护、血流动力学监测、术后的影像学检查和积极的疼痛治疗。

2. 术后镇痛

肺部手术的患者术后使用阿片类药物镇痛和与之相关的呼吸抑制的平衡是一个矛盾。对于进行肺切除手术的患者而言，阿片类药物比其他的方法具有更好的镇痛效果。注射用的阿片类药物静脉给药只需要较小的剂量，而肌内注射则剂量要大得多。另外，使用患者自控镇痛（PCA）也是个不错的办法。

长效的镇痛药，例如 0.5% 的罗哌卡因（4～5 mL），在手术切口的上下两个肋间进行封闭治疗也能获得很好的镇痛效果。这可以在术中直视下进行，也可以在术后操作。这个方法还能改善患者术后的血气结果和肺功能检查，缩短住院时间。如果略加以变化，还可以在术中采用冰冻镇痛探头，在术中对肋间神经松解进行冰冻，达到长时间镇痛的效果。不足的是这种方法要在 24～48 小时之后才会起效。神经的再生时间为 1 个月左右。

硬膜外腔注射阿片类药物的同时使用局麻药也有很好的镇痛效果。吗啡 5～7 mg 与 10～15 mL 0.9% 氯化钠注射液注射可以维持 6～24 小时的良好镇痛。腰段硬膜外阻滞的安全性更好，因为不容易损伤脊髓根，也不容易穿破蛛网膜，但这只是理论，只要小心操作，胸段硬膜外阻滞同样是安全的。当注射亲脂性的阿片类药物如芬太尼时，从胸段硬膜外腔注射比腰段具有更好的效果。有些临床医生提议多使用芬太尼，因为此药物引起的迟发性呼吸抑制较少。但不管是从哪个部位注射药物进行镇痛，都要密切监测以防发生并发症。

3. 术后并发症

肺切除手术的术后并发症相对较多，但大多数都是轻微的，并可以逆转。常见的有血块和黏稠的分泌物堵塞呼吸道，引起肺膨胀不全，所以需要及时吸痰，且须动作轻柔。严重的肺膨胀不全表现为一侧肺或肺叶切除后的支气管移动和纵隔摆动，这时候需要治疗性的支气管镜，特别是肺膨胀不全合并大量的黏稠分泌物时。一侧肺或肺叶切除之后还常常会导致小的裂口存在，这多是关胸不密合所致，大多数会在几天内自动封闭。支气管胸膜瘘会导致气胸和部分肺塌陷，如果在术后

24～72 小时发生,通常是气管闭合器闭合不牢所致;迟发的则多是闭合线附近气管组织血运不良发生坏死或是感染所致。

有些并发症少见但需予以足够的重视,因为它们是致命的,术后出血是重中之重。肺叶扭转可以在患侧肺叶部分切除,余肺过度膨胀时自然发生,它导致肺静脉被扭转,血液无法回流,从而迅速出现咯血和肺梗死。诊断方法是靠胸片发现均匀的密度增高以及支气管镜下发现两个肺叶的开口过于靠近。在手术侧的胸腔还可能发生急性的心脏嵌顿,这可能是术后两侧胸腔的压力差造成的严重后果。心脏向右胸突出形成嵌顿会引起腔静脉的扭转从而导致严重的低血压和 CVP 的上升,心脏向左胸突出形成嵌顿则会在房室结的位置造成压迫,导致低血压、缺血和梗死。心脏 X 线检查显示手术侧的心影上抬。

纵隔手术的切除范围大,会损伤膈神经、迷走神经和左侧喉返神经。术后膈神经损伤会表现为同侧的膈肌抬高影响通气,全胸壁切除同样会累及部分膈肌造成类似的结果并合并连枷胸。肺叶切除一般不会导致下身瘫痪。低位的肋间神经损伤会导致脊髓缺血。如果胸腔手术累及硬膜外腔,还会产生硬膜外腔血肿。

(三)肺切除的特殊问题

1.肺大出血

大量咯血指的是 24 小时累积咳出 500 mL 以上的血量,所有咯血病例中只有 1%～2% 是大咯血。咯血通常在结核、支气管扩张、肿瘤或经气管活检之后发生。大咯血是手术急症,大多数病例属于半择期的手术而非完全的急诊手术,即便如此,病死率还是有 20% 以上(如果用内科药物治疗,病死率高于 50%)。必要时可对相关的支气管动脉进行栓塞。最常见的死亡原因是气道内的血块引起的窒息。如果纤维支气管镜不能准确定位,那么患者有必要进入手术室行刚性气管镜检查。可以人工堵塞支气管暂时减缓出血或使用激光对出血部位进行烧灼止血。

患者需要保持侧卧位,维持患侧肺处于独立的位置以达到压迫止血的目的,应开放多条静脉通路。麻醉术前药一般不需给予清醒患者,因为此时他们通常处于缺氧状态,需要持续吸入纯氧。如果患者已经插管,可以给予镇静药帮助患者预防咳嗽。另外,套囊或其他的气管栓子要放置到肺被切除后。如果患者还没有实行气管插管,那就行清醒下气管插管。因患者通常会吞咽大块的血块,所以要把他们当作饱胃的患者来处理,插管时要取半右上位并持续在环状软骨上加力。双腔管有助于分隔患侧肺和正常肺,还能帮助将两侧肺独立切除互不干扰。如果放置双腔管困难,也可以放置大管径的单腔管。Univent 管是内带可伸缩的气管套囊的单腔管,也可使用。如果气管腔有大块的血栓,可以考虑使用链激酶将其溶解。如果有活动性的出血,可以使用冰盐水使其流速减慢。

2.肺大疱

肺大疱可以是先天的,也可以继发于肺气肿。大型的肺大疱可压迫周围肺组织从而影响通气。最大的麻醉风险来源于这些肺大疱的破裂形成张力性气胸,这可以发生在任意一侧肺。麻醉诱导期间保持患者的自主通气直到双腔管套囊将两侧肺隔离。许多患者无效腔增大,所以通气时要注意防止二氧化碳的蓄积。要避免使用氧化亚氮,因为它会导致肺大疱破裂,表现为忽然出现的低血压、支气管痉挛和气道压峰值的升高,此时需要立即放置胸腔引流管。

3.肺脓肿

肺脓肿源于肺部感染、阻塞性的肺部肿瘤和全身性感染的散播。麻醉要点是尽快隔离两侧肺以免感染累及对侧。静脉快速诱导、插入双腔管保持患侧肺的独立,应立即将两侧套囊充气,保证在翻身摆体位的时候脓肿不会播散。在术中对患侧肺多次吸引也可以尽量减少对侧肺的感染。

4.支气管胸膜瘘

支气管胸膜瘘继发于肺切除术、肺部气压伤、肺脓肿穿破和肺大疱破裂。绝大多数患者采用保守治疗,只有胸腔引流和全身的抗菌药物治疗失败的患者需要手术治疗。麻醉的重点是考虑患者的通气障碍、必要时使用正压通气、可能存在的张力性气胸和肺脓肿对对侧肺的污染。肺脓肿由于多在瘘口附近,所以术后很快就会被吸收。

有些临床学者建议如果存在大的瘘就在清醒时插入双腔管或是经静脉快速诱导插管。双腔管可以隔离两肺、可以对健侧肺单肺通气,对于麻醉处理很有帮助。术后可以在条件允许时拔管。

（陈　佳）

第三节　纵隔肿瘤手术麻醉

上、前、中纵隔的汇合处正好位于上腔静脉中段、气管分叉、肺动脉主干、主动脉弓以及心脏的头侧面。对于成人,这个区域的大部分肿瘤是支气管肺癌和淋巴瘤的肺门淋巴结转移;而婴幼儿多为良性的支气管囊肿、食管重叠或者畸胎瘤。这个区域的肿瘤可以引起气管隆嵴处的气管支气管树、肺动脉主干及心房(和上腔静脉)的压迫和阻塞。胸部CT是最重要的诊断方法,因为它可以确定这些关键组织的压迫程度和大小。纵隔肿瘤手术麻醉中最常见的并发症为气道压迫,有数据记载22例患者行纵隔肿瘤手术麻醉有20例出现气道梗阻。虽然气道梗阻是最主要的症状,但常常此时其他两到三个器官也有不同程度受压和存在并发症的潜在可能性,麻醉中如不特别注意,也没有丰富经验,每一个并发症都有可能危及患者生命,引起急性衰竭和死亡。纵隔肿瘤手术麻醉的主要处理原则:①尽可能选择局部麻醉。②全麻前尽可能进行化疗或放疗。③如果必须全麻,应用纤维支气管镜检查气管支气管,行清醒插管并保持自主呼吸。

一、气管支气管压迫

大部分引起气道梗阻的前纵隔肿瘤源自淋巴组织,也有一部分源自畸胎瘤、胸腺瘤和甲状腺瘤等良性病变。在进行化疗或放疗之前应做组织学诊断。大部分有气道梗阻的纵隔肿瘤患者,首先需要面临诊断手术的麻醉(如颈部或斜角肌的淋巴活检、霍奇金病的开腹活检)。重要的是,术中出现严重气道问题的患者不是术前均有呼吸道受压的症状。

这些患者的麻醉管理有以下两点要优先考虑。

第一,肿瘤压迫气道常常可危及生命,因为压迫阻塞通常发生在气管分叉处,位于气管导管的远端,打断自主呼吸可导致气道梗阻。对于有气管压迫和扭曲的患者,气管插管时,若导管口贴在气管壁上或者导管通过狭窄部分时,管腔被完全堵塞或形成一锐角,均可引起气道完全阻塞。考虑到全麻存在潜在的致死性气道阻塞可能,因此手术时尽量首选局部麻醉。

第二,淋巴瘤对化疗或放疗的反应通常极佳,X线胸片显示治疗后肿瘤显著缩小,症状也有所好转。有些患者即使不活检,其肿瘤的细胞类型也有较大可能被预知。因此,如为淋巴瘤患者应在全身麻醉前进行化疗或放疗。

如果肿瘤位于上、前和中纵隔,患者表现呼吸困难和(或)不能平卧而需活检,则尽可能选择局麻。如肿瘤的细胞类型对化疗或放疗敏感,在进一步外科治疗前,应先行化疗或放疗。经过这些治疗后,应仔细复查肿瘤的放射学表现,并对肺功能作出动态评估。

如果患者没有呼吸困难且能平卧,应做 CT 检查、流速—容量环以及超声心动图检查以评估肿瘤的解剖和功能位置。如果三种检查结果之一呈阳性,即使患者没有呼吸困难的症状,活检时也应选择局麻。

如果使用全麻,那么诱导前应在局麻下以纤维支气管镜对气道进行评估。纤维支气管镜外套加强型气管导管,在纤维支气管镜检查完以后,插入气管导管。全麻诱导采用半斜坡卧位。整个手术保留自主呼吸,避免使用肌松剂,以防胸腔内压力波动过大,使已软化的气管支气管系统发生塌陷。手术人员应该具备快速使患者体位改变成侧卧或俯卧位的能力。应随时准备好硬质支气管镜,以通过远端气管和隆突部位的梗阻,同时应备好体外循环相关人员和设备。

术后前几个小时内,必须严密观察患者,因器械操作后肿瘤出现水肿使其体积增大,有可能发生气道阻塞而需再次插管和机械通气。

二、肺动脉和心脏的压迫

纵隔肿瘤压迫肺动脉和心脏的情况罕见,因肺动脉干部分被主动脉弓和气管支气管所保护。

肺动脉压迫的处理原则与气管支气管压迫一样。因这类患者需诊断性操作(如组织活检),故大多数患者是第一次施行麻醉。这些患者的术前评估同支气管压迫的患者一样。若知道肿瘤细胞类型或高度怀疑为恶性者,首先可考虑放疗。尽量所有诊断性操作在局麻下进行,若患者要求全麻或患者在仰卧位、坐位、前倾位甚至俯卧位时症状加重,可考虑给予全麻,并且整个过程中要保留自主呼吸,维持良好的静脉回流、肺动脉压和心排出量。可考虑增加容量负荷和给予氯胺酮等来维持静脉回流、肺动脉压和心排出量。术前需备好体外循环相关设备和操作人员。

三、上腔静脉综合征

上腔静脉综合征是由上腔静脉的机械性阻塞引起。上腔静脉综合征的发生原因按发病率高低依次为支气管肺癌(87%)、恶性淋巴瘤(10%)、良性病变(3%)。其中良性病变包括中心静脉高价营养管及起搏器导管产生的上腔静脉血栓、特发性纵隔纤维化、纵隔肉芽肿以及多结节性甲状腺肿。上腔静脉综合征的典型特征包括:外周静脉压增加(可高达 40 mmHg)引起上半身浅表静脉怒张;面颈部、上肢水肿;胸壁有侧支循环静脉和发绀。静脉怒张在平卧时最明显,但大多数患者在直立时也有静脉怒张的表现。上腔静脉综合征患者的颜面部水肿明显,若眼眶周围组织肿胀会导致患者不能睁开双眼,严重的水肿可掩盖静脉扩张症状。大部分患者有呼吸道症状(呼吸急促、咳嗽、端坐呼吸),这是由静脉淤血和黏膜水肿阻塞呼吸道引起,这些均是预后不良的征兆。此外,患者精神行为改变也是脑静脉高压和颅内水肿特别严重的征象。发展慢的上腔静脉阻塞,症状出现较隐蔽;急性阻塞时,所有的症状进展极明显。上腔静脉综合征最典型的放射学特征为上纵隔增宽。静脉造影可以确诊(但不是病因学诊断),病因学诊断可通过开胸探查、胸骨切开、支气管镜、淋巴活检等方式来确诊。

大部分伴有上腔静脉综合征的恶性肿瘤患者可先行化疗和放疗(指未完全阻塞的患者)。但是,对于完全阻塞或几乎完全阻塞的患者[通常表现为脑静脉高压和(或)呼吸道阻塞的症状]以及经放疗、化疗后无效的患者,应考虑行上腔静脉旁路术或采用正中胸骨切口手术切除病变。这种手术通常非常困难,因为组织分界不清,解剖变形,中心静脉压异常高以及出现不同程度纤维化。

拟行上腔静脉减压术的患者麻醉前评估应包括仔细的呼吸道检查。因此时水肿同样可以出现在口腔、口咽部和喉咽部。另外，呼吸道还可能存在外部的压迫和纤维化，正常运动受限或存在喉返神经损害。如果疑有气道压迫，应行CT扫描。

为减轻气道水肿，应以头高位护送到患者手术室。在麻醉诱导前，所有患者均行桡动脉穿刺置管。根据患者情况术前可从股静脉置入中心静脉导管或行肺动脉导管置入术，至少应在下肢建立一大口径静脉通道。术前用药仅限于减少呼吸道分泌物。麻醉诱导方法取决于气道评估结果。如果麻醉诱导前患者必须保持坐位才能维持呼吸，那么应选择使用纤维支气管镜或喉镜清醒插管。

术中最主要的问题是出血。多数出血是由于中心静脉压太高。由于术野组织的解剖变形，手术相当困难，随时可能发生动脉出血。因此，当胸骨切开时手术室内应有备血。

术后，特别是纵隔镜、支气管镜检后上腔静脉的压迫并没解除，则可能发生急性呼吸衰竭而须进行气管插管和机械通气。这种急性呼吸衰竭的机制目前还不清楚，但最可能的原因如下：①上腔静脉综合征可引起急性喉痉挛和支气管痉挛。②呼吸肌功能受损（恶性病变患者可能对肌松药有异常反应）。③肿瘤加重了气道的阻塞。因此，在术后几小时内应密切监护患者。

（陈　佳）

第四节　气管手术麻醉

气管、支气管与隆突部位的疾患经常需要手术治疗。这些部位手术的麻醉有一定特殊性，麻醉医生必须了解该部位疾病的病理生理与手术特点，以制订麻醉计划。

气管手术麻醉中应用的通气方式可总结为以下五种。①经口气管插管至病变气管近端维持通气：该法适于短小气管手术。由于气管导管的存在，吻合气管时手术难度增加。插入气管导管时对病变的创伤可能导致呼吸道急性梗阻。②间断喷射通气：经口插入细气管导管或术中放置通气导管至远端气管或支气管行喷射通气。该法利于手术操作，但远端通气导管易被肺内分泌物阻塞，喷射通气还可能造成气压伤。③高频正压通气：该法与间断喷射通气类似。④体外循环：需要全身抗凝可能导致肺内出血，现基本不用。⑤术中外科医生协作在远端气管或支气管插入带套囊的气管导管维持通气。该法目前应用最普遍。

一、气管疾病

气管先天性疾患、肿瘤、创伤与感染是气管疾病的常见病因。气管先天性疾患包括气管发育不全、狭窄、闭锁与软骨软化。气管的肿瘤包括原发性肿瘤与转移性肿瘤,原发性肿瘤以鳞状细胞癌、囊腺癌与腺癌多见,转移性肿瘤多来自肺癌、食管癌、乳腺癌以及头颈部肿瘤。气管创伤包括意外创伤与医源性创伤,气管穿通伤与颈胸部钝挫伤可损伤气管,气管插管与气管切开也可造成气管损伤。气管手术中居首位的病因是气管插管后的气管狭窄,气管肿物次之。

二、近端气管手术的麻醉

近端气管切除重建手术一般采用颈部切口与胸部正中切口。手术操作使气管周围的支持组织松弛,在气管插管未通过气管病变的情况下可能引起气道完全梗阻。麻醉诱导插管后静脉吸入复合麻醉药以维持麻醉。暴露病变气管后向下分离,切开气管前 10 min 停用氧化亚氮。于气管前贯穿气管全层缝一支持线,缝支持线时气管导管套囊应放气以防气管损伤。在气管切口下 2 cm 处穿结扎线,切开气管后,外科医生将手术台上准备好的钢丝强化气管导管插入远端气管。连接麻醉机维持麻醉与通气。病变气管切除后,以缝合线牵拉两气管断端,麻醉医生通过患者头颈部俯屈可帮助两气管断端接近。如果被切除的气管较长,两气管断端不能接近,应行喉松解使气管断端接近。气管断端采用间断缝合,所有缝合线就位后彻底吸引气管内的血液与分泌物,快速拔出远端气管的气管导管,同时将原经口气管插管管口越过吻合口,麻醉与通气改此途径维持。缝合线打结后应检查是否漏气。气管导管交换中应防止气管导管进入另一侧支气管。

手术结束待患者完全清醒后拔除气管导管。由于手术室条件好,气管导管最好在手术室拔除。术后吻合口水肿较常见,因而拔管前应准备纤维支气管镜与其他再插管的物品。拔管后气道通畅,病情稳定后应送入 ICU 继续严密观察。ICU 应做好再插管的准备。为减轻吻合口张力,患者应保持头俯屈体位。

三、远端气管与隆突手术的麻醉

靠近隆突部位的气管切除与隆突成形术一般采用右侧开胸入路,必要时行左侧单肺通气。麻醉的一般原则与近端气管手术相同。术中通气可以采用全程单肺通气与部分单肺通气。全程单肺通气采用单腔气管导管或双腔管行支气管插管。部分单肺通气则需要术中交换气管导管,即开始行双肺通气,暴露病变气管后手术台上行支气管插管后单肺通气。病变切除及吻合口缝合线就位后,拔除支气管插管,同时将主气管内的气管导管向下送入支气管,吻合完毕再将气管导管退回主气管内。手术结束后应用拮抗肌肉松弛药,待自主呼吸良好,患者清醒后在手术室拔管。拔管时同样应准备纤维支气管镜等再插管的设备。

四、术后恢复

气管手术后患者应在 ICU 接受密切监护。进入 ICU 后最好行胸部 X 线检查以排除气胸。患者应保持头俯屈的体位减轻吻合口张力。戴面罩吸入湿化的高浓度氧气。隆突手术影响呼吸道分泌物排出，必要时可使用纤维支气管镜辅助排痰。术后吻合口水肿可引起呼吸道梗阻，严重时需要再插管。由于体位的影响，ICU 插管最好使用纤维支气管镜。术后保留气管导管的患者应注意气管导管的套囊不应放置于吻合口水平。需要长时间呼吸支持的患者可考虑行气管切开术。

靠近喉部位的气管术后易出现喉水肿，表现为呼吸困难、喘鸣与声嘶。治疗可采用改变体位（坐位）、限制液体、雾化吸入肾上腺素等措施，喉水肿严重时需要再插管。

术后疼痛治疗的方案应根据手术方式、患者的痛阈与术前肺功能的评估决定。近端气管手术的术后镇痛可采用镇痛药静脉注射、肌内注射以及患者自控给药的方式。远端气管与隆突手术的术后镇痛可选择硬膜外镇痛、胸膜内镇痛、肋间神经阻滞镇痛与患者自控镇痛等方式。

术后患者移至 ICU，待病情稳定后可返回病房。

（崔宇龙）

第五节　腹部手术麻醉

一、腹部手术的病理生理

（一）胃肠手术的病理生理

胃肠道疾病引起的严重病理生理改变为胃肠道梗阻或穿孔。如幽门梗阻时反复呕吐不能进食，造成脱水及营养障碍且丢失大量胃酸，可导致碱中毒。肠梗阻时呕吐及大量体液向肠腔渗出，造成严重的水和电解质丧失，血容量减少及血液浓缩等改变。因肠壁通透性增加，肠腔内细菌容易进入门脉及腹腔，造成弥散性腹膜炎，若出现休克会降低网状内皮系统功能，则更容易引起代谢性酸中毒，所以均要求迅速手术以解除病因。同样，胃肠道穿孔或损伤，使胃肠内容物进入腹腔，因化学性刺激和细菌感染可引起腹膜炎，溃疡病穿透血管壁还可发生严重出血，导致低血容量休克，故均要求急诊手术及进行麻醉处理。麻醉诱导过程中极易发生呕吐或反流造成误吸意外。

（二）胆管手术的病理生理

胆管系统的梗阻、感染或出血均需手术处理。胆总管或肝管梗阻时，胆汁逆流进入血液,能刺激神经系统,使机体出现一系列中毒症状,如皮肤瘙痒、抑郁疲倦、血压下降、心动过缓甚至昏迷。胆汁淤积还使肝脏受累,呈弥散性增大,功能损害时将导致凝血机制障碍及低蛋白血症等。由于胆管梗阻,胆管内压力升高,胆管扩张,可出现心律失常,血压下降。如胆管内压力超过 300 mmH$_2$O 时胆汁分泌就会停止。若感染并发化脓性阻塞性胆管炎,极易导致严重感染性休克。此时切开胆总管降低胆总管内压力,血压通常很快恢复。胆囊或胆管穿孔及损伤时,胆汁进入腹腔可造成化学性或感染性腹膜炎,大量体液(主要来自血浆)渗入腹腔内,严重者可达全身血容量的 30%,使病情急剧恶化。此时需大量输血、血浆代用品及液体。

胆管出血常由感染、肿瘤或损伤引起,病情复杂,既有大量出血,又并发黄疸或感染,且止血困难。如胆管出血时开刀,虽容易发现病变部位进行止血,但患者处于低血容量状态,又难以耐受肝叶或肝部分切除术,增加治疗的难度。此外,胆管有丰富的自主神经分布,牵拉胆囊或胆管可引起反射性冠状动脉痉挛导致心肌缺血缺氧,甚至心搏骤停。胆管内压力增高或 T 型管冲洗时注射液体过快也可出现心律失常、血压下降的状况。一般注射阿托品可减轻这种反射的作用。

(三)门脉高压症手术的病理生理

门脉高压症多并有严重肝功能障碍,并导致严重贫血、低蛋白血症和腹腔积液,同时多并发凝血因子的合成障碍、毛细血管脆性增加及血小板减少等。这些因素易造成出血倾向,增加了手术的危险性。门脉高压症患者术前必须进行系统治疗,包括休息,高糖、高蛋白及高维生素饮食,输少量新鲜血、血浆或人体白蛋白液,以改善贫血和低蛋白血症,使血红蛋白达到 8 g/dL 以上,血浆总蛋白和白蛋白分别达到 6.0 g/dL 和 3.0 g/dL 以上,同时输新鲜血还可纠正出血倾向。肝硬化腹腔积液的患者常伴有水钠潴留而限制钠盐摄入,以及反复抽吸腹腔积液皆可导致水及电解质紊乱,术前也需纠正。一旦并发大出血须急诊手术时,更要同时补充血容量及纠正电解质紊乱,并保护肝脏功能。

(四)肝脏手术的病理生理

肝脏疾病中主要是肝癌和肝损伤,行肝叶或肝部分切除术中主要问题是出血。阻断肝脏循环时,常温下不得超过 20 min,低温麻醉可延长肝脏对缺氧的耐受时间。肝移植术或肝大部分切除术则非常复杂,术中分离病肝时失血量极大,应经上肢快速输血。因肝脏不能代谢枸橼酸,需要同时补充碳酸氢钠及氯化钙。阻断门静脉及下腔静脉时,血流动力急剧改变,同时体温及血糖剧降,凝血因子减少,急需补充 25%～50% 葡萄糖注射液(维持血糖浓度为 150～300 mg/dL)及新鲜血液,并需要电热毯保温。肝移植开放门脉时可出现高血钾症及 pH 下降,有可能导致心室纤颤,应大量输血及补充碳酸氢钠。移植肝血流恢复后应限制输血、纠正酸中毒、保护肾功能及纠正凝血机制障碍,同时血糖、血钾开始下降。

（五）胰腺手术的病理生理

胰头癌和十二指肠壶腹癌常要行胰十二指肠切除术。术前患者皆有严重梗阻性黄疸、体质衰弱及营养不良，并伴有肝功能障碍。手术侵袭范围广、时间冗长，术野渗出较多及血浆和细胞外液丢失严重，容易导致循环血容量减少、血液浓缩，必须输血输液，维持循环稳定，保护肝肾功能。部分胰腺切除，应给予阿托品抑制胰腺外分泌及 20 万 U 抑肽酶静滴抑制蛋白分解酶的分泌。全胰腺切除还应根据血糖给予胰岛素。合并糖尿病者，应避免使用乙醚等使血糖升高的麻醉药，术中可用果糖、山梨糖醇或木糖醇补充糖液，并测试血糖及酮体，使血糖浓度维持在 150～200 mg/dL，必要时给胰岛素。

急性坏死型胰腺炎能引起呕吐、肠麻痹、胰腺出血和腹腔内大量渗出。而脂肪组织分解形成的脂肪酸与血中钙离子起皂化作用可引起血清钙偏低，要补充一定量的钙剂。另外，脂肪组织分解还可释放出一种低分子肽类物质，称心肌抑制因子（MDF），有抑制心肌收缩力的作用，使休克加重。腹膜炎限制膈肌运动，及血浆蛋白丢失使血浆胶体渗透压降低容易导致间质性肺水肿的发生，均使呼吸功能减退，甚至出现呼吸窘迫综合征。肾功能不全也是常见并发症，可用甘露醇或呋塞米进行预防。

（六）体液改变

腹部手术的患者，尤其是急诊手术的患者，术前常有严重的血容量丢失，除了禁食及不感蒸发失水外，还有术前清洁洗肠、呕吐、腹泻、发热、腹腔内或肠腔内渗出及失血等。如肠梗阻时体液潴留在肠腔内有时达几升；胆囊穿孔腹膜炎，体液渗出严重者可达全身血容量的 30%；急性坏死性胰腺炎的患者体液丢失更为惊人，发病后 2 小时血浆损失可为 33.3% 左右，6 小时后可达 39%。另外，手术创伤及受侵袭的脏器表面水肿等也使大量功能性细胞外液进入第三间隙。所以腹内手术时体液和血液的丢失常造成血容量显著减少。麻醉前应根据血压、脉搏、尿量、血细胞比容及中心静脉压等指标进行评估，及时补充液体并纠正电解质及酸碱平衡紊乱。

二、腹部手术的特点和要求

（1）腹部外科主要为腹腔内脏器质性疾病的手术，腹腔内脏器官的主要生理功能是消化、吸收、代谢；清除有毒物质和致病微生物；参与机体免疫功能；分泌多种激素调节消化系统和全身生理机能。因此，消化器官疾病必然导致相应的生理功能紊乱及全身营养状态恶化。为保证手术麻醉的安全性，减少术后并发症，麻醉前应根据患者病理生理改变以及伴随疾病的不同，积极调整治疗，以改善全身状况，提高患者对手术和麻醉的耐受性。

（2）胃肠道每日分泌大量含有电解质的消化液，一旦发生肠道蠕动异常或肠梗阻，消化液将在胃肠道内潴留；或呕吐、腹泻等导致大量体液丢失，细胞内、外液的水和电解质锐减，出现酸碱平衡紊乱及肾功能损害。纠正上述紊乱是消化道手术麻醉前准备的重要内容之一。

（3）消化道肿瘤、溃疡或食管胃底静脉曲张，可继发大出血。除表现呕血、便血外，胃肠道可潴留大量血液，失血量难以估计。麻醉前应根据血红蛋白、血细胞比容、尿量、尿比重、血压、脉率、脉压、中心静脉压等指标补充血容量和细胞外液量，并做好大量输血的准备。

（4）胆管疾病多伴有感染、阻塞性黄疸和肝损害。麻醉时应注意肝肾功能的维护，出凝血异常及自主神经功能紊乱的防治。

（5）腹部外科以急腹症为多见，如胃肠道穿孔，腹膜炎，急性胆囊炎，化脓性阻塞性肝胆管炎，胆汁性腹膜炎及肝、脾、肠破裂等，病情危重，需急诊手术。麻醉前往往无充裕时间进行综合性治疗。急腹症手术麻醉的危险性、意外的发生率以及并发症的发生率，均比择期手术高。因此，麻醉医生应尽可能在术前短时间内对病情做出全面评估和准备，选择适合于患者的麻醉方法和麻醉药，以保证患者生命安全和手术顺利进行，这是急腹症麻醉的关键所在。

（6）肥胖、严重腹胀、大量腹腔积液、巨大腹内肿瘤患者，当术中排出大量腹腔积液，搬动和摘除巨大肿瘤时，腹内压容易骤然下降而发生血流动力学及呼吸的明显变化。因此，麻醉医生应依据病情做好防治，避免患者发生缺氧、二氧化碳蓄积和休克。

（7）腹内手术中牵拉内脏容易发生腹肌紧张、鼓肠、恶心、呕吐和膈肌抽动，不仅影响手术操作且易导致患者血流动力学剧变和疼痛。因此，良好的肌肉松弛是腹部手术麻醉不可忽视的问题。

（8）呕吐误吸或反流误吸是腹部手术麻醉常见的死亡原因。胃液、血液、胆汁、肠内容物都有被误吸的可能。一旦发生，可导致急性呼吸道梗阻、吸入性肺炎或肺不张等严重后果，麻醉时应采取有效的预防措施。

（9）腹腔内脏器官受交感神经和副交感神经双重支配，内脏牵拉反应与此类神经有密切关系。①交感神经的低级中枢位于脊髓 C_8～L_3 节段的灰质侧角，节前神经纤维起自侧角细胞。其周围部分包括椎旁节、椎前节及由神经节发出的分支和神经丛。交感神经干位于脊椎两侧，由神经节和节间支相互连接组成。交感神经节总数为 22～25 个。神经节内为多极细胞，节后纤维起自该细胞。②内脏大神经起自脊髓 $T_{4～10}$ 节段，终止于腹腔动脉根部的腹腔节，有一小部分纤维终止于主动脉肾节和肾上腺髓质。内脏小神经起自脊髓 $T_{10～12}$ 节段，有节前纤维穿过膈角终止于主动脉肾节。内脏最小神经起自 T_{12} 节段，与交感神经干一并进入腹腔，终止于主动脉肾节。由腹腔神经节、主动脉肾节等发出的节后纤维分布至肝、胆、胰、脾、肾等实质脏器及结肠左曲以上的肠管。腰交感干由 4～5 对腰节组成,左右交感干之间以横的交通支相连。节上的分支有腰内脏神经,起自腰段侧角的节前纤维,穿过腰节后终止于腹主动脉丛及肠系膜丛等处,其节后纤维分布于结肠左曲以下的肠管和盆腔脏器,部分纤维随血管分布至下肢。盆腔神经丛来自 $S_{2\sim3}$ 骶节和尾节所发出的节后纤维。③副交感神经的低级中枢位于脑干的副交感神经核及 $S_{2\sim4}$ 节段灰质副交感核。节前纤维起自延髓迷走神经背核和骶部副交感神经核。迷走神经后干的腹腔支参与肝丛、胃丛、脾丛、胰丛、肾丛及肠系膜上下丛的组成,各丛分别沿同名血管分支达相应脏器。结肠左曲以下肠管和盆腔脏器由 $S_{2\sim4}$ 副交感节前纤维分支组成的直肠丛、膀胱丛、前列腺丛、子宫阴道丛等支配。

左曲以上肠管和肝、胆、胰、脾等脏器手术时,椎管内麻醉要阻滞内脏神经交感神经支,阻滞平面应达 $T_4\sim L_1$,但迷走神经支不可能被阻滞。而结肠左曲以下肠管和盆腔脏器的手术,阻滞平面达 $T_8\sim S_4$ 时,交感神经和副交感神经可同时被阻滞。为消除牵拉结肠左曲以上肠胃等内脏的反应,可辅用内脏神经局麻药封闭或应用镇痛镇静药。

三、腹部手术常用麻醉方法

腹部手术患者具有年龄范围广,病情轻重不一及并存疾病不同等特点,故对麻醉方法与麻醉药物的选择,需根据患者全身状况,重要脏器损害程度,手术部位和时间长短,麻醉设备条件以及麻醉医生技术的熟练程度作综合考虑。

(一)局部麻醉

适用于短小手术及严重休克的患者。可用的局麻方法有局部浸润麻醉、区域阻滞麻醉和肋间神经阻滞麻醉。腹腔内手术中还应常规施行肠系膜根部和腹腔神经丛封闭。本法安全,对机体生理影响小,但阻滞不易完善,肌松不满意,术野暴露差,故使用上有局限性。

(二)脊麻

适用于下腹部及肛门会阴部手术。因脊麻后头痛及尿潴留发生率较高且禁忌证较多,故基本已被硬膜外阻滞所取代。

(三)连续硬膜外阻滞

为腹部手术常用的麻醉方法之一。该法痛觉阻滞完善;腹肌松弛满意;对呼吸、循环、肝、肾功能影响小;因交感神经被部分阻滞,肠管收缩,手术野暴露较好;麻醉作用不受手术时间限制,并可用于术后止痛,故是较理想的麻醉方法,但内脏牵拉反应较重,为其不足。

（四）全身麻醉

随着麻醉设备条件的改善,全身麻醉在腹部手术的选用日益增加,特别是某些上腹部手术,如全胃切除、选择性迷走神经切断术、右半肝切除术、胸腹联合切口手术以及休克患者手术,均适于选用全身麻醉。由于患者情况不同,重要器官损害程度及代偿能力的差异,麻醉药物选择与组合应因人而异。目前常用方法有静吸复合全麻、神经安定镇痛复合麻醉、硬膜外阻滞与全麻复合、普鲁卡因静脉复合麻醉等。麻醉诱导方式应根据患者有无饱胃及气管插管难易程度而定。急症饱胃者(如进食、上消化道出血、肠梗阻等),为防止胃内容物误吸,可选用清醒表麻插管。有肝损害者或三个月内曾用过氟烷麻醉者,应禁用氟烷。胆管疾患术前慎用吗啡类镇痛药。

四、常见腹部手术的麻醉处理

（一）急腹症患者的麻醉

1.急腹症患者的特点

常见的急腹症有消化道出血、穿孔,腹膜炎,急性阑尾炎,急性胆囊炎,化脓性胆管炎,急性胰腺炎,肠梗阻,肝、脾破裂,异位妊娠破裂出血等。起病急,病情危重,须急症手术。术前常无充裕时间进行全面检查和麻醉前准备,因而麻醉的危险性大,麻醉的并发症发生率高。

2.术前准备

（1）术前应抓紧时间做麻醉前的访视,重点询问病史,尤其对心、肺、肝、肾重要脏器功能进行评估。

（2）病情允许时急腹症患者尽可能按标准禁食、禁饮,必要时须插入鼻胃管进行有效的胃肠减压。吸净血液及胃内容物,以防止反流、误吸等的发生。另外,肠梗阻、消化道穿孔、消化道出血或弥散性腹膜炎患者,术前也应该进行有效的胃肠减压。

（3）对伴有休克的急腹症患者,应采取积极有效的治疗措施,在治疗休克的同时,准备实施麻醉,切勿延误手术时机。

（4）尽可能纠正水、电解质紊乱和酸碱失衡。

3.麻醉方法

（1）椎管内阻滞:阑尾炎、低位肠梗阻或陈旧性异位妊娠等病情尚好的手术患者可选用椎管内麻醉。

（2）全身麻醉:上腹部手术及腹内脏器有活动性出血不宜搬动或病情危重的患者,如伴有休克或年老体弱者,均应选择气管内插管全身麻醉,以保证充分给氧,有利于休克治疗。

4.麻醉管理

(1)实施椎管内麻醉时应避免麻醉平面过广,以免交感神经阻滞致血压严重下降。

(2)饱胃患者实施全身麻醉时应谨防反流误吸,术前应进行胃肠减压,宜选用快速诱导气管插管。

(3)对伴有休克的急腹症患者,麻醉期间应同时采取积极的抗休克综合治疗,包括输血补液,纠正水、电解质紊乱和酸碱失衡,以及维持心、肺、肾功能等。

(4)加强生命指征的监测。除常规的监测外,对危重患者还应进行中心静脉压测定和血气分析,用以指导输血补液和酸碱平衡的维持。

(二)胆道手术的麻醉

1.术前准备

(1)胆道手术年龄跨度较大,复杂多变,意外发生率高,麻醉处理难度与风险较大。因此,术前须充分评估与准备。对心、肺、肝、肾重要脏器功能进行重点检查,对并存的疾病进行全面的内科治疗。

(2)胆道疾病患者往往伴有黄疸、血清谷丙转氨酶升高和肝功能损害,导致凝血功能异常,应予以及时治疗。对于维生素 K_1 吸收障碍所导致的凝血功能异常,术前应补充维生素 K_1。

(3)黄疸指数过高(>100 U)患者,术后肝肾综合征发生率较高。

(4)阻塞性黄疸患者的迷走神经张力相对增加,易发生心动过缓,术前可用阿托品,但是对于老年患者或者是存在心脏疾病患者需要慎用。

2.麻醉方法

(1)全身麻醉是胆道手术较安全可靠的麻醉方法,因无牵拉痛,术中供氧充分,应选用受肝胆功能影响最小的麻醉药;对有肝功能损害者,应以静脉麻醉为主。全麻诱导药中依托咪酯完全依靠肝代谢,在单次注射后其清除率并不改变,但由于分布体积扩大,半衰期延长。丙泊酚在持续泵注时其清除率也无变化,但作用于肝功能障碍患者时,其消除半衰期和作用停止的时间将稍有延长。病情危重或存在低血容量的患者,使用丙泊酚应谨慎,因为在注射初会导致血压下降。咪达唑仑应用于肝功能障碍患者时其清除率下降,因此小剂量使用即有持久的抗焦虑和遗忘作用,对血流动力学影响较小,可以作为诱导药的组成之一。麻醉性镇痛药芬太尼完全经肝代谢,但受肝脏影响较小;瑞芬太尼不受肝功能障碍的影响,可以持续输注。肌松药琥珀胆碱和米库氯铵对肝功能受损患者作用时间显著延长;维库溴铵和罗库溴铵经肝代谢或经肝原型排除,肝功能受损时清除时间减慢、作用时间延长;顺阿曲库铵不依赖肝肾代谢,很少受肝功能障碍的影响,因此是肝功能受损患者的良好选择。七氟烷或地氟烷吸入使全麻的选择和调节更加灵活和稳定。

（2）硬膜外阻滞一般行 $T_{9\sim10}$ 或 $T_{8\sim9}$ 间隙穿刺置管，阻滞平面控制在 T_4 以下。术中胆心反射所致心动过缓患者，可用阿托品处理。目前已极少单独用硬膜外阻滞，常用全身麻醉复合硬膜外阻滞。应注意局麻药的试验量和总量均应适当减少。

3.麻醉管理

（1）加强麻醉监测，注意防治胆心反射，麻醉处理需根据病情差异、手术变化及时调整，确保患者安全。

（2）胆道手术有可能使纤溶活性增强，伴有肝功能异常者，更易发生异常出血。故术中应监测凝血功能，必要时补充新鲜血浆、血小板或冷沉淀。

（3）再次手术患者，手术区粘连、解剖变异等，大量出血难免，凝血功能差的患者易出现大量渗血。由于术前血容量可能已存在严重失衡，黄疸患者循环功能存在严重异常，术前有严重感染或已有感染性休克的患者血流动力学更为复杂。注意及时补充血容量，适当液体治疗，维持血流动力学稳定。

4.麻醉后注意事项

（1）继续观察患者生命体征，按时进行血液实验室检查，及时发现和处理患者的呼吸和循环变化。

（2）继续保肝、保肾治疗。

（3）对老年、肥胖和肺部疾病患者，应注意防治肺部并发症。

（4）胆总管引流的患者，应计算引流量，注意维持水、电解质平衡和内环境稳定。

（三）胃肠道手术的麻醉

1.术前准备

（1）贫血患者补充全血及纠正低蛋白血症，改善营养状态，以提高患者对手术的耐受性，促进术后尽早恢复。

（2）尽可能纠正水、电解质紊乱，以利围术期血流动力学平稳和术后胃肠道功能的恢复。

（3）胃肠减压和适量镇吐药可防止麻醉中的呕吐与误吸。幽门梗阻和肠梗阻等急诊患者，麻醉前尽可能吸除胃内容物，可以减少围术期呕吐、误吸的发生。

2.麻醉方法

（1）硬膜外阻滞：可用于下腹部手术，不宜单独用于上腹部手术。注意：①控制麻醉平面，以不超过 T_3 为宜，以免影响呼吸功能。腹部手术硬膜外阻滞的穿刺点、置管方向和阻滞范围见表2-5-1。②术中牵拉反应严重，可给予辅助用药，如适量的氟芬合剂或右美托咪定等。③当硬膜外阻滞效果欠佳不能满足手术要求时，应及时改为全身麻醉，切忌盲目追加局麻药或静脉麻醉药。

（2）全身麻醉：①适用于所有的腹部手术患者，特别是高龄和危重患者。②对休克与心血管系统疾病患者,应使用对血流动力学影响小的药物。③有肝肾损害的患者,应尽可能使用非肝肾代谢的药物。

表 2-5-1 腹部手术硬膜外阻滞

手术	穿刺点	置管方向	阻滞范围
疝修补	$L_{2,3}$	头向置管	腰、骶～T_{10}
阑尾手术	T_{12}～L_1	同上	L_1～T_8
肠手术	$L_{9,10}$～$L_{11,12}$	同上(范围广可置双管)	L_1～T_6
泌尿系统	$L_{2,3}$～$T_{9,10}$	同上(范围广可置双管)	腰、骶～T_6
胃、肝、胆、胰、脾	$T_{8,9}$	头向置管	T_{12}～T_4

3.麻醉管理

(1)麻醉监测:包括常规监测,大手术及危重患者用有创血压监测(IBP)和CVP以及血液实验室检查。

(2)腹部手术切口大,易造成患者水分丢失和体温下降,故在术中应注意对患者进行保温,对输注的血制品和补液应进行加温。

(3)麻醉后患者应在 PACU 完全清醒和生命体征稳定后再送回病房,转运过程中应继续监测。

(四)门脉高压手术的麻醉

门脉高压症(PHT)是指由门静脉系统压力升高所引起的一系列临床表现,所有能造成门静脉血流障碍和(或)血流量增加,均能引起门脉高压症。正常人门静脉压力在 13～24 cmH₂O,各种原因导致门静脉系统血运受阻、血流瘀滞和压力增高的病理状态称为门静脉高压症。门静脉高压时通常门静脉压力在 25～40 cmH₂O,甚至在 50 cmH₂O 以上。门静脉高压症的 85%～95% 是由各种原因所致的肝硬化引起,所以门静脉高压多为肝硬化门静脉高压症。手术治疗包括门奇静脉断流术、门体分流术和肝移植术。

1.病情特点

(1)肝硬化和肝损害。

(2)容量负荷和心脏负荷增加,高动力型血流动力学改变,动静脉血氧分压差降低,肺内动静脉短路及门肺静脉分流。

(3)有出血倾向和凝血障碍。

(4)低蛋白血症:腹腔积液、电解质紊乱、水钠潴留和低钾血症。

(5)脾功能亢进和肝肾综合征。

2.麻醉前准备

(1)保肝:为增加肝糖原、修复肝功能、减少蛋白质分解,给予高糖、高热量、适量蛋白质和低脂饮食;为改善肝脏细胞功能,还可补充多种维生素。

(2)纠正低蛋白血症:可输适量的白蛋白或血浆,维持血浆白蛋白基本正常。

(3)纠正贫血:使血红蛋白升至 100 g/L。

(4)改善凝血功能:凝血酶原时间纠正到正常值 70%;血小板提高到 $60 \times 10^9/L$ 以上。有出血倾向者应用维生素 K 或输入新鲜血浆。

(5)腹腔积液患者应适当利尿、补钾,待腹腔积液消退稳定后手术,急诊患者可于术前放出适量的腹腔积液以改善呼吸功能。

(6)术前用药:术前用药可以不用,如需使用应减小用量,术前放置胃管,但应选用细软的胃管。可预防性应用抗菌药物。

3.麻醉方法

选用全身麻醉及对肝功能影响小的麻醉药,异氟烷和地氟烷体内代谢小,吸入浓度<1 MAC。对一些在肝内代谢的药物,如芬太尼、维库溴铵等药物,应适当减小剂量。

4.麻醉处理

(1)维持有效血容量:门脉高压手术患者有高动力型血流动力学改变,血容量和心脏负荷增加,肝内动、静脉短路和门肺静脉分流,动静脉氧分压差减小。根据上述特点,门脉高压手术患者对液体负荷较敏感,输液过多易发生肺水增多、肺水肿或心力衰竭,容量不足又可发生低血压和低灌注,组织缺氧。应加强血流动学监测,适量液体治疗,补液中应增加胶体溶液的比例,以避免胶体渗透压过低,引起组织水肿。尽可能避免低血压,维持心血管功能稳定。

(2)维持血浆白蛋白浓度:可输注白蛋白或血浆。

(3)维护血液氧输送能力:须保证血容量、每搏量、血细胞比容、血红蛋白氧离曲线正常。

(4)补充凝血因子:包括新鲜血浆、血小板和冷沉淀等。

(5)在门脉分流术中,出血量大于 2000 mL,并非少见,应注意及时补充血容量,并进行血液回收和自身输血。

(6)保证镇痛完善,避免应激反应。

(五)肝叶切除手术的麻醉

1.术前准备

(1)肝脏肿瘤患者术前不一定都有肝功能异常,很多患者是在体检时发现的。

(2)对有肝功能损害的患者,术前可给予高糖、高热量、低脂及多维生素饮食,以增加肝糖原的合成,改善肝功能。

(3)腹腔积液较多者,在纠正低蛋白血症的同时,适当利尿。

(4)凝血障碍者可输新鲜血浆或凝血因子。

2.麻醉方法

(1)全身麻醉:适用于所有的肝脏手术。静脉和吸入麻醉药联合使用是一种较好的选择。吸入麻醉药中异氟烷对肝血流的影响较小且较异丙酚易于调控,是较为理想的静脉麻醉药。肌松药顺阿曲库铵的代谢不经肝肾途径,是首选的肌松药。

(2)全身麻醉与硬膜外阻滞复合应用:这种方法对全身的干扰少,手术野暴露清楚,肌松效果好,全身麻醉药物的用量小,肝血流所受的影响也小,还便于进行术后硬膜外止痛,是一种理想的麻醉方法。

3.麻醉处理

(1)循环功能维护:①降低中心静脉压(CVP),在肝切除术期间降低CVP可通过减轻肝静脉淤血而显著减少术中失血。在全麻基础上联合使用硬膜外阻滞和静脉内给予硝酸甘油可扩张血管,这种方法可将CVP降至$5~cmH_2O$以下。也可用小剂量多巴胺[$2\sim5~\mu g/(kg\cdot min)$]或去甲肾上腺素[$0.05~\mu g/(kg\cdot min)$]来维持低CVP下的器官灌注。②肝脏手术中为减少出血,往往施行全肝或部分肝门阻断,阻断后会导致全身有效血容量的突然减少,引起低血压,故在阻断前要及时补充液体,减少肝门阻断导致的干扰。必要时使用升压药。开放循环后,有可能使过多的液体回流至心脏,导致心脏前负荷过重,应注意利尿或用硝酸甘油降低心脏前负荷。

(2)缺血再灌注:开放循环后,血液淤滞产生的大量酸性物质及代谢产物,会对心脏产生明显的抑制作用,致血压下降,心率减慢,CVP上升。应及时根据实验室结果纠正酸中毒和电解质紊乱,必要时给予正性肌力药。

(3)防止低体温:肝脏与骨骼肌是机体的主要产热的器官,肝脏手术过程中,一方面由于使用大量肌松剂使骨骼肌产热减少,另一方面术前就有肝损害的基础,加上术中肝门阻断引起的肝脏缺血再灌注损伤,肝脏产热也大幅下降。在产热减少的同时,腹部创面及暴露体表散热增加;低温液体的静脉输入及腹腔冲洗;肝移植时冷保存器官的植入;麻醉状态下基础代谢下降等诸多原因均可导致术中低体温的发生。术中低体温可导致术中低心排、低血压、凝血障碍及术后苏醒延迟等一系列问题的发生。即使是轻度低温也可加重失血,尽管低温状态下血小板计数并未改变,但是低温可损伤血小板功能。需注意的是,由于凝血功能的实验室检查是在37℃的条件下进行的,所以机体有时虽已发生了凝血障碍,但检验结果仍是正常的(除非针对患者体温进行调整)。术前和术后应进行有创体温监测(经食管或直肠),并且应着重注意对患者及其所有输入液体的保温,调节适当的手术室温度、覆盖体表暴露部位、使用温气毯机和恒温水毯的保温设备。通过输注温热液体以减少术中低体温在快速输血中是有益的,术中应备加热器和快速输血装置。

(4)治疗凝血功能障碍:与肝疾病相关的凝血功能障碍会显著增加围术期出血

风险。应用 Sonoclot 和 TEG 的监测,能明确诊断高凝状态或由凝血因子、血小板缺乏及纤溶亢进导致的低凝渗血,从而进行更有针对性的治疗。在急性大量渗血难以控制时,可应用 20～80 μg/kg 重组活化凝血因子Ⅶ(rFⅦa)止血。

4.麻醉后注意事项

继续进行保肝和利胆治疗,纠正凝血功能障碍。支持呼吸功能和维持血流动力学及内环境稳定。

(六)脾脏切除手术的麻醉

脾脏是人体最大的免疫器官,是机体细胞免疫和体液免疫的中心。虽然目前脾脏手术在各个医院只占很小的比例,但仍可见到脾破裂行急诊脾切除的手术和腹部大型手术中脾脏意外受伤破裂的情况。脾脏手术麻醉有其特殊要求,应该了解和认真实施。

1.麻醉前准备

(1)改善患者全身情况:术前应充分纠正贫血、治疗腹腔积液、保肝、输血或血浆,待贫血基本纠正,肝功能改善和凝血酶原时间基本恢复正常后再行手术。

(2)血小板减少、出凝血时间及凝血酶原时间延长者,应少量输注新鲜血或浓缩血小板,并辅以维生素 K 治疗。

(3)外伤性脾破裂除积极治疗出血性休克外,还应注意有无肋骨骨折、胸部挫伤、左肾破裂及颅脑损伤等并存损伤,以防因漏诊而发生意外。对于有充分的证据显示轻度脾破裂患者外,应在术前即按大出血可能进行术前准备。

(4)粒细胞缺乏症:常有反复感染史,术前应积极治疗。

(5)原发性脾功能亢进:除有严重出血倾向和贫血外,大都已长期服用肾上腺皮质激素和 ACTH。麻醉前除应继续服用外,需检查肾上腺皮质功能代偿情况。术前不要突然停药,否则有可能在术中、术后发生肾上腺皮质危象影响预后。术中出现不明原因低血压或休克,考虑抗休克同时需应用激素类药物。

2.麻醉方法

对于巨脾切除,脾脏周围粘连广泛,肝功能严重损害的患者,选用全身麻醉或硬膜外阻滞复合全麻;体质差或危重患者,有明显出血者应选用全身麻醉。

3.麻醉处理

(1)良好的肌松:尤其是巨脾切除术,肌松程度要求较高,良好的肌松使手术野暴露良好。

(2)防止内脏牵拉反应:脾脏周围粘连,游离和搬动脾脏,结扎脾蒂等动作和操作,刺激较大,应加深麻醉,防止内脏牵拉反应。

(3)防治低血压:患者术中出血的原因有血小板破坏,凝血功能下降;脾脏周围广泛粘连,手术操作引起出血;巨大脾脏切除后,脾脏内所含的血液丢失,可为

400～1000 mL；外伤性脾破裂，失血将更为严重。故术中应开放足够的静脉通路，监测 CVP 和 IBP，准备自体血回收。必要时可加压输血和使用升压药。

4.麻醉后注意事项

（1）患者尚未完全清醒或循环、呼吸功能尚未稳定时，应加强对生命体征的监测，并给予相应处理。术后应常规给予吸氧，预防术后低氧血症。危重患者和感染中毒性休克未脱离危险期者，麻醉后应送麻醉恢复室或 ICU 继续进行严密监护治疗，直至脱离危险期。

（2）术后应常规进行动脉血气、血常规、血细胞比容、电解质等检查，并依据检查结果给予相应处理。脾动脉结扎有时不完善，术后应严密观察有无内出血和渗血，注意观察膈下引流管出血量。如有血压降低，应补充血容量，并注意有无术后腹腔内出血。

（3）患者术后可能发生呕吐、呃逆、尿潴留和肺部并发症，须予以重视和防治，已使用激素类药物者，应继续给予维持剂量。

（4）术后继续予以保肝、保肾治疗，预防肝肾综合征。对老年人、肥胖患者及并存气管、肺部疾病者，尤应防治肺部并发症。

（5）加强抗感染治疗。

（七）胰腺手术麻醉

胰腺疾病包括急慢性胰腺炎、胰腺囊肿、胰腺癌和壶腹周围癌。胰十二指肠切除术是治疗胰头、十二指肠、胆总管下段和壶腹部周围肿瘤的主要手术方式。

急性胰腺炎按临床病情分为轻型和重型，后者占 10%～20%，病情凶险，多为出血坏死性胰腺炎，常涉及全身多个脏器，严重者发生休克和严重代谢障碍，病死率为 10%～30%。最常用的手术方式是坏死组织清除加引流术。重症急性胰腺炎（SAP）应符合以下 5 项中任一项：①器官衰竭（器官功能评估）和（或）坏死、脓肿、假性囊肿等局部并发症。②Ranson 评分≥3 分。③急性生理学和慢性健康评分（APACHE Ⅱ）≥8 分。④Balthazar CT 分级系统≥Ⅱ级。⑤BISAP 评分≥3 分。

1.术前准备

（1）胰腺外分泌肿瘤：胰头癌及壶腹癌压迫胆管可出现阻塞性黄疸，迷走神经张力增高导致心动过缓并增强内脏牵拉反射。术前可经皮穿刺行胆汁引流，有利于控制感染及减轻黄疸，改善肝功能。并补充蛋白质、维生素等，调整全身状况，增加对麻醉与手术的耐受力。胰十二指肠疾病患者常有脱水、血液浓缩、低钾血症、代谢性碱中毒等水、电解质及酸碱平衡紊乱，术前应予以纠正。肝内感染，术前应常规应用抗菌药物。伴慢性胰腺炎，患者由于胰腺功能低下，近 40% 患者出现糖尿病，又因外分泌功能不全，机体缺乏必需的胰酶而导致严重的营养不良，故术前均需给予营养支持及控制血糖。

（2）胰腺内分泌肿瘤：较少见，主要有胰岛素瘤、胃泌素瘤等，临床上具有相应的内分泌改变，术前可对症处理。最常见的为胰岛素瘤。要了解低血糖发生的频率及程度，是否得到有效控制。手术当日应静脉注射 50% 葡萄糖注射液 $25\ mL$ 以防止低血糖发作。极少数患者还可能并发其他内分泌肿瘤，如甲状旁腺瘤、肾上腺皮质腺瘤、垂体瘤等，称多发性内分泌肿瘤 1 型，容易出现高钙血症性利尿等症状，也应在术前加以控制。

（3）急性胰腺炎：通常采用内科治疗，但当保守疗法无效，尤其是坏死性胰腺炎应该进行手术治疗。由于患者多伴有低血容量性休克，常丧失有效血容量 $30\%\sim40\%$，所以应根据中心静脉压和心功能情况，积极进行输液、扩容治疗，改善微循环，纠正酸碱失衡及电解质紊乱。待休克好转后尽快实施麻醉和手术，必要时应用正性肌力药如多巴胺等。为了抑制胰腺分泌，降低胰消化酶对胰腺的自溶作用，应禁食并留置胃肠减压管，同时应用 H_2 受体拮抗药，抑制胰蛋白酶等。麻醉前必须吸净血液及胃内容物，以防止反流、误吸等的发生，降低麻醉风险。争取及早手术，彻底清除坏死的胰腺组织。

2.麻醉方法

全身麻醉或全麻复合硬膜外阻滞是胰腺手术的主要麻醉方法。但对全身状况好、电解质紊乱得到纠正且血压平稳者，手术较简单可考虑选用连续硬膜外阻滞。

3.麻醉处理

(1)加强呼吸管理：维持正常氧合和通气功能。长时间手术时，应避免患者吸入高浓度氧气，预防肺水肿，并在术中应注意抗栓治疗。术中维持满意肌肉松弛，可为外科操作创造良好条件；腹腔探查及关腹对肌松要求较高，可追加短效非去极化肌松药如罗库溴铵。

(2)维持循环功能和内环境稳定：患者长期饮食不佳而致机体消瘦、脱水、电解质紊乱，术中应严密监测动脉血气，及时纠正水、电解质和酸碱失衡。快速大量输血的患者应防治代谢性酸中毒、高钾血症、低钙血症。行胰腺手术应重视对患者血糖的控制，持续监测血糖和尿糖。如血糖大于 $10\ mmol/L$ (178.6 mg/dL) 应给予胰岛素 $10\ U$ 于 0.9% 氯化钠注射注液 $100\ mL$ 中，按 $10\ mL/h$ 滴注，直至患者的血糖恢复正常。

(3)消除不良神经反射：胆囊、胆道部位迷走神经分布密集且有膈神经分支参与，在游离胆囊床、胆囊颈和探查胆总管时，可发生胆-心反射和迷走-迷走反射，患者不仅出现牵拉痛，而且可引起反射性冠状动脉痉挛，使心肌缺血导致心律失常、低血压甚至心搏骤停。为了保证镇痛完善，避免应激反应，应采取预防措施，如局部神经封闭等。

(4)纠正凝血功能:麻醉前有出血倾向者,应输注新鲜血或血小板。缺乏由维生素K合成的凝血因子者,可输注新鲜冰冻血浆。术中一旦发生异常出血,应及时检查纤维蛋白原、血小板,并给予抗纤溶药物或纤维蛋白原处理。

(5)高龄、长时间手术、术中大量输血的患者,术中体温可能降低,使患者术后出现寒战,造成苏醒延迟,对患者的心血管系统、凝血功能和免疫机制造成严重影响,故术中应注意监测体温和采取液体加温等保温措施。

(6)保护肝肾功能:胰十二指肠切除患者由于长时间胆道系统梗阻,肝内胆汁淤积,阻塞性黄疸,肝功能损害严重,应禁用对肝肾有损害的药物,如氟烷、甲氧氟烷、大剂量吗啡等。应维持患者的肾脏灌注,对少尿、无尿患者经过快速输液无效者,应用利尿剂等措施防治肾功能不全。

(7)急性坏死性胰腺炎患者,病情大多凶险,中毒症状严重。除有水、电解质紊乱外,还有血流动力学改变。术中应监测血压、CVP以及体温等,以判别其血容量、外周循环与心泵功能。尽可能补足血容量,使血压升到维持肾功能所必需的水平。扩容以血浆和血浆代用品为主,并根据电解质监测结果进行调整和纠正酸中毒。

4.麻醉后注意事项

(1)术后出血:胰腺手术的出血并发症有腹内出血和消化道出血两大类。术后早期应密切监测心率、血压和CVP变化。观察腹腔引流量,早期发现出血,可及时处理。

(2)胰腺肿瘤切除后,在一段时间仍需做血糖监测,尤其要注意有无血糖反跳现象。

(3)急性坏死性胰腺炎者,术后应继续给予生长素和抗感染治疗。及时清除和引流坏死组织,并通过深静脉进行胃肠外营养支持,维持电解质平衡。重症胰腺炎患者应重视维护呼吸和循环功能,积极防治术后低氧血症、急性肺损伤或急性呼吸窘迫综合征(ARDS)。

(戴　荆)

第六节　泌尿系统肿瘤手术麻醉

一、前列腺癌手术

(一)术前评估

流行病学显示前列腺癌是男性泌尿系统最常见的恶性肿瘤之一,在男性肿瘤疾病的死亡率中排行第二。病死率随年龄增加而上升,没有确定的年龄峰值,60～

79 岁的患者群病死率达 17％。可能由于前列腺特殊抗原筛查和直肠检查的开展，近年来前列腺癌的死亡率有所下降。95％的病例病理学诊断其组织类型是腺癌，其他病例多数是移行细胞癌。前列腺癌最常用的分级体系是 Gleason 评分，其根据分化程度所表现的腺状结构给予程度分级。

前列腺癌的疼痛程度可以从无痛到剧烈的恶性疼痛。因此，处理方法的选择非常困难。其最优疗法尚不明确，特别是对于早期局限性疾病的患者来说。年龄较大的患者其癌分化相对较好，但同时他们可能患有其他的并发症致使手术风险增加。因此，对于该患者人群通常采取保守治疗。一项随机临床试验比较了接受急性前列腺癌切除术和保守治疗两种方案的共 695 名早期前列腺癌患者，在 10 年的随访中，采取前列腺切除术的患者群较保守治疗人群的病死率下降 26％，远处转移率下降 40％。然而，手术对病死率的有益作用仅限于小于 65 岁的患病人群。这些结果显示前列腺切除术对于该年龄段人群是最佳治疗方案。前列腺切除术有阳性结节的患者很有可能存在远处转移，这些患者以及局部存在进展的患者适合于非手术治疗，比如内分泌治疗、放疗和化疗。有局部病变的患者如果不适合行前列腺切除，可选择放疗（比如短期放疗），包括直肠超声指导下前列腺置入放射性针或者放射性核素粒子。

在众多前列腺切除的方法中，耻骨后前列腺癌根治术（RRP）最为常用。通过腹部中线下部的切口进入，将前列腺、精囊、射精管、膀胱颈部切除。然后将膀胱颈部与尿道吻合。此过程中通常用靛蓝胭脂红识别输尿管。它可以引起高血压。RRP 的长期并发症中最常见的是性功能障碍。经膀胱切除前列腺可以保留血管神经束，从而减少术后性功能障碍。但是一旦囊外扩张出现，这一措施可以导致复发率增加。阴式前列腺根治术很少应用，它不能同时切除会阴淋巴结并且在采用截石位时很容易损伤骨骼肌肉及神经。

（二）并发症

出血是最常见的并发症，耻骨后路更易于发生。RRP 过程中的出血是必然的，它与手术医生的操作技术、患者的前列腺大小、解剖以及专业因素（如背侧静脉丛）有关系。多种技术可以用来减少出血或者输血。术前自体血预存（PAD）用于前列腺癌根治术最受欢迎，但是费用很高，不能避免输注错误的危险，并且中等程度失血无须自体血回输，这样会浪费很多的自体血。与 PAD 相比，急性等容血液稀释（ANH）同样可以避免异体输血，还可以避免血液储存的开销以及未被使用血液的浪费，所以更为合适。一项关于前列腺癌根治术的随机研究中比较了 PAD、ANH、ANH 联合人重组促红细胞生成素三种方法。后者虽更为有效地避免了术后贫血，但是促红细胞生成素增加的费用抵消了 ANH 节省的费用。自体血回输在前列腺癌根治术中与 PAD 效果相似也更为省钱，是一种更为适合的选择；但是由于肿瘤细胞可能经血流蔓延,因此限制了它的应用。目前,尚无证据表明自体血回输对前列腺全切的复发有影响。

(三)麻醉管理

1.监测

关于前列腺切除的监测目前尚无明确的指南。中心静脉压在估计血容量方面的准确性令人质疑。常规使用肺动脉导管不能改善术后预后。因此,血流动力学监测应该做到个体化,并以明确的血流动力学目标作为指导(例如心排出量,氧供的优化)。尿道的连续性破坏后尿量测量会变得不准确,所以尿量在前列腺切除术中不能用于估计肾脏灌注。

2.麻醉选择

麻醉方式可能影响到 RRP 术后静脉的血栓栓塞率。相比单纯全麻,硬膜外麻醉可以明显降低术后 24 小时深静脉血栓(DVT)的发生率。多普勒超声显示其可能与增加下肢静脉血流有关。

据报道,单独采用硬膜外麻醉或者硬膜外麻醉复合全麻可以减少前列腺切除的血液丢失。其机制主要是全麻时高静脉压以及机械通气致腹腔内压升高被硬膜外麻醉所减轻。单用全麻或者合并硬膜外麻醉的并发症发生率是相似的。

二、膀胱癌手术

(一)术前评估

膀胱癌最重要的危险因素是性别、年龄、吸烟史以及芳胺接触史。

大部分膀胱癌患者伴有血尿或者排尿障碍。标准的诊断方法是膀胱镜检和活检。后续的治疗取决于肿瘤浸润的深度。经膀胱内给药化疗或经尿道滴灌治疗,以及后续的经尿道切除术治疗后,大多数患者仅留下浅表病变。

(二)根治性膀胱切除术

患有高危浅表肿瘤或侵袭性膀胱肿瘤者应接受根治性膀胱切除术,这是膀胱侵袭性癌症中最常见的治疗手段。由于复发率高,部分膀胱切除术应用得越来越少。根治性膀胱切除术对于仅有局限性病变的患者治愈率相当高,生存率大约为70%。即使接受了根治性膀胱切除术,大部分患者还是会出现肿瘤远处复发,因此往往需要进行辅助性化疗。随机研究发现术前接受了一个疗程化疗的局限性高分化膀胱癌患者行根治性膀胱切除术后的生存率高于单纯接受手术治疗的患者。根治性膀胱切除术中通常要进行盆腔淋巴结清扫,因为这样可以获得重要的肿瘤分期和预后信息,同时对于增加对肿瘤的治疗效果和提高患者生存率有好处。最后,还要进行尿路或膀胱重建术。利用一段回肠或结肠重建一个人造膀胱并与自身尿道吻合是首选方案,对于提高患者的生活质量有很大意义。但在尿道或前列腺受累的患者这一方案并不可行。其他方案包括可控经皮尿路转向术,即用一段肠管制作一个储存尿液的容器并向腹壁开口;或者进行不可控尿路转向术,如回肠尿瘘成形或经皮尿瘘成形术。可控尿路转向术与不可控尿路转向术相比,患者生活质量更高,但需要进行间断自行导尿。所有行肠代膀胱的患者均有慢性菌尿,并且可出现反复尿路感染和肾盂肾炎。最近提出了一种新的膀胱重建术,是由生物合成的膀胱依靠胶原支架拼接而成,其上遍布来自患者自身的尿路上皮细胞和膀胱平滑肌细胞,移植入患者体内后可达到满意的尿动力学特性。这一技术目前只用于脊髓脊膜突出的患者,但其充满希望的结果显示这一技术也可在其他疾病中得到更广泛的应用。

(三)并发症

根治性膀胱切除术是一个有较高风险的手术。患者通常为年龄较大的男性患者,合并严重疾病或有并发症的高危因素,例如吸烟史、慢性肺部疾病及心脏病史等。一项对 2500 名接受膀胱切除术的患者的观察中发现,术后病死率的独立危险因素包括年龄、术前肾衰竭、高 ASA 分级、全身麻醉的应用、术时间、术中输血、喝酒、呼吸困难及依赖状态等。另一项观察中发现,诱发并发症的手术因素包括失血、手术时间、尿路转向方式、肿瘤分期等。这一研究中报道总的并发症发生率大约为 30%。手术后肠梗阻是最常见的并发症,并不十分严重,但可增加患者住院时间。与其他类型的腹部大手术不同,膀胱切除术并不增加术后肺部并发症发生的风险,可能与手术的切口远离膈肌有关。

(四)麻醉处理

1.监测

尽管手术技术不断提高,根治性膀胱切除术仍伴随着大量失血。研究表明,30%的患者需要输血治疗。性别(女性)、术前贫血及实施回肠代膀胱术等是需要大量输血的预报信号。根治性膀胱切除术手术时间相对较长,具体时长取决于尿路转向方式的选择。术中应仔细监测失血量,准确评估血管内血容量是十分必要的。直接动脉测压的实施不仅可精确监测血压变化,还可方便采取动脉血样进行血细胞比容的测定。手术过程中,由于尿路切断导致尿量的监测不便,一定程度上影响了对容量状态的准确判断,因此对于心功能不全的患者及肾病患者,进行中心静脉压的监测是必要的。监测血压的变化可为液体的需要量提供正确的判断依据,其预测意义甚至优于严重疾病患者中心静脉和左房压的监测。肺动脉置管不应作为常规监测手段,但可应用于需要监测特殊指标指导维持血流动力学稳定的特殊患者。

2.麻醉选择

尽管可以在椎管内麻醉下实施全膀胱切除术,但通常情况下还是选择全身麻醉。单独应用硬膜外麻醉时患者会十分不适,因此这一技术更多地与全身麻醉复合应用。与前列腺切除术的麻醉类似,复合应用硬膜外麻醉可减少失血,降低输血率,但对并发症的总发生率无显著影响。研究还显示,接受了硬膜外麻醉的患者术后镇痛较单独全麻的患者有显著改善。

椎管内麻醉引起交感神经阻断,副交感神经过度兴奋,肠平滑肌痉挛,会导致回肠袋成形时操作困难,这一问题可以用格隆溴铵或罂粟碱来预防。

三、睾丸癌手术

(一)术前评估

睾丸恶性肿瘤罕见,每年在 10 万男性中发生 2～3 例。95% 的睾丸癌都是生殖细胞肿瘤,其中 35% 是精原细胞瘤。非精原细胞瘤(如胚胎细胞癌、畸胎瘤、绒毛膜癌及混合细胞肿瘤等)在临床上具有更强的侵袭性,应给予更积极的治疗。精原细胞瘤在 30～40 岁的患者中发病率最高,并且其发病率的种族差异十分明显。精原细胞瘤在白人男子中的发病率显著高于亚裔或非裔男子。已知的危险因素有隐睾症或 Klinefelter 综合征病史,在青春期以前进行睾丸下降固定术可降低睾丸癌的风险。

睾丸肿瘤可表现为无痛性睾丸肿块,但更多表现为睾丸疼痛和肿胀,因而易与睾丸炎或附睾炎混淆。偶有少数患者的生殖细胞肿瘤并不是在睾丸部位被发现。睾丸癌的确诊有赖于睾丸超声检查,腹部 CT 检查可用于肿瘤的临床分期诊断。睾丸肿瘤能以一种特征性的阶梯方式沿腹膜后淋巴系统转移扩散。

(二)治疗选择

所有睾丸肿瘤患者均须接受根治性睾丸切除术,进一步的治疗方式取决于肿瘤转移扩散的范围和肿瘤的组织学特征。应用现有的治疗方案治愈生殖细胞肿瘤尤其是精原细胞瘤的可能性大于 90%。早期诊断至关重要,肿瘤发现的时间越晚、分期越晚,患者的生存率越低。早期精原细胞瘤在接受睾丸切除术后可进行腹膜后放射治疗。非精原细胞瘤的肿瘤在临床上有更强的侵袭性,需要更积极的治疗,但其治愈率仍然大于 90%;这些类型的肿瘤常常需要进行腹膜后淋巴结清扫术(RPLND),尽管腹膜后淋巴结清扫术常导致逆行射精和不育等并发症,导致对其疗效的观察可能是选择性的。在腹膜后淋巴结清扫术中,腰交感神经被破坏,作为其替代方法,改良腹膜后淋巴结清扫术则选择保留此神经。疗效和复发率可通过复查腹部 CT 及一系列生物学标志物的改变来评估,包括 α 胎儿球蛋白、人绒毛膜促性腺激素、乳酸脱氢酶等。联合化疗是复发的高度睾丸癌的标准治疗手段,方案为联合应用顺铂、依托泊苷及博来霉素。化疗可致神经毒性及肾毒性等并发症,其中博来霉素可导致肺纤维化。

（三）睾丸切除术

根治性睾丸切除术是经腹股沟探查，在腹股沟内环处横向钳闭并结扎离断精索，然后切除睾丸。不采用经阴囊睾丸切除术是由于易诱发局部及盆腔淋巴结转移。这一手术可根据患者意愿，选择在全身麻醉或区域阻滞麻醉下进行。

（四）腹膜后淋巴结清扫术

腹膜后淋巴结清扫术多取腹部正中切口或胸腹联合切口。标准的腹膜后淋巴结清扫术包括两侧输尿管之间，上到肠系膜上动脉下至髂血管范围内所有淋巴组织的切除；改良腹膜后淋巴结清扫术则仅限于淋巴结的切除，并且保留了受累睾丸对侧的腰交感神经及腹下丛神经，这一技术保留了 80%～90% 的患者射精功能。上述手术通常在全身麻醉下实施。对于采用胸腹联合切口的患者，术后镇痛特别重要，可采用硬膜外阻滞或肋间神经阻滞技术进行镇痛。此手术过程中，体液和血液的丢失量较大，应给予严密观察并补足，为此，应建立较大的静脉通道。

接受睾丸癌手术的患者多数较为年轻，合并严重疾病者较少。但如果患者此前接受过联合化疗则可能患有化疗药物所致并发症。博来霉素与肺毒性有关，年龄较大及肾功能不全的患者接受大剂量博来霉素治疗发生肺并发症的风险更高。有报道，应用博来霉素后进行手术的患者发生了急性呼吸窘迫综合征。

（崔宇龙）

第七节　甲状腺疾病手术麻醉

一、甲状腺解剖及其疾病的病理生理特点

甲状腺位于颈前下方软组织内，大部分在喉及气管上段两侧，其峡部覆盖于第 2～4 气管软骨环的前面。偶有甲状腺向下深入胸腔，称为胸骨后甲状腺。甲状腺由许多球形的囊状滤泡构成。滤泡衬以单层上皮细胞，滤泡细胞分泌甲状腺素又称四碘甲状腺原氨酸（T_4）和三碘甲状腺原氨酸（T_3）。二者释放入血后，即组成甲状腺激素。而滤泡旁细胞则分泌降低血钙的激素，即降钙素。

甲状腺激素对生长发育、性成熟、心血管系统、中枢神经系统、体温和新陈代谢都有重要影响。主要生理功能：①促进细胞内氧化，提高机体基础代谢率，使组织产热增加。甲状腺激素能促进肝糖原酵解和组织对糖的利用；促进蛋白质的分解，如骨骼肌蛋白质分解；增加脂肪组织对儿茶酚胺和胰高血糖素的脂解作用，加快胆固醇的转化和排泄。②维持正常生长发育，特别对脑和骨骼发育尤为重要。甲状腺功能低下的儿童，表现为智力下降和身材矮小为特征的呆小病。③心血管系统作用：甲状腺激素能够增强心肌对儿茶酚胺的敏感性。④中枢神经系统作用：甲状

腺功能亢进时可出现易激动、注意力不集中等中枢系统兴奋症状。⑤对消化系统的影响：甲状腺功能亢进时食欲亢进、大便次数增加，这可能与胃肠蠕动增强及胃肠排空加快有关。

许多甲状腺疾病需要手术治疗，如甲状腺肿、各种甲状腺肿瘤、甲状腺功能亢进等。这些疾病引起的病理生理变化主要表现为两个方面：①甲状腺素分泌异常带来的变化。②甲状腺病变对周围组织压迫，尤其是对呼吸道压迫引起的变化。

甲状腺素分泌过多引起甲状腺功能亢进症。临床上表现为心动过速、血压增高、脉压增大、食欲亢进、消瘦、情绪激动、易出汗、手颤、眼球突出等。

甲状腺疾病压迫气管导致不同程度的上呼吸道梗阻，引起呼吸困难、喘鸣和发绀等。压迫严重时，患者不能平卧。

二、甲状腺肿瘤切除手术的麻醉

甲状腺肿瘤有良性和恶性之分，良性肿瘤多为腺瘤，常发生于 40 岁以下的中青年女性，可单发或者多发，亦可恶变或并发甲亢，应及早进行手术。甲状腺恶性肿瘤有多种病理类型，如乳头状瘤、腺癌、未分化癌等，均需要及时进行手术。肿瘤晚期压迫呼吸道可产生严重后果，有时需要行气管切开缓解症状。

（一）病情评估

甲状腺肿瘤术前应对患者进行详细检查，充分了解疾病的性质，有无邻近组织的侵害，特别是有无呼吸道的压迫与梗阻。全面了解重要脏器的功能，如心血管系统、呼吸系统、肝肾功能、水和电解质平衡等情况。甲状腺肿瘤体位表浅，一般可通过触诊明确肿瘤的大小、硬度和活动度。对较大肿瘤则需要做颈胸 X 线和 CT 检查，以确定肿瘤的大小形态、是否位于胸骨下以及气管受压程度和方向。术前评估患者的呼吸困难程度与气管受压程度。如果患者静卧时有喘鸣或不能平卧，提示气管受压严重，这种患者则要做好困难气道的准备。术前是否有声音嘶哑和饮水呛咳的症状，如有可通过间接喉镜检查，以明确声带活动度和有无声带麻痹。如果颈部大静脉受压，可导致头颈静脉回流障碍，患者表现为颜面发绀、水肿，颈部、胸前浅静脉扩张，提示病情危重。

（二）麻醉选择

对甲状腺良性肿瘤且无气管受压症状的患者，可选用颈丛神经阻滞麻醉。患者术中保持清醒，通过医患对话可随时检查发声与声带情况，避免发生喉返神经损伤。但是颈丛神经阻滞有时镇痛不完善，有牵拉反应，加上头后仰和仰卧位不适，当肿瘤较大时常需静脉辅助用药，为确保气道通畅，可应用喉罩通气。具有以下情况者，宜选择全身麻醉：①巨大的甲状腺肿瘤或甲状腺弥散性肿大。②有气管受压症状或呼吸困难症状者。③胸骨后甲状腺肿。④可能发生气管软化。⑤有重要脏器功能受损者及拒绝局部麻醉或不配合者。在全麻气管插管下行手术,对外科手术医生的解剖技术要求更高,以避免发生喉返神经损伤。近年喉罩麻醉的使用越来越多,应用喉罩患者可以保留自由呼吸,易于实时监测声带的功能。

(三)麻醉诱导和气管插管

术前有气管受压或气管移位征象者,气管插管可能存在一定困难。在结合症状体征和 X 线及 CT 检查结果进行气道评估的基础上,可选用全身麻醉诱导下气管插管,也可采用表面麻醉下使用纤支镜清醒插管。插管体位宜选用患者自主呼吸最舒适体位。清醒插管前须向患者做好解释工作,取得患者配合,要充分做好气道的表面麻醉。如果出现声门下气管插管困难,切忌强行插管,可在助手协助下改变患者体位或更换小一号气管导管。目前随着气管插管可视化技术的发展,如光学纤维喉镜、光学电子喉镜、可视喉镜等,使得困难气道易于解决。关键在于发现困难气道、正确评估与完善的准备工作。

(四)麻醉维持和管理

局部麻醉或颈丛神经阻滞期间,呼吸道的管理特别重要,尤其是在给辅助药物时,应严密监测,及时发现和处理呼吸抑制。颈丛神经阻滞时患者常出现显著的心动过速和血压升高。此时,如麻醉阻滞效果不全,可给予辅助镇痛药物或者改用其他麻醉方式;如麻醉效果好,则可用心血管药物控制。全身麻醉期间保持患者呼吸道通畅、避免缺氧和二氧化碳蓄积、监测血流动力学变化和维持循环稳定。巨大的甲状腺肿瘤切除术或颈部清扫术可发生大量出血,术前应做好准备。术中应了解患者气管是否软化,以防术毕拔管后气管发生塌陷。此外,术中还应根据手术操作步骤,适时监测与调整气管导管套囊的压力,以免手术牵拉压迫气管使气囊压力和摩擦增加,造成术毕气道与声门水肿,影响呼吸功能。有观察发现颈部大手术中气管导管套囊的压力与术后气道并发症呈正相关,主张将套囊压力维持在 $\leqslant$ 25 cmH_2O 为宜。

(五)麻醉恢复期的处理

手术结束及拔管期间可因切口渗血、敷料包扎过紧、气管软化、喉头水肿、呼吸道分泌物堵塞、喉痉挛等发生急性气道梗死,应积极预防和处理。术后应准确判断麻醉恢复程度,待患者完全清醒、咳嗽反射、吞咽反射和肌力恢复满意,无呼吸抑制时方可拔管。拔管时,备好各种抢救药物及紧急气管插管与气管切开器械,以防不测。术中发现或疑有气管软化者,宜做气管悬吊术或延长保留气管导管时间,并送至 ICU 观察。

甲状腺次全切除术的其他并发症还包括喉返神经损伤和手术切除了甲状旁腺而致甲状旁腺功能低下。此类患者在术后的 24～96 小时会发生低钙血症的症状,喉鸣渐进造成喉痉挛可能是低钙血症抽搐的早期表现之一。在这种情况下,可静脉推注氯化钙或葡萄糖酸钙,并监测镁离子浓度,及时对其进行纠正。双侧喉返神经损伤是极少见的并发症。一侧喉返神经损伤较常见,其典型表现为声音嘶哑和声带麻痹,双侧则导致失声。术中、术后喉返神经损伤或病变所致气管塌陷可能需要立即再次气管插管。

三、甲状腺功能亢进症手术

甲状腺功能亢进症(简称甲亢)是各种原因导致正常甲状腺素分泌的反馈机制失控,导致循环中甲状腺素异常增多而出现以全身代谢亢进为主要特征的疾病总称。根据引起甲状腺功能亢进的原因可分为原发性、继发性、高功能腺瘤三类。原发性甲状腺功能亢进症最常见,其发病机制目前认为可能是一种自身免疫性疾病。患者年龄多在 20～40 岁,表现为甲状腺弥散性对称性肿大且常伴有眼球突出。

(一)麻醉前评估

麻醉前访视患者时,可根据其症状、体征及实验室检查评估其甲状腺功能亢进症的严重程度。

1.临床表现

(1)性情急躁,容易激动,失眠,双手平行伸出时出现震颤。

(2)食欲亢进但体重减轻,怕热、多汗,皮肤潮湿。

(3)脉搏快而有力(休息及睡眠时仍快),脉压增大,病程长者可出现甲亢性心脏病,严重病例可出现心房颤动甚至充血性心力衰竭。

(4)突眼症常发生于原发性甲状腺功能亢进症的患者,双侧眼球突出、眼裂增大,上下眼睑不能完全闭合,以致角膜受损,严重者可发生角膜溃疡甚至失明。

(5)甲状腺弥散性对称性肿大,严重者可压迫气管等,但较少见,可扪及震颤,并闻及血管杂音。

(6)内分泌紊乱,无力、易疲劳等。

2.特殊检查

(1)基础代谢率:常用计算公式:基础代谢率=(脉率+脉压)-111。测定时应在完全安静、空腹时进行(一般是早晨清醒后未起床时),正常值为±10%,增高到+20%～30%为轻度甲亢,+30%～60%为中度甲亢,+60%以上为重度甲亢。

(2)甲状腺摄[131]I率测定:正常甲状腺 24 小时内摄取[131]I量为人体总量的30%～40%。如果 2 小时内甲状腺摄取[131]I量超过人体总量的 25%,或 24 小时超过人体总量的 50%,且吸[131]I高峰提前出现,均可诊断甲亢。

(3)血清 T_3、T_4 含量测定:甲亢时,血清 T_3 可高于正常 4 倍,而 T_4 仅为正常值的 2 倍半。

(4)促甲状腺素释放激素(TRH)兴奋试验:静脉注射 TRH 后,促甲状腺激素不增高,则有诊断意义。

3.病情评估

根据上述临床表现、特殊检查以及是否曾发生甲状腺危象等,可以对病情严重程度作出评估。一般应经过一段时间的抗甲状腺功能亢进药物治疗,待病情稳定后才考虑手术,否则围术期间易发生甲状腺危象。如果甲状腺功能亢进症症状得到基本控制,则可考虑手术,具体为:①基础代谢率小于+20%。②脉率小于90次/min,脉压减小。③患者情绪稳定,睡眠良好,体重增加等。

(二)麻醉前准备

1.药物准备

药物准备是术前降低基础代谢率的重要措施。有两种方法:①先服用硫脲类药物降低甲状腺素的合成,并抑制机体淋巴细胞自身抗体的产生,从而控制因甲状腺素升高而引起的甲亢症状。待甲亢症状被基本控制后,改服用碘剂(Lugol's 液)1~2周,再行手术。②开始即服用碘剂,2~3周后甲亢症状得到基本控制,便可进行手术。

硫氧嘧啶类药物包括甲硫氧嘧啶和丙硫氧嘧啶,每日 200~400 mg,分次口服,咪唑类药物,如他巴唑(甲巯咪唑)、甲亢平(卡比马唑)每日 20~40 mg,分次口服。碘剂含 5%碘化钾,每日 3 次,第 1 日每次 3 滴,以后每日每次增加 1 滴,至每次 16 滴为止。由于抗甲状腺药物能引起甲状腺肿大和动脉性充血,手术时易出血,增加了手术的困难和危险,因此服用后必须加用碘剂 2 周,使甲状腺缩小变硬,有利于手术操作。必须说明的是,碘剂的作用在于抑制蛋白水解酶,减少甲状腺球蛋白的分解,从而抑制甲状腺素的释放,并减少甲状腺的血流量。但停用碘剂后甲状腺功能亢进症状可重新出现,甚至比原来更严重,因此,凡不准备实施手术者,不要服用碘剂。对于上述两种药物准备无效者或不能耐受者,现主要加用 β 受体拮抗药,如普萘洛尔。普萘洛尔能选择性地阻断各种靶器官组织上的 β-受体对儿茶酚胺的敏感性,从而改善甲状腺功能亢进症的症状,剂量为每 6 小时口服一次,每次 20~60 mg,一般 1 周后心率降至正常水平,即可施行手术。由于普萘洛尔在体内的有效半衰期不足 8 小时,所以最后一次口服应在术前 1~2 小时,术后继续服用 1 周左右。哮喘、慢性气管炎等患者忌用普萘洛尔。

2.麻醉前用药

根据甲状腺功能亢进症状控制的情况和将采用的麻醉方法综合考虑,一般来说,镇静药用量较其他病种要大。可选用巴比妥类或苯二氮䓬类药物,如咪达唑仑0.07~0.15 mg/kg。对某些精神高度紧张拟选择气管内麻醉的患者,可加用芬太尼 0.1 mg、氟哌利多 5 mg 肌内注射,增强镇静、镇痛、抗呕吐的作用。为了减少呼吸道分泌物,可以选用 M 受体拮抗药,一般选用东莨菪碱。应该强调的是,对于有呼吸道压迫或梗阻症状的患者,麻醉前镇静或镇痛药应减少用量或避免使用。

(三)麻醉方法的选择

1.局部浸润麻醉

对于症状轻、病程短或经抗甲状腺药物治疗后,病情稳定,无气管压迫症状且合作较好的患者可采用局部浸润麻醉,特别适用于微创手术。选择恰当浓度的局麻药,一般不加肾上腺素,以免引起心率增快,甚至心律失常。充分皮内、皮下浸润注射,虽然可完全消除手术所致疼痛刺激,但甲状腺功能亢进症的患者精神紧张状态确非一般,加上甲状腺手术体位和术中牵拉甲状腺组织引起不适反应,术中必须静脉注射镇痛或镇静药,故现在已极少采用局部浸润麻醉。

2.颈丛神经阻滞或连续颈部硬膜外阻滞

颈丛神经阻滞的麻醉效果较局部浸润麻醉优良,一般可获得较好的麻醉效果,但仍未摆脱局部麻醉的缺点,如手术牵拉甲状腺时患者仍感不适;此外,若手术时间较长者,麻醉作用逐渐消退,需要加用局部浸润麻醉或重新神经阻滞等。颈部硬膜外阻滞能提供最完善的镇痛效果,同时因阻滞心脏交感神经更利于甲状腺功能亢进患者,可用于防治甲状腺危象,更适用于术前准备不充分的患者。术中可适量辅以镇痛药及镇静药,如芬太尼及氟哌利多等,以减轻术中牵拉甲状腺所致的不适反应。但术中可能因硬膜外阻滞平面过广、静脉辅助药作用等出现呼吸抑制。故麻醉期间须严密观察患者呼吸功能变化,避免呼吸道梗阻及窒息发生,同时准备气管插管用具。

3.气管内麻醉

气管内麻醉是目前采用最广泛的麻醉方法。适应于甲状腺较大或胸骨后甲状腺肿,伴有气管受压、移位、术前甲状腺功能亢进症状尚未完全控制或精神高度紧张不合作的患者。气管内麻醉能确保患者呼吸道通畅.完全消除手术牵拉所致的不适,增加了手术和麻醉安全性。不足之处是,术中患者无法配合以确定是否损伤喉返神经,此外,若患者术中发生甲状腺危象则体征可能不够明显,故必须予以重视。总之,应根据病情选择合理的麻醉药物和麻醉诱导方式,并完成气管插管术,同时采用必要的监测技术,使患者平稳度过手术期。

(1)全身麻醉诱导和气管插管术:困难气管内插管常发生于甲状腺手术患者,麻醉前应有足够的思想和技术准备,包括准备不同内径的气管导管、不同型号的喉镜,甚至纤维支气管镜。对于有呼吸道压迫症状者,宜选择表面麻醉下清醒气管内插管。对于大多数甲状腺功能亢进患者,若症状控制较好且不伴有呼吸道压迫症状者,可采用快速诱导气管内插管。但必须注意,凡具有拟交感活性或不能与肾上腺素配伍的全麻药,如乙醚、氟烷、氯胺酮均不宜用于甲状腺功能亢进患者;其他药物,如硫喷妥钠、异丙酚、琥珀胆碱、恩氟烷、异氟烷等均可选用。麻醉诱导过程中充分吸氧去氮,诱导务必平稳,避免屏气、呛咳,插管困难者可借助插管钳、带光源轴芯或纤维支气管镜等完成气管插管。有气管受压、扭曲、移位的患者,宜选择管壁带金属丝的气管导管,且气管导管尖端必须越过气管狭窄平面。完成气管插管后,应仔细检查气管导管是否通畅,防止导管受压、扭曲。甲状腺手术操作不仅可使声带及气管与气管导管壁彼此摩擦,而且可直接损伤气管壁,易引起喉头气管炎症,导致声嘶、喉痛,甚至喉痉挛、喉水肿而窒息。另外术后创面出血也可压迫呼吸道,导致患者术后呼吸道梗阻。

(2)全身麻醉维持:恩氟烷、异氟烷、地氟烷、七氟烷、芬太尼、维库溴铵、罗库溴铵等药物,对甲状腺功能几乎无影响且对心血管功能干扰小,对肝、肾功能影响小,可优先考虑使用。至于麻醉作用较弱的药物,如氧化亚氮、普鲁卡因,对甲状腺功能亢进的患者可能难以加深麻醉,必须增加其他药物,或复合恩氟烷或异氟烷吸入,或异丙酚静脉点滴。一组来自垂体瘤所致的继发性甲状腺功能亢进症的研究表明,麻醉维持选择较高浓度异丙酚 $8\sim10$ mg/(kg·h),可达到较恰当的动脉血浓度($2\sim4$ μg/mL),此时异丙酚的清除率也较高(2.8 L/min)。而乙醚、氟烷和氯胺酮则禁用或慎用于甲状腺功能亢进患者。

(3)气管拔管:手术结束后待患者完全清醒,咽喉保护性反射也已恢复后,方可考虑拔除气管导管。由于出血、炎症、手术等因素,拔除气管导管后,患者可能会突然发生急性呼吸道梗阻。为预防此严重并发症,必须等患者完全清醒后,首先将气管导管退至声门下,并仔细观察患者呼吸道是否通畅,呼吸是否平稳,如果情况良好,则可考虑完全拔除气管导管,并继续观察是否出现呼吸道梗阻。一旦出现呼吸道梗阻,则应立即再施行气管插管术,以保证患者呼吸道通畅。

四、并发症防治

(一)呼吸困难和窒息

呼吸困难和窒息多发生于术后 48 小时内,是最危急的并发症。常见原因:①手术切口内出血或敷料包扎过紧而压迫气管。②喉头水肿,可能是手术创伤或气管插管引起。③气管塌陷,是气管壁长期受肿大甲状腺压迫而发生软化,切除大部分甲状腺后,软化的气管壁失去支撑所致。④喉痉挛、呼吸道分泌物等。⑤双侧喉返神经损伤。临床表现为进行性呼吸困难,发绀甚至窒息。对疑有气管壁软化的患者,手术结束后一定待患者完全清醒,先将气管导管退至声门下,观察数分钟,如果没有呼吸道梗阻出现,方可拔除气管导管。如果双侧喉返神经损伤所致呼吸道梗阻,则应行紧急气管造口术。此外在手术室或病房里均应备有紧急气管插管或气管造口的急救器械,一旦发生呼吸道梗阻甚至窒息,应及时采取措施以确保患者呼吸道通畅。

（二）喉返神经或喉上神经损伤

喉返神经或喉上神经损伤手术操作可因切断、缝扎、牵拉或钳夹喉返神经后造成永久性或暂时性损伤。若损伤前支则该侧声带外展，若损伤后支则声带内收，如两侧喉返神经主干被损伤，则可出现呼吸困难甚至窒息，应立即行气管造口以解除呼吸道梗阻。如为暂时性喉返神经损伤，经理疗及维生素等治疗，一般 3～6 个月可逐渐恢复。喉上神经内支损伤使喉部黏膜感觉丧失而易发生呛咳，而外支损伤则使环甲肌瘫痪而使声调降低，一般经理疗或神经营养药物治疗后可自行恢复。

（三）手足抽搐

手足抽搐可能是手术操作误伤甲状旁腺或使其血液供给受累所致。血钙浓度下降至 2.0 mmol/L 以下，导致神经肌肉的应激性增高而在术中或术后发生手足抽搐，严重者可发生喉和膈肌痉挛，导致窒息甚至死亡。发生手足抽搐后，应立即静脉注射 10％葡萄糖酸钙 10～20 mL，严重者需行异体甲状旁腺移植。

（四）甲状腺危象

对甲亢未经控制或难以良好控制的患者，由于应激使甲亢病情突然加剧的状态即为甲亢危象。可发生于各个年龄组的患者中，以老年人多见。甲亢危象可危及甲亢患者的生命，常由内科疾病、感染、精神刺激、分娩、手术、创伤、[131]I 治疗、甲状腺受挤压等而诱发。其发生率占甲亢患者的 2％～8％，病死率为 20％～50％。围术期出现高热（＞39℃）、心动过速（＞140 次/min，与体温升高不成比例）、收缩压增高、中枢神经系统症状（激动、谵妄、精神病、癫痫发作、极度嗜睡、昏迷）以及胃肠道症状（恶心、呕吐、腹泻、黄疸）等，应警惕甲亢危象的发生。与手术有关的甲亢危象可发生于术中或术后，多见于术后 6～18 小时。由于甲状腺危象酷似恶性高热、神经安定药恶性综合征、脓毒症、出血及输液或药物反应，应注意鉴别。术后甲亢危象的患者临床常表现为烦躁不安、神志淡漠，甚至发生昏迷。少数患者临床表现不典型，可表现为表情淡漠、乏力、恶病质、心动过缓，最后发展为昏迷，称为淡漠型甲亢危象，临床应高度警惕。

（1）预防措施：充分有效的术前准备是预防围术期甲亢危象的关键。应用抗甲状腺药物进行对症治疗和全身支持疗法。

（2）静脉滴注 10％葡萄糖注射液和氢化可的松 300～500 mg。

（3）明确诊断后即经胃管注入甲巯咪唑，首剂 60 mg，继用 20 mg，每 8 小时一次。抗甲状腺药物 1 小时后使用复方碘溶液（Lugol's 液）5 滴，每 6 小时一次或碘化钠 1.0 g，溶于 500 mL 液体中静脉滴注，每日 1～3 g。

（4）有心动过速者给予普萘洛尔 20～40 mg 口服，每 4 小时一次。艾司洛尔为超短效 β 受体拮抗药，0.5～1 mg/min 静脉缓慢注射，继之可根据心率监测，泵注维持治疗。严重房室传导阻滞、心源性休克、严重心衰、哮喘或慢性阻塞性肺疾病患者忌用。有心衰表现者可使用毛花苷 C 静脉注射,快速洋地黄化有助于治疗心动过速和心衰,亦可应用利尿剂和血管扩张药(如尼卡地平、乌拉地尔)降压和减轻心脏负荷。

(5)对症处理:保持呼吸道通畅,增加吸入氧浓度,充分给氧。高热者积极降温,必要时进行人工冬眠,抑制中枢及自主神经系统兴奋性,稳定甲状腺功能,降低基础代谢率。冬眠药物可强化物理降温效果,但应避免使用水杨酸盐降温,因大量水杨酸盐会增加基础代谢率。此外,应纠正水、电解质和酸碱平衡,注意保证足够热量及液体补充(每日补充液体 3000~6000 mL)。

(6)若应用上述治疗措施仍不见效,甚至患者病情再次恶化时,可考虑施行换血疗法、腹膜透析或血液透析。

(五)颈动脉窦反射

颈动脉窦是颈内动脉起始处的梭形膨出,在窦壁内富含感觉神经末梢,被称为压力感受器。甲状腺手术刺激该部位时,可引起血压降低,心率变慢,甚至心搏骤停。术中为了避免该严重并发症的发生,可采用少许局麻药在颈动脉窦周围行浸润阻滞;如果出现上述并发症,则应暂停手术并立即静脉注射阿托品,必要时采取心肺复苏措施。

(崔宇龙)

第八节 皮质醇增多症患者的麻醉

肾上腺由皮质和髓质组成,可分泌多种激素,在调节新陈代谢、水电解质平衡以及维持神经和心血管功能方面起着重要作用。肾上腺肿瘤可发生在皮质或髓质,并产生相应的激素,从而引起不同的病理生理改变,肾上腺皮质肿瘤和髓质肿瘤手术对麻醉有着不同的特殊要求。

一、肾上腺的主要生理功能

肾上腺髓质分泌肾上腺素、去甲肾上腺素和多巴胺,肾上腺皮质产生和分泌皮质激素(化学名称甾体激素或类固醇)已有 40 余种,皮质激素可大致分为三类:

(一)糖皮质激素

调节糖和蛋白质代谢的激素——糖皮质激素。以皮质醇为代表,临床常用的为可的松。糖皮质激素能促进氨基酸脱氨变为糖,即促进糖原异生作用,维持血糖的浓度。缺乏这种激素时,可引起低血糖;过多时,糖原异生作用增强,可破坏蛋白质或阻止其合成,使人体皮下脂肪过度增加,血糖升高,皮肤变薄出现紫纹,肌无力,骨质疏松。此外,糖皮质激素对各种物质代谢都有影响,它与胰岛素、生长素、肾上腺髓质激素等一起来调节机体的物质代谢和能量供应,使机体的生理活动彼此协调和平衡。

(二)盐皮质激素

调节盐和水代谢的激素——盐皮质激素。以醛固酮为代表,临床应用者为醋酸去氧皮质酮。糖皮质激素能使肾曲管吸收钠和氯,从而排出钾和磷。缺乏这种激素,则血浆中钠的浓度降低,从而水分丢失,血液浓缩,同时血钾增高;这种激素过多可导致血钠增高而钾降低。盐皮质激素对糖、蛋白质的代谢作用较小。盐皮质激素的产生和分泌在生理状态下主要受肾素-血管紧张素系统的调节,其次是血钾、促肾上腺皮质激素等的影响。

(三)性激素

肾上腺皮质还分泌较弱的雄性激素,如脱氢表雄酮、雄烯二酮和微量的睾酮,对男女少年可促成其最早的第二性征如腋毛、阴毛的出现,以及下丘脑-垂体-性腺轴的成熟,从而使其青春期健康发育。肾上腺皮质还分泌微量的雌激素,但在肾上腺肿瘤患者中,因其含量增加,可使男性患者出现性功能障碍、不育,女性患者出现月经失调。

皮质类固醇在人体内通过下丘脑-垂体-肾上腺轴的调控,能起到神经体液反馈系统的作用,其分泌随着昼夜时辰的不同而呈现节律的变化,因此能维持人体新陈代谢、生长发育、生理活动正常有序。当遇到意外的紧急情况时,即当人的躯体和精神突然受到某种强烈刺激,如难产、大手术、大出血等,皮质醇水平可上升数倍乃至十余倍,同时通过负反馈的调节机制,促进脑垂体促肾上腺皮质激素的释放,增强人体的应激能力。

肾上腺皮质疾病有皮质醇增多症、皮质醇减少症、醛固酮增多症和肾上腺性征异常症。肾上腺髓质疾病为嗜铬细胞瘤,其他还有肾上腺腺瘤。

二、皮质醇增多症的病情特点

皮质醇增多症又称库欣综合征(Cushing 综合征)。肾上腺皮质增生、功能亢进以及肾上腺肿瘤等引起内源性糖皮质激素,主要是皮质醇分泌过多。长期血皮质醇浓度升高会引起蛋白质、脂肪、糖、电解质代谢严重紊乱,同时会干扰其他内分泌激素分泌,并导致机体抵抗力降低。此外,促肾上腺皮质激素(ACTH)分泌过多以及其他肾上腺皮质激素的过量分泌也会引起相应的临床表现。

(一)糖代谢紊乱

约半数 Cushing 综合征患者有糖耐量减低,约 20% 伴糖尿病。高皮质醇血症使糖异生作用增强,并可对抗胰岛素降血糖的作用,易发展成临床糖尿病(类固醇性糖尿病)。

（二）蛋白质代谢异常

Cushing 综合征患者蛋白质分解加速、合成减少，因此机体长期处于负氮平衡状态，导致肌肉萎缩无力，以近端肌受累更为明显。患者皮肤变薄，皮下毛细血管清晰可见，皮肤弹力纤维断裂，形成宽大紫纹，加之皮肤毛细血管脆性增加，容易出现皮下青紫瘀斑，伤口不易愈合。此外，患者多合并有骨质疏松，可致腰背疼痛，脊椎畸形，身材变矮。

（三）脂肪代谢异常

典型的向心性肥胖是指面部、颈背部和躯干部脂肪沉积增多，但四肢（包括臀部）正常或消瘦。满月脸、水牛背、悬垂腹和锁骨上窝脂肪垫是 Cushing 综合征的特征性临床表现。

（四）高血压、低钾血症与碱中毒

皮质醇有保钠排钾作用。Cushing 综合征患者高水平的血皮质醇是高血压、低钾血症的主要原因，加上有时去氧皮质酮及皮质酮等弱盐皮质激素的分泌增多，使机体总钠量明显增加，血容量扩张，血压上升并有轻度水肿。尿钾排泄量增加，导致低钾血症和高尿钾，同时伴有氢离子的排泄增多而致代谢性碱中毒。Cushing 综合征的高血压一般为轻到中度，低钾血症性碱中毒程度也较轻。但异源性促肾上腺皮质激素（ACTH）综合征及肾上腺皮质癌患者由于皮质醇分泌显著增多，同时弱盐皮质激素分泌也增加，因而低钾血症性碱中毒的程度常较严重。如果患者高血压长期得不到良好控制，常有动脉硬化和肾小动脉硬化，则 Cushing 综合征治愈后血压也很难降至正常。长期高血压可以并发左心室肥厚、心力衰竭和脑血管意外等。

（五）生长发育障碍

过量皮质醇抑制儿童生长激素（GH）的分泌及作用，抑制性腺发育，因而对生长发育有严重影响。少儿时期发病的 Cushing 综合征患者，生长停滞，青春期延迟，与同龄儿童相比身材肥胖矮小。Cushing 综合征的患者生长发育障碍的原因可能与下列因素有关：①过量皮质醇抑制腺垂体分泌 GH。②直接影响性腺以及抑制促性腺激素分泌而抑制性腺发育。

（六）骨质疏松

长期慢性过量的糖皮质激素（GC）具有降低骨胶原转换作用。因此，继发性骨质疏松是 Cushing 综合征常见的并发症。主要表现为腰背痛，易发生病理性骨折，骨折的好发部位是肋骨和胸腰椎，可以引起脊柱后凸畸形和身材变矮。

（七）性腺功能紊乱

Cushing 综合征患者性腺功能均明显减退。由于高皮质醇血症不仅直接影响性腺，还对下丘脑-垂体的促性腺激素分泌有抑制作用。女性表现为月经紊乱，继发闭经,极少有正常排卵,难以受孕。在男性患者中,睾酮生成减少,故主要表现为性功能减退、阴茎萎缩、睾丸变软缩小。

(八)造血与血液功能改变

皮质醇刺激骨髓造血,红细胞计数和血红蛋白升高,加之患者皮肤变薄,故呈多血质外貌。大量皮质醇使白细胞总数及中性粒细胞增多,促进淋巴细胞凋亡,影响淋巴细胞和嗜酸性粒细胞的再分布,导致这两种细胞在外周血中绝对值和白细胞分类中的百分率均减少。血液高凝状态可能与下列因素有关:①红细胞增多;②血管内皮细胞代谢增强;③血液中Ⅷ因子及VWF浓度升高,易形成血栓。

(九)感染

大量的皮质醇抑制机体的免疫功能,导致中性粒细胞向血管外炎症区域的移行能力减弱,自然杀伤细胞数目减少,功能受抑制,患者容易合并各种感染如皮肤毛囊炎、牙周炎、结核活动播散、泌尿系感染、甲癣、体癣等。感染易扩散,可发展为丹毒、丘疹样皮肤改变和败血症等,机会性感染增加。

(十)精神障碍

约有半数Cushing综合征患者伴有精神状态改变。轻者可表现为欣快感、失眠、注意力不集中、情绪不稳定;重者可以表现为抑郁与躁狂交替发生。另还有少数出现类似精神分裂症样表现或认知障碍。Cushing综合征精神症状发生原因可能与下列因素有关:①GC调节情感、认知和成瘾行为;②患者海马有可逆性损害;③过早出现大脑皮质萎缩。

三、麻醉要求和术前准备

(一)麻醉要求

(1)维持患者血流动力学稳定,根据需要及时应用糖皮质激素,预防肾上腺功能不全和肾上腺皮质危象。

(2)硬膜外阻滞患者,应充分给氧,保障呼吸道通畅。

(3)注意控制血糖和维持水、电解质平衡。

(二)术前准备

(1)控制血糖和高血压:继发性糖尿病,术前应根据血糖水平,采取控制饮食,必要时用胰岛素控制血糖。如有高血压,应予以药物控制。

(2)纠正水和电解质紊乱:伴有盐皮质激素过多的患者常有水钠潴留和低钾血症,应用保钾利尿药,促进水钠排出和保钾,同时有利于血压的控制,必要时根据血钾水平补钾。

(3)应用皮质激素:一般术前不需补充皮质激素。一侧肾上腺腺瘤或癌肿切除患者,因常有对侧肾上腺萎缩或双侧肾上腺切除患者,术中及术后肾上腺皮质激素分泌不能满足需要,为预防术后发生肾上腺皮质功能危象,应在术前、术中及术后补充糖皮质激素。有主张术前3～4天开始补充,每天肌内注射甲泼尼龙40 mg或氢化可的松100 mg静脉滴注。

(4)术前用药:镇静、催眠及镇痛药应减量,一般用正常量的1/3～1/2。肥胖患者不宜用吗啡类镇痛药,以免引起呼吸抑制或呼吸暂停。

四、麻醉选择

(一)全身麻醉

便于维持和调控循环功能。除依托咪酯有抑制肾上腺皮质功能外,其他常用静脉及吸入麻醉药对肾上腺皮质功能均无明显影响,但使用各种全麻药及肌松药的剂量均要减少。腹腔镜手术应选用全身麻醉。

(二)硬膜外阻滞

对肾上腺皮质功能影响小,基本可满足手术需要。由于手术部位较深,常有牵拉反应及不适,需静脉辅助用药。患者肥胖引起硬膜外穿刺困难,合并有心血管疾病的患者循环功能不易维持稳定,肥胖患者呼吸道不易保持通畅等,主张用全麻或全麻复合硬膜外阻滞更为安全有效。

五、麻醉管理

(一)呼吸管理

(1)皮质醇增多症患者面颊肥胖,颈部短粗,肌力减弱,在全麻诱导插管前或麻醉终了拔管后容易出现呼吸道梗阻、发绀,托下颌有一定困难,应适当采用通气导管等措施维持呼吸道通畅。

(2)可能在气管插管时发生插管困难,应做好困难插管的准备,如纤维支气管镜等,必要时可尝试保留气道反射的清醒镇静插管。

(3)麻醉后易因呕吐误吸而发生肺部感染等呼吸系统并发症,此类患者呼吸储备及代偿功能差,对缺氧耐受性低,再加体位的影响,手术时可能出现胸膜破裂发生气胸。全麻过深或硬膜外阻滞平面过高等,均可进一步影响患者的通气,麻醉中应严密观察患者通气状态,维持呼吸道通畅,进行辅助呼吸等呼吸管理。

(二)循环管理

(1)此类患者对失血的耐受性很差,虽出血量不多,但容易发生血压下降,再加上麻醉的影响及术中体位的变动等因素,可发生低血压甚至休克,术中应及时补充血容量。

(2)对于肾上腺皮质功能不全或肾上腺切除的患者,术中可能会出现急性肾上腺皮质功能不全的症状,以及原因不明的低血压、休克、心动过速、发绀、高热等,除采用一般抗休克治疗外,应静滴氢化可的松 100～300 mg 或甲泼尼龙 40～80 mg。如出现顽固性低血压休克,需增加激素类药物用量,并给予升压药支持循环功能。

(三)控制血糖

(1)皮质醇增多症患者常合并继发性糖尿病,若术中血糖<16.7 mmol/L 可不予特殊处理,因肾上腺切除后随着糖皮质激素的分泌减少血糖会自然下降。部分患者肾上腺切除后如未及时补充皮质激素和葡萄糖,可能会发生低血糖,甚至引起患者苏醒延迟。故术中不同阶段均应严密监测血糖,及时对症处理。

(2)该类患者常伴有低钾血症,术前未纠正者,术中应继续补钾。宜监测血气分析和尿量,根据结果酌情补钾。

(刘 政 陈 佳)

第三章

危重患者麻醉

第一节　休克患者的麻醉

一、手术特点

失血性休克患者常病情危重,若处于重度休克状态,严重威胁着患者的生命须尽快手术,但麻醉选择与处理十分复杂。主要特点如下。

(一)麻醉风险和难度大

麻醉可加重原有休克,而手术又势在必行,麻醉和治疗难度大,如处理不及时或不恰当则危及患者生命。

(二)手术时机难以把握

有限的时间内既要做好适宜的术前准备,又不能贻误手术时机,因此麻醉前准备时间紧迫。

(三)对麻醉的技术和经验要求高

失血性休克患者手术属急症手术,又属抢救性手术。休克病情严重者,急症手术中麻醉病死率高,手术危险性大,麻醉必须操作熟练,并持积极而慎重的态度,才能保证心、肺、脑的复苏,供氧、纠酸、恢复有氧代谢等生命的维护及手术进行,因此对麻醉技术要求高。

二、麻醉前准备

(一)纠正休克

失血性休克要尽快控制活动性出血,开放两条以上静脉通道,严重者行静脉切开或深静脉穿刺,积极抗休克,监测 CVP。提高患者对麻醉和手术的耐受性。抗休克的同时应尽早争取手术,方能纠正产生休克的病因。

(二)迅速补充血容量

估计出血量的多少,备好抢救用血量。除心源性休克外,都存在有效循环血容量不足,应补充血容量并使血液稀释,行容量复苏。术中应尽快输血、输液,补充失去的血容量,使收缩压＞90 mmHg,尽快改善组织低灌注状态,为尽早施行手术创造条件,解除休克。

(三)留置导尿管

观察尿量,防治肾衰竭。

(四)保持气道通畅

充分给氧,必要时支持采取机械呼吸,维持 $PaO_2 ＞ 80$ mmHg 及 $PaCO_2 ＜ 50$ mmHg。

(五)麻醉前下胃管

胃肠吸引减压,预防误吸。

(六)纠正水、电解质紊乱

根据 CO_2 结合力的检查结果,纠正水、电解质紊乱。进行血常规、尿常规、电解质、肾功能、胸部 X 线及心电图等检查。有条件时,及时行血气分析。

(七)边抗休克边手术

紧迫情况的内出血性休克,如血压测不到,应立即送手术室尽快行手术止血以抢救患者生命,同时须立即输血,边抗休克边手术。不允许过多时间行术前准备。

(八)纠正脱水、酸中毒和电解质紊乱

休克常伴有严重脱水、电解质紊乱。对较轻的患者,往往只需要单纯地纠正脱水、酸中毒和电解质紊乱,循环即有改善,血压回升。

(九)中毒性休克患者麻醉前准备

感染性休克是对免疫原产生的全身性炎症反应所致的分布性休克。最常见的免疫原是革兰氏阴性菌释放的内毒素。

1.高排低阻型中毒性休克

可视为中毒性休克的代偿期,多由革兰氏阴性杆菌内毒素引起,临床上虽有低血压,但心排血量高于正常,发热,脉快而有力,呼吸浅快。如病情进一步发展,则与低排高阻一样。

2.低排高阻型中毒性休克

往往由中毒性休克的晚期或葡萄球菌的外毒素引起,外毒素使小血管极度痉挛,和其他的休克表现一样。

3.血管扩张药支持循环

高排低阻型休克时,如用血管扩张药则会引起患者心排血量锐减;但休克晚期患者均会发生心力衰竭,心排血量显著降低,心脏负荷相对增加,此时如用血管扩张药,可使外周阻力降低而心脏负荷减轻,且效果较好。但这必须以纠正水与电解质紊乱为前提。

4.防治肾衰竭

阻塞性黄疸患者在肝功能低下及手术创伤等影响下,术后易发生急性肾衰竭,导致肝肾综合征。因胆汁有强烈的胆碱能作用,引起极度的血管扩张,导致钠和水大量丧失,应注意补充平衡液和人工胶体液体,防治肾衰竭。

5.防治弥散性血管内凝血(DIC)

中毒性休克的内毒素直接损害血管微循环,直接损害心肌,易发生 DIC,要控制病因,高凝期用小量肝素等防治。

6.抗感染

术前须大量应用抗菌药物,要及时、量足、联合,并做敏感性试验。抗菌药物应用至术后 5～7 天。

7.纠正酸中毒

输入 5％碳酸氢钠注射液纠正酸中毒,是综合抗休克措施之一。

(十)麻醉前用药

休克患者手术时的麻醉前用药可免用或减量用。

1.免用

病情严重者免用或入手术室后静脉追补,仅用阿托品或东莨菪碱。

2.入手术室后补用

紧急手术,术前来不及或入手术室后加用对循环、呼吸抑制小的镇静药物,如咪达唑仑等。

3.镇痛药减量用

如有疼痛,用镇痛药可加重休克,用哌替啶、吗啡类药物时应减量,并严密观察,小量分次应用。

(十一)麻醉选择原则

1.对循环功能无明显抑制

尽量选用对患者血流动力学影响小、循环抑制少、能满足手术要求的麻醉。

2.保持气道通畅

充分吸氧,保证有效的通气量。

3.注意禁忌用药

避免加重休克,减少麻药的用量,因休克患者对麻药耐受性较小。

三、麻醉选择

以安全为前提,根据创伤部位、手术性质、范围及患者情况选用以下方法。

(一)腰麻

要慎用。

（二）硬膜外麻醉

在经过补液、纠正酸中毒等抗休克综合措施治疗后,病情好转,血压回升的早期休克;或抢救后休克已得到控制,患者情况尚好时,在继续抗休克的前提下,慎重选用。采用连续法,小量分次给药,并辅助少量镇静、镇痛药物,严密观察用药后血压的变化,因硬膜外阻滞对血流动力学影响大,要注意补充血容量及给氧。或是患者病情较重时,抗休克治疗后血压回升不理想,硬膜外穿刺成功、置管后不立即注药,缓慢翻身平卧,加快输血输液的同时,先局麻下施行手术,经补充血容量或内出血被手术止住等处理,血压回升后,再从硬膜外管内给药,即能更好地满足手术的要求。应在严密监护下实施、严格控制麻醉阻滞平面。病情严重,血流动力学紊乱严重的不宜选用硬膜外麻醉。

（三）局麻

对垂危的休克患者,清醒下,充分给氧,于局麻下行最简单的解除病因的手术,如胆囊积脓的胆囊切开引流术等。局麻安全,对机体影响小,但要求手术时间越短越好,避免强烈手术刺激对机体带来不良影响。

（四）全麻

适用于严重休克、多处复合伤、多发病变、手术复杂患者;严重低血压休克患者,经扩容、正性肌力药等治疗效果不良;精神过度紧张或不合作的患者;严重脓毒性休克、高热、衰竭、昏迷的患者及饱胃患者选用全麻安全,气管内插管便于抢救,保证气道通畅,给氧及支持呼吸方便,并用肌松药后,可避免深麻醉对循环的抑制,能为手术创造良好的手术条件。

1.诱导方法

诱导前先静脉注射 50% 葡萄糖注射液 100～200 mL,对提升血压和增强患者对麻醉的耐受力有好处。对垂危、衰竭、饱食者在表麻下行清醒插管;或 2.5% 硫喷妥钠 2～5 mL 加琥珀胆碱 30～50 mg,静脉注射后气管内插管;或咪达唑仑 0.05～0.20 mg/kg 加琥珀胆碱 30～50 mg 和芬太尼 2～4 μg/kg,静脉注射后快速气管内插管;或氯胺酮 30～50 mg 加咪达唑仑 10 mg 加琥珀胆碱 30～50 mg,静脉注射后快速插管;病情严重的昏迷患者,不需药物诱导,即可气管内插管。

2.全麻维持

氯胺酮和肌松药(维库溴铵或阿曲库铵或泮库溴铵等)复合液静脉输注;γ-OH 2.5～5.0 g,分次静脉注射;或神经安定镇痛麻醉,如复合氧化亚氮吸入,效果更好,对循环抑制少,哌替啶复合液静脉输注,辅助恩氟烷、异氟烷或七氟烷等吸入麻药,以芬太尼、氯胺酮、γ-OH、神经安定镇痛麻醉是麻醉维持较理想的方法。

四、麻醉管理

(一)麻药量要慎重

麻药对循环和代谢有不同程度的影响,休克患者对镇静、镇痛、肌松和各种麻药的耐量很差,应用前要尽量减少药物对休克患者的不利影响。给麻醉药药量要慎重,采用少量试探性给药法,小量麻醉药即可满足手术的需要。或采取少量、多次给药法。

(二)保持气道通畅

充分供氧,避免 CO_2 蓄积和缺氧。入手术室后,面罩下加压给氧。保证足够通气量,必要时,使用肌松药,施行辅助和控制呼吸。若出现呼吸功能不全,应积极处理。

(三)肺部疾病者不用氯胺酮

有肺部疾病患者,最好不用氯胺酮,因其增加肺阻力。

(四)减少刺激

尽量减少手术操作的刺激,手术时间尽量缩短。必要时充分阻滞反射区,如肺门周围、肠系膜根部等用局麻药阻滞,以降低迷走神经应激性。

(五)维持血压

血压过低(或测不到)或长时间处于低血压状态,必要时停止手术或停止各种刺激,以防止心搏、呼吸骤停等。根据情况予以积极处理,包括加压输血、用升压药暂时提升血压。当输液量已补足、CVP>15 cmH_2O,血压仍低时,给予毛花苷 C 强心。

(六)术中继续施行抗休克综合治疗措施

1.补充血容量

及早开放静脉,快速容量复苏输血、补液,穿刺困难时及早行静脉切开或深静脉穿刺。休克早期输注乳酸钠或碳酸氢钠平衡盐液的同时,输注少量的高渗盐水复苏效果好。胶体液以中、低分子右旋糖酐、706 代血浆和羟乙基淀粉注射液为主,后以补充全血为主,即使是出血性休克,也应该这样。以新鲜血液最理想。必要时加压输血。休克的晚期应补充葡萄糖注射液。输液中严密观察患者,以防心负荷过重。经补充血容量后,血压仍不回升或下降时,用 50% 葡萄糖注射液 100～200 mL 快速静脉注射,必要时多巴胺 2～10 $\mu g/(kg \cdot min)$ 或多巴酚丁胺 2.5～10.0 $\mu g/(kg \cdot min)$ 等输注,维持收缩压在 85 mmHg 以上,不致使重要器官的低灌流时间过久,也可与间羟胺合用,以减轻不良反应。

2.血管扩张药

对低血容量性休克患者,用血管扩张药可解除小动脉、小静脉的痉挛,关闭动脉短路,疏通微循环,增加组织灌注量和回心血量。①晚期休克时,低血容量致心衰,心排血量降低,外周血管总阻力及 CVP 升高,用血管扩张药为宜,同时补充血容量。②任何原因引起的休克,如出现肺动脉高压或左心衰竭或急性肺水肿时。③心源性休克前负荷增加而血压升高仍不理想。④用血管升压药虽能维持正常血压,但末梢未见改善。⑤氧分压正常而脉率、氧饱和度较低,在补充血容量的同时,也是用血管扩张药的指征。应用山莨菪碱 $10\sim20$ mg 静脉注射,必要时 $15\sim30$ min 重复 1 次。或苄胺唑林 20 mg 加入 5％葡萄糖注射液 500 mL 内输注。

3.纠正低渗综合征

在休克患者救治中,由于大量输血、补液,易出现低渗综合征,必须及时纠正。因输含糖液过多,输钠少,水分进入间质、细胞内,此时钠被稀释,脑细胞肿胀,即出现头痛、恶心、呕吐、多汗、困倦、意识模糊或谵妄、肌肉抽搐、昏迷、惊厥。休克者常于惊厥时才被发现。一旦发生低渗综合征,应立即停输低渗液,给予甘露醇每次 $1\sim2$ g/kg 脱水利尿;或 7.5％高张氯化钠注射液 $3\sim4$ mL/kg 或输入浓缩血浆蛋白、干燥血浆等以提高血浆的渗透压。

4.改善血循环

在血容量已补足、血压仍无明显回升时,用强心药,以改善心肌功能,纠正心率和心律失常。用毛花苷 C 0.4 mg 缓慢静脉注射。

5.纠正酸中毒

要彻底改善微循环和保护肾功能,方能彻底纠正酸中毒。使用缓冲剂缓解,以 5％碳酸氢钠最常用。

(1)5％碳酸氢钠:先以 $100\sim250$ mL 输注,后根据血液二氧化碳结合力(CO_2CP)化验结果,按公式来计算,酌情予以补充(5％碳酸氢钠 250 mL 可提高 CO_2CP 5 mmol/L)。公式:5％ $NaHCO_3$(mL)＝正常 CO_2CP－现存 CO_2CP/2.24×体重(kg)×0.5。

(2)乳酸钠:乳酸钠在肝内分解为 CO_2 及 H_2O 并释放能量。11.2％乳酸钠 150 mL,可提高 CO_2CP 5 mmol/L。公式:11.2％乳酸钠(mL)＝正常 CO_2CP－现存 CO_2CP/2.24×体重(kg)×0.3。

(3)氨基丁三醇(THAM):缓冲作用较强,易于透过细胞膜,对细胞内酸中毒纠正有利,有抑制呼吸的作用。一般用 0.3 克分子(M)的溶液(每 500 mL 含 18 g),每次用量＜$150\sim250$ mL,缓慢输注(3.6％,$2\sim3$ mL/kg)。公式:3.6％ THAM(mL)＝正常 CO_2CP－现存 CO_2CP/2.24×体重(kg)×0.6(男)或 0.55(女)。1 mmol/L THAM＝3.6％ THAM 3.4 mL。

6.保持安静

尽量不要搬动患者。如需变换体位时,搬动要小心,以免因体位改变而影响血压。并注意保暖。

7.大量应用激素

激素有增强心肌收缩力、稳定细胞膜的通透性、保护溶酶体的作用,并有轻度 α 受体拮抗作用及促进网状内皮系统功能的作用。对抗休克有利,特别是中毒性休克疗效更好,但休克病死率却不能改变。氢化可的松 100～300 mg/d 或 25～50 mg/kg 输注或地塞米松 30～50 mg 或 0.5～1.5 mg/kg 输注,为首次量。以后每 4～6 小时再给氢化可的松 20～30 mg/kg 或地塞米松 6 mg/kg。以增强机体抵抗力、应激能力和保护作用。

(七)休克患者麻醉监测

对休克患者实施监测的原则:早期先观察患者意识、皮肤颜色、脉搏、呼吸、心电图和尿量等,同时开放静脉完善各项检验和补充血容量,尽早纠正休克。待紧急情况缓解,各项治疗措施开始后,要完善各项特殊监测,综合评估,制定正确处理方案。

1.血流动力监测

(1)中心静脉压(CVP):能反映静脉回心血量情况,结合动脉压及尿量,对血流动力、血容量及心脏泵功能的现状可做出初步判断。但用于心衰患者,往往不能反映瞬间的血流动力变化,CVP 难以及时反映左心功能情况,对整体心功能迅速变化的反应迟缓,敏感程度也低,尤其在休克治疗和麻醉处理患者时常不能及时反馈治疗效果,此时应放置肺动脉导管监测肺动脉楔压。

(2)直接动脉压:可连续动态监测,即使血压很低,也能正确测知,同时可方便采集动脉血样,了解血气变化。动脉血压是诊断、治疗休克的重要指标。动脉血压的高低直接决定重要器官的血液灌注,休克早期血压尚未下降前脉压的变化也有助于临床医生判断病情。

(3)肺动脉楔压(PCWP):肺动脉楔压能反映左房充盈压,可判断左心房功能,对指导输液扩容、正确使用正性肌力药和血管扩张药、评估心脏功能等关键问题有重要意义。正常值为 1.60～2.40 kPa(12～18 mmHg)。当其值＞2.67 kPa(20 mmHg)时,提示左心功能轻度减退,应限液治疗;其值＞3.33～4.0 kPa(25～30 mmHg)时,提示左心功能严重不全,有肺水肿发生的可能;其值＜1.07 kPa(8 mmHg)时,伴有心排血量的降低,周围循环障碍,提示血容量不足。

(4)心排出量:可反映整个循环系统的功能状况,包括心脏机械做功和血流动力学。心源性休克患者经治疗后,若心排出量增加,提示处理正确有效。在麻醉过程中心排出量常用于危重患者和血流动力学不稳定者的监测以指导患者的治疗和观察病情进展。

(5)外周血管阻力(SVR):主要是小动脉和微动脉处的血流阻力,通过治疗若

SVR 下降,同时心排出量和尿量增多,可提示心脏后负荷减轻,心泵功能改善。

2.呼吸功能监测

(1)通气功能:肺通气功能是衡量空气进入肺泡及废气从肺泡排出过程的动态指标。常用的分析指标有静息通气量、肺泡通气量、最大通气量、时间肺活量及一些流速指标。

(2)通气/血流比值(V/Q):每分钟肺泡通气量与每分钟肺血流量的比值,正常成人安静状态为0.84。若增大,表示无效腔量增加;若减小,提示肺内分流加大。

(3)肺泡-动脉血氧分压差:肺泡-动脉血氧分压差指肺泡氧分压与动脉血氧分压之间存在一个差值,是判断肺换气功能正常与否的一个依据。用于判断肺的换气功能,能较 PaO_2 更为敏感地反映肺部氧摄取状况,有助于了解肺部病变的进展情况。正常吸入空气时其值为 $1.07\sim3.33$ kPa;吸入纯氧时为 $3.33\sim10$ kPa。若增大,反映肺泡弥散功能异常或动静脉短路增加;超过 13.3 kPa,提示严重通气异常。

(4)动脉血氧分压(PaO_2):PaO_2 的高低主要取决于吸入气体的氧分压和呼吸的功能状态,正常范围:$PaO_2 =$(100 mmHg一年龄)$\times0.33\pm5$ mmHg。

(5)动脉血二氧化碳分压($PaCO_2$):指物理溶解的二氧化碳所产生的张力。参考值 $35\sim45$ mmHg。衡量肺泡通气情况,反映酸碱平衡中呼吸因素的重要指标。

(6)动-静脉血氧分压差:能较敏感地反映组织灌注、摄氧及利用氧的能力。若动-静脉血氧分压差增大,说明组织灌流改善,摄氧和氧利用能力增高。若动静脉血氧分压差缩小,提示组织灌流减少,摄氧及氧利用能力下降。

3.生化监测

(1)酸碱监测:测定 pH、BE、$PaCO_2$、HCO_3^-,判断酸碱失衡情况,及时纠正。

(2)血乳酸:当微循环灌流不足,组织处于无氧代谢时,乳酸值上升;待微循环改善,乳酸值降低。如果乳酸值持续增高,则提示微循环灌流仍不足,存在持续无氧代谢。血乳酸对判断休克预后有实用价值。

(3)电解质:监测 K^+、Na^+、Cl^-、Mg^{2+} 和 Ca^{2+}。判断电解质失衡情况,一旦发现有失衡,应及时纠正。

4.微循环监测

通过临床观察口唇颜色、皮肤毛细血管充盈时间、血压和脉率,并前后比较,判断微循环灌流情况。

5.尿量

尿量是反映肾脏灌注的可靠指标,可间接反映全身循环状况。休克患者监测尿量要求计量准确,便于随时准确地了解尿量变化,判断疗效。

6.体温

体温升高或降低均不利于休克患者。体温监测电极可放置在腋窝、鼻咽腔、食管或直肠。休克患者外周血管收缩,核心温度与皮肤温度相差比较大。食管温度接近心脏温度,经鼻咽腔较为方便,但测量的体温低于食管和直肠的温度。

7.红细胞计数和血细胞比容

血红蛋白是血液携氧的主要载体,大量失血和大量快速补液导致血液过度稀释影响组织氧合。休克患者维持血细胞比容不低于 25%,以保证组织供氧。

8.凝血功能监测

休克时定时检查凝血酶原时间、血小板、纤维蛋白原、部分凝血活酶时间、凝血酶时间、纤维蛋白降解产物及 D-二聚体等,监测凝血功能,及时发现 DIC。

五、拔管时机

(一)拔管

休克患者病情好转、休克状态改善、血压稳定、患者又不能耐受导管时可拔管,送回病室。否则继续在手术室或送 PACU 内严密观察和治疗。

(二)带管回 ICU

病情严重时,可将导管带回病房急救室或 ICU,以便保持气道通畅、抢救和术后呼吸支持的需要。回病室后要监测血压,防止发生体位性低血压。必要时,协助经管医生抢救,继续行抗休克治疗。

六、广泛渗血的原因及处理

严重休克患者在手术中有时会出现难以控制的广泛渗血现象,这是休克死亡的原因之一。

(一)原因

1.凝血功能异常

大量输入库存血,使凝血功能出现障碍。

2.弥散性血管内凝血(DIC)

休克晚期出现 DIC 后,病情恶化,凝血因子被大量耗损,出现广泛凝血。

3.原发性纤维蛋白溶解

休克、出血、大量输入库存血时,纤维蛋白溶酶原被激活变为纤维蛋白溶酶,导致纤维蛋白过度溶解,亦引起凝血障碍。

(二)处理

针对以上原因予以尽快诊断,积极处理。

1.凝血功能紊乱

对输入大量库存血引起的凝血功能紊乱,以输新鲜血或浓缩血小板与新鲜冷冻血浆治疗。

2.血浆纤维蛋白原减少

如为血浆纤维蛋白原含量降低,形成的血块在1~2小时又重新溶解者,可能系原发性纤溶,应用对羧基苄胺等抗纤维蛋白溶解药物治疗。

3.DIC

诊断一经确立,除输用新鲜血补充已消耗的凝血因子外,应先进行肝素治疗。首次行肝素4000~6000 U静脉注射,以后每4~6小时给药1次或按350~400 U/kg给药,保持凝血时间(试管法)在15~30 min。当凝血酶原时间恢复正常或缩短5 s以上时,即可停用肝素。DIC期间,纤维蛋白过度溶解是继发的,不宜用抗纤溶药治疗。

七、血管升压药应用

(一)机制

升压药(拟肾上腺素药、肾上腺素受体激动药)大多数是直接作用于肾上腺素能α、β受体,产生类似交感神经兴奋现象,通过收缩末梢血管、增加周围血管阻力而使血压上升,故准确的名称应为血管升压药或血管收缩药。分α和β两种。α主要通过收缩周围血管升压;β主要通过增强心肌收缩力,使心率加快,心排血量增加,提升血压。

(二)评价

血管升压药的应用是抗休克综合措施中的一个积极手段或主要措施,若用药得当,对于循环功能的维护确能起到很大作用,有起死回生之效;若用药不当,则会造成一定的损失。近年来抗休克治疗强调增加组织灌注及心排血量、液体复苏疗法,适当配合血管升压药治疗。当今血管收缩药种类繁多,应充分认识休克特点和药物的特效作用,灵活掌握,力争用得合理和有效。

(三)用法

1.应用指征

由于休克的病因和病理生理基础不同,对血管升压药反应也不一致,故必须要了解。①神经性休克因其小动脉运动功能丧失,而引起周围循环衰竭,如创伤后疼痛引起的神经性休克、过敏性休克、椎管内麻醉广泛的交感神经切除术等,是应用血管升压药的绝对指征。②心源性休克是心脏功能不足而造成的循环衰竭。如急性心肌梗死,有大多数升压药可改善心肌供血情况,增强心肌收缩力,故此类休克用血管升压药有重要作用。③出血性和创伤性休克应用血管升压药是弊多利少的,一般早期应限用。

2.抗休克应用时机

在出血性或创伤性休克时可考虑应用血管升压药,作为暂时的急救措施。①血压过低而未能立即补液时,在血压严重下降而又危及生命的情况下,为了纠正冠脉血流和脑血流明显的不足,在纠正休克的有效措施确定之前,血管升压药只能作为抢救休克的暂时过渡措施,以保证重要器官血供。②对抗休克措施生效前的心脑血管硬化者,即疑有冠状动脉和脑动脉粥样硬化者,在治疗休克措施生效前,血管升压药有助于冠状动脉供血和脑血流的维持。③补足血容量后血压不升者,即当血容量已得到充分补充而休克尚未纠正时,血压仍不回升时,可给予血管升压药。④感染性休克,即中毒性休克仍可用血管升压药。因其心血管功能障碍,单纯补充血容量已不能纠正血流动力学紊乱,还需用血管活性药支持循环。对儿茶酚胺反应不佳的感染性休克患者,用药后动脉血压升高。一般应用肾上腺素、去甲肾上腺素、血管升压素和多巴胺。

(四)注意事项

使用血管升压药的注意事项如下。

1.尿量

保持尿量>30 mL/h。

2.血压

维持收缩压>80 mmHg 的最低药物浓度(最小剂量)。若血压升得过高,反而可使重要器官缺血的不良反应明显增加。

3.血容量

按血容量是否已补足处理,如失血致低血容量,应进行输血治疗。如脱水等,按其原因处理。在此基础上,使用升压药只作为应急处理,以暂时维持重要器官的血液循环。

4.血管升压药是感染性休克的基本治疗方法之一

鉴于中毒性休克目前还缺乏更有效的治疗方法,血管升压药为综合疗法之一,用后对抗休克及低血压患者有好处。如多巴胺可解除血管痉挛,改善微循环;用间羟胺或血管升压素可提升血压。

5.血管升压药的选择顺序

抢救休克时,先用作用比较微弱的血管升压药,如多巴胺等。去甲肾上腺素因有强烈的收缩外周血管的作用,应短期应用且持慎重态度。必要时可以上述两种药物联合应用,以减少不良反应,增强其升压效果。麻醉中出现低血压时,若用血管升压药,其选择顺序为:麻黄碱→甲氧明或去氧肾上腺素→间羟胺→多巴胺或多巴酚丁胺→升压素(血管升压素)或去甲肾上腺素。

6.纠正酸中毒

升压药用后效果不明显时,要考虑是否有酸中毒同时存在。静输 5％碳酸氢钠 100～250 mL,纠正酸中毒后,可提高升压药效果。

7.激素增强升压药效果

升压药升压效果欠佳时,静脉注射氢化可的松 100～300 mg,可增强升压药的效果,大剂量的激素对升压药有强化作用。

8.防治去甲肾上腺素的不良反应

去甲肾上腺素用后,应注意检查局部皮肤有无缺血、坏死等情况。若有此类情况出现时,以苄胺唑林 5～10 mg,加 0.25％普鲁卡因 20～30 mL 局部封闭,应用越早越好,以预防局部皮肤坏死。

9.尽早停药

当血压上升到一定水平、血压稳定、全身情况好转后,应先逐渐减量或代以间羟胺,以免影响重要器官的血流灌注,尤以去甲肾上腺素为然。

10.防治并发症

使用升压药,必须随时判断所出现的不良反应,并及时预防和治疗。常见并发症:①无尿、尿少、尿闭、肾衰竭为最常见。尿少时用呋塞米静脉注射等措施预防。②心律失常及严重心律失常,是由升压过度所致,应用肾上腺素、去甲肾上腺素、间羟胺、异丙肾上腺素等容易引起这种状况,大量应用麻黄碱、甲氧明时也有发生。③肺水肿。

(五)抗休克辅助药

1.自由基清除剂(SOD)

目前主张用外源性 SOD,清除体内自由基。异搏定等钙通道阻滞剂对心肌等有保护作用。

2.内啡肽

β-内啡肽在低血容量休克时增加。纳洛酮可恢复休克时的低血压,减少线粒体内脂肪酸含量和增强脂质过氧化能力,提升血压、脉压、降低组织再灌注损伤和微循环。

(崔宇龙)

第二节　创伤患者的麻醉

严重的多发性损伤患者,病情紧急、危重、复杂,大部分需要及时抢救性手术治疗。创伤患者在病情及麻醉处理上有一定的特殊性。创伤患者无论是抢救复苏还是抢救性手术,麻醉医生都肩负着重要的责任和任务。

一、麻醉前评估

(一)维持呼吸

气道管理是创伤手术麻醉的首要任务。应控制气道,维持好呼吸。约30%严重创伤患者,为胸部创伤,常因气道梗阻、缺氧在短时间内死亡。如昏迷患者的舌后坠、胃内容物、凝血块和其他异物导致的气道梗阻;严重颌面外伤者,常用组织水肿,口、鼻腔大出血造成的梗阻窒息。要尽快建立通畅的气道,迅速清除阻塞气道的一切异物;将昏迷患者的头偏向一侧,使其颈项后伸,托起下颌,放置口咽导管;充分供氧等。

(二)分析呼吸困难的原因

创伤患者若未立即死亡,最常见的症状之一是通气障碍,其原因有8类。

(1)上气道梗阻:颌面、咽喉、颈部损伤;或血液、分泌物和异物堵塞等引起上气道梗阻;胃内容物误吸、气管痉挛、气道烧伤等都是气道梗阻的常见原因。

(2)颅脑损伤:因中枢抑制、颅内压升高等可发生呼吸困难导致严重低氧血症。

(3)延髓损伤波及生命中枢。

(4)高位脊髓损伤致呼吸肌瘫痪。

(5)多发性肋骨骨折疼痛、反常呼吸限制了气体交换。

(6)外伤性膈疝。

(7)肺损伤:肺实质挫伤、充血、水肿。

(8)开放气胸:开放气胸是胸部创伤的常见并发症,可造成纵隔移位,而严重干扰呼吸和循环,出现反常呼吸。

(三)呼吸困难的处理

麻醉前必须根据创伤部位、创伤程度及临床表现对呼吸困难施行如下处理。

1.气胸

气胸及多发性肋骨骨折应做胸腔穿刺或闭式引流。

2.昏迷患者

气管内插管,实施机械通气。

3.严重颌面部损伤

颌骨骨折可造成插管困难,颈椎骨折脱位,插管时易造成脊髓的继发性损伤,可选用经鼻插管。

4.颈椎骨折脱位

不宜多活动头颈,经鼻插管不成功时,可在纤维支气管镜引导下插管。

5.气管造口术

严重颌面、喉咽、颈、气管的损伤;重度气道烧伤等须做气管造口术。

6.粗针头环甲膜穿刺

为解除气道梗阻的急救措施，或气管插管或气管造口术之前暂时的措施，必须要高流量的供氧才能达到供氧目的。

7.机械呼吸

呼吸器支持呼吸。

8.肺泡血流灌注不足

缺氧除呼吸原因外，亦须考虑循环的原因，低血流量时肺泡血流灌注不足也不能解决缺氧问题，故必须补充血容量。

9.气管破裂

出现颈部气肿，纵隔增宽者，为气管破裂之故。或大血管破裂，严重休克、神志不清、病情危重，必须立即手术探查止血。

（四）明确诊断

创伤患者伤情严重、凶险，胸内大血管破裂时，失血量大、且伴有严重失血性休克、血气胸和心脏压塞等复合伤，术前尽可能了解伤情，明确诊断。

1.处理原则

严重创伤多为复合伤，处理较困难。如头部损伤有30％合并其他部位损伤；胸部损伤有80％合并头部损伤、44％合并腹部伤、26％合并四肢伤；四肢、脊柱损伤有23.1％合并胸、腹或颅脑损伤，处理更加困难。及时、正确、有效地处理患者要遵循的原则：①判断伤情，经初步处理后，立即送往条件较好的医院进行抢救。②病情需要手术紧急治疗者，麻醉医生必须密切配合，不能拖延。③严重损伤，早期只需要重点初步检查，待病情稳定后再做详细、全面检查。④心脏挫伤，可致心律失常，心功能骤减。胸部创伤者中约5％伴心肌挫伤，38％伴ECG改变，心包腔积血或心脏压塞。

2.术前对失血量估计的方法

①开放伤口失血量较闭合性容易估计，一个手掌大小的开放伤口约失血500 mL。②骨折失血量：尺桡骨200～400 mL；胫骨500～1000 mL；肱骨500～750 mL；股骨1000～2000 mL；骨盆一处骨折2000～4000 mL；多处骨折8000～12000 mL。③创伤部位和损伤的程度：失血的多少与损伤的部位和程度有关。不同部位损伤失血量不一样：上肢500～1000 mL；小腿500～2000 mL；大腿1000～3500 mL；骨盆1000～4000 mL；腹部严重肝脾破裂、肠系列血管破裂，出血在1000～5000 mL；胸部1000～4000 mL。

3.创伤性休克的判断

创伤性休克患者多为复合伤，伤情严重、危险，麻醉处理困难。术前要正确判断创伤患者的休克程度，才能判断其对麻醉的耐受性。主要以临床征象判断。

①临床主要表现为"5P"，即皮肤苍白、冷汗、虚脱状态、脉搏细弱无力、肺功能障碍。②具备下列 6 项中 2 项可诊断：一是 SP<100 mmHg；二是脉压差<30 mmHg；三是有冷汗、皮肤苍白等休克症状；四是尿量<25 mL/h；五是血乳酸>3 mmol/L；六是心脏指数<2.5 L/(min·m^2)。③创伤休克分类：根据临床征象估计失血量，将创伤休克分成Ⅲ类。④失血量的估计：临床工作中对失血量的估计大多较实际失血量要少。失血量要及时补充。

二、麻醉前准备

患者入手术室时一般已经进行了抗休克的紧急处理，但仍须快速诊治。积极处理的同时，常需在气管内插管静脉复合或静吸复合麻醉下急症开胸手术。应争取时间施行麻醉前准备。

（一）创伤性休克的诱因

1.创伤后失血

失血性休克又分为可逆性和不可逆(顽固)性休克。可逆性休克又分为早期和晚期两阶段。早期阶段即血管收缩阶段。此期因儿茶酚胺分泌增加使血管收缩，血压可能会出现略升、正常或下降的情况，经输血输液可以纠正。晚期可逆性休克，表现为毛细血管、小静脉、小动脉扩张，多由严重失血后未及时处理，机体失去代偿能力导致血压明显下降。由于血管扩张与毛细血管漏，需要输入比失血量更多的血液才能补足血容量。当全身血容量丢失>20%时，全身毛细血管渗透性增加，液体经毛细血管渗出到组织间隙中，增加了体液的丢失，即毛细血管漏。经过输血、补液后，若休克情况未见改善，则进入顽固性休克期。这种情况很难处理，病情继续发展下去，可影响心、肝、肾、肺等脏器功能，此时更难恢复。顽固性休克又分为顽固性和不可逆两阶段，但界限难以分清。

2.心源性休克

心源性休克由心脏损伤引起，如心脏压塞和心肌直接受挫伤，影响心排血量，临床表现为心音弱、失血量与低血压不相符合、心影增宽变大、CVP 增高时出现心律失常和心力衰竭。麻醉诱导后容易出现严重低血压或心搏停止。

（二）失血性休克的治疗

保持静脉开放和输液的通畅：失血必须及时补充，要开放两条以上的静脉，深静脉导管针穿刺或静脉切开置管，或锁骨下及颈内静脉穿刺均可选取快速输血、输液。

1.补充血容量所用液体

平衡盐液可以补充功能性细胞外液的不足。输注后血细胞比容>30%，不会影响携氧能力。在出血尚未止住前，应尽量输平衡盐液，当出血止住后再输注全血,以节省血液。若患者情况不改善,血压不回升;若出血量＞15％或血细胞比容＜28％时,输全血。一旦配好血后,仍须尽早输血,因平衡盐液虽有许多优点,但仍不能代替全血。如有条件可行成分输血,对患者更有利。大量输血须注意输血反应的问题。采用微孔滤器、血液输入前加温、给碱性药和钙剂、尽力输新鲜血等措施以避免库存血内血小板和其他凝血因子的减少,均为预防输血反应的可行措施。右旋糖酐,可暂时起到扩容的目的,但用量过大时可出现出血倾向,少用,不应＞10 mL/(kg·h)。冻干血浆和5％白蛋白注射液,在抢救休克时输入,可收到良好效果,无过敏、无高血钾、有避免血源性肝炎等疾病传播的优点,但价格昂贵,尚未普遍应用。避免或限制应用5％葡萄糖注射液,因创伤后葡萄糖的利用受到影响,同时输水过多可造成低渗状态,导致发生水中毒。

2.输液总量

当失血量达2000 mL时,输液、输血量应为5000～7000 mL。在CVP、尿量和血细胞比容监测下输入,在创伤早期的30 min内,输入1000～2000 mL平衡盐液扩容,可作为是否有继续失血的检验。失血性休克的患者早期输入3000～4000 mL不会引起任何危险,但对原有心、肾疾病的患者要慎用。

(三)顽固性休克的治疗

以综合抗休克措施为主。包括以下内容。

(1)动脉输血:输液输血后,血压仍低,循环情况未改善时,经动脉输血。

(2)升压药:血压仍低时,多巴胺100 mg加入平衡盐液100 mL内输注,根据血压情况决定输注速度。

(3)激素类药物:在休克发生4小时内应用地塞米松,逆转重度休克效果好,还可提高机体的应激能力。

(4)纠正酸中毒。

(5)少量纳洛酮逆转重度休克有效果。

(6)注意纠正并发症:如心源性休克、张力性气胸、心脏压塞、心肌直接损伤引起的心律失常、心力衰竭等并发症。使用毛花苷C 0.1～0.2 mg静脉注射,可起效果。

(7)采取积极有效措施止血。严重失血时应及时补充失血量,并积极实施手术止血,才能挽救患者生命。躯体及四肢等出血可用敷料、止血带、抗休克裤等压迫止血,胸腹部未停止的内出血,须立即行急症手术探查止血。

(8)血管扩张药:山莨菪碱的应用等。

(9)抗氧自由基药物如SOD的应用。

(四)其他准备

创伤手术前大多无充分时间准备,但不可缺少以上抢救措施的处理。同时,尽量做好以下几点。

1.现病史

了解患者的伤情、手术范围等和必要的检查结果,了解受伤原因、是否处理过、用过什么药等。

2.既往史

了解心、肺、肝、肾、内分泌等既往史,曾长期服用过什么药,如抗高血压药、洋地黄、激素等。

3.药物过敏

了解药物过敏史。

4.老年创伤患者

对老年创伤患者,要予以重视,抢救中更应避免麻痹大意。

5.进食时间

麻醉前了解患者的进食时间,创伤后胃排空时间延长1倍以上,故进食与受伤的间隔时间很重要。

6.留置两管

麻醉前下胃管持续胃肠减压,留置导尿管,便于监测尿量。

三、麻醉前用药

麻醉前用药预后可增加麻醉的平稳性。

(1)镇痛药宜少量静脉注射,注意用药量以不影响患者的呼吸功能为原则,尤其对循环、呼吸已受损的患者。

(2)危重、神志不清及昏迷患者可不应用镇静、镇痛药。

(3)巴比妥类药物有时可产生兴奋躁动而达不到镇静目的,因此较少使用。

(4)颠茄类药有减少分泌和对抗不良反应的作用,用药后会出现心率加快。

四、麻醉处理

创伤患者的麻醉可根据创伤部位、手术性质和患者情况选用神经阻滞、椎管内阻滞或全麻。椎管内阻滞适用于下肢创伤手术;对有严重低血容量甚至休克患者禁用蛛网膜下隙阻滞,在补充血容量的前提下,慎用连续硬膜外阻滞;全麻则适合于各类创伤患者。但是,不能绝对肯定某一麻醉药或麻醉技术比其他药物或方法更优越。麻醉方法的选择决定于:①患者的状况;②创伤范围和手术方式;③对某些麻醉药物是否存在禁忌,如氯胺酮不适用于颅脑外伤;④麻醉医生的经验和专业水平。

（一）麻醉方法

1.神经阻滞

对一些创伤范围小、失血少的患者,神经阻滞有一定的优点,如可以降低交感神经张力、减轻应激反应、减少术中出血和术后深静脉血栓形成。患者在手术期间保持清醒状态,有利于神经功能和意识状态的判断以及有助于术后镇痛等。原则上对于循环不稳定、有意识障碍、呼吸困难或凝血功能差的患者,不宜选用神经阻滞。

2.全身麻醉

对于严重创伤患者,麻醉药物的治疗指数非常低。同样的患者,如果是创伤后,其所谓的"安全"诱导剂量也可能造成致命性危险。对于稳定的创伤患者,麻醉诱导与一般选择性手术患者无明显区别,而对低血容量的多发伤患者则要警惕。不管选择哪种药物,休克患者麻醉处理的关键就是小剂量分次给药。常用的静脉麻醉药及其常用剂量见表 3-2-1。

表 3-2-1　常用的创伤麻醉诱导药物

药物	常用剂量	创伤剂量	血压	脑灌注压
硫喷妥钠	$3\sim5/(mg \cdot kg^{-1})$	$0.5\sim2.0/(mg \cdot kg^{-1})$	降低	降低或稳定
依托咪酯	$0.2\sim0.3/(mg \cdot kg^{-1})$	$0.1\sim0.2/(mg \cdot kg^{-1})$	稳定	增加
氯胺酮	$1\sim2/(mg \cdot kg^{-1})$	$0.5\sim1.0/(mg \cdot kg^{-1})$	稳定	稳定或降低
丙泊酚	$1.5\sim2.5/(mg \cdot kg^{-1})$	$0.5\sim1.0/(mg \cdot kg^{-1})$	降低	降低或稳定
咪达唑仑	$0.1\sim0.2/(mg \cdot kg^{-1})$	$0.05\sim0.1/(mg \cdot kg^{-1})$	稳定	稳定或降低
芬太尼	$3\sim10\ \mu g/kg$	$1\sim3\ \mu g/kg$	稳定	稳定
舒芬太尼	$0.5\sim1.0\ \mu g/kg$	$0.1\sim0.5\ \mu g/kg$	稳定	稳定

注:SBP<8 kPa(60 mmHg)的昏迷患者,无须给予诱导剂。

创伤患者由于循环功能不稳定、对麻醉药物的耐受力降低、麻醉药物的有效剂量差异性较大,因此在麻醉维持的过程中有发生知晓的可能性,尤其是在经过积极复苏后血流动力学状态逐渐改善、患者对麻醉药的耐受性有所恢复时,如果不对麻醉深度做相应调整,就更有可能发生术中知晓,应注意预防。对于严重创伤的患者,间断给予小剂量氯胺酮(每 15 min 静脉注射 25 mg),通常患者可以耐受且可减少术中知晓的发生,特别是当使用低浓度吸入麻醉药时(小于 0.5 MAC)。此外,适当合用辅助药物如咪达唑仑 1 mg 间断静脉注射也有助于预防术中知晓。

3.术中监测

创伤患者应有基本的无创监测,包括 ECG、无创血压、中心体温、脉搏、血氧饱和度、$P_{ET}CO_2$ 以及尿量监测等。$P_{ET}CO_2$ 监测结合动脉血气分析对判断循环容量状况很有帮助。$P_{ET}CO_2$ 与 $PaCO_2$ 的差值代表了肺泡无效腔的变化,而前者又可反映出血容量的改变。对于严重创伤或循环不稳定的患者,宜采取有创监测,包括直接桡动脉穿刺测压、CVP、肺小动脉楔压等。这些监测对判断伤情严重程度和衡量治疗措施是否有效均具有重要价值。

(二)特殊创伤的麻醉处理

1.颅脑和脊髓创伤

需要立即进行外科手术的常见损伤包括:硬膜外血肿、急性硬膜下血肿及部分贯穿性脑损伤和凹陷性颅骨骨折。可保守治疗的损伤包括颅底骨折和颅内血肿。颅底骨折常表现为眼睑青紫,有时青紫可达乳突部位(Battle 征),可合并脑脊液鼻漏。脑损伤的其他表现包括烦躁、惊厥和脑神经功能障碍(如瞳孔反射消失)。典型的 Cushing 三联征(高血压、心动过缓和呼吸紊乱)表现较晚,通常预示脑疝的出现。怀疑有持续性颅脑损伤的患者不应给予任何术前用药,以免影响患者的意识状态或神经功能评估。

脑损伤常因脑出血或水肿而并发颅内压升高。控制颅内压可联合采用限制液体(除非存在低血压)、利尿、巴比妥类药和过度通气($PaCO_2$ 28~32 mmHg)等措施。

严重颅脑损伤患者可因肺内分流和通气/灌流比例失调而易发生动脉低氧血症,其原因包括误吸、肺不张或对肺血管的直接神经作用。颅内高压时交感神经活性增强,患者易发生肺水肿。

脊髓损伤后生理功能紊乱的程度与脊髓损伤的平面相关。在搬动患者和气管插管过程中要特别小心以免加重损伤。颈椎损伤可能涉及膈神经(C_3~C_5)而导致呼吸暂停。肋间肌麻痹可使肺储备功能降低,咳嗽功能减弱。高位胸椎(C_1~C_4)损伤时,心脏丧失交感神经支配,导致心动过缓。急性高位脊髓损伤可发生脊髓休克,其特征是损伤平面以下的容量和阻力血管的交感张力丧失,表现为低血压、心动过缓、反射消失和胃肠功能麻痹。这类患者的低血压需要积极的液体治疗,但是急性期过后,血管张力的恢复可能导致肺水肿的发生。有报道认为损伤 48 小时后应用琥珀胆碱可能出现致命性高钾血症。大剂量应用糖皮质激素治疗[甲泼尼龙 30 mg/kg,继以 5.4 mg/(kg·h)持续输注 23 小时]可改善脊髓损伤患者的神经预后。损伤平面高于 T_5 时可出现自主反射功能亢进,但在急性期处理并不困难。

2.颌面部创伤

相当大的外力才能造成颌面部骨折,因此颌面部骨折常伴发其他创伤,如颅内和脊髓创伤、胸部创伤、心肌挫伤和腹腔内出血。口腔或鼻腔的活动性出血、破碎的牙齿、呕吐物或舌咽损伤会阻塞呼吸道并使气道管理更加复杂。颌面部的解剖完整性破坏通常影响面罩正压通气和气管插管的操作。紧急环甲膜切开或气管造口术可能会挽救患者的生命。

大多数面部骨折移位需要在全麻下进行修复。许多软组织损伤可在局麻下进行治疗,但儿童通常需要全麻。维持气道的通畅是最基本的要求,诱导时清醒状况下可行经鼻气管插管,或局麻下气管切开。

3.颈部损伤

颈部损伤可表现为颈椎损伤、食管撕裂伤、大血管损伤和气道损伤。气道损伤可表现为梗阻、皮下气肿、咯血、发声障碍和低氧血症。维持气道通畅是首要问题。创伤急救时,建立外科气道或在气道开放缺损处直接插管可挽救患者生命。出现气道断裂时,患者有自主呼吸可吸入挥发性麻醉药如七氟烷进行麻醉诱导。颈部大静脉损伤时,必须在下肢建立静脉通路。

4.胸部创伤

胸部创伤可严重危害心肺功能,导致心源性休克或缺氧。气胸使单侧肺萎陷导致严重的通气/灌流比失调和缺氧。气胸患者禁用氧化亚氮,因可加重气胸。气胸的处理需放置胸腔闭式引流管。引流管出现持续大量引流气体提示可能有大支气管损伤。

张力性气胸是空气通过肺或胸壁上存在的类似于单向活瓣的损伤部位进入胸膜腔造成的,空气在吸气时进入胸膜腔,而呼气时空气则不能逸出,导致患侧肺完全萎陷,纵隔和气管向对侧移位。正压通气时单纯性气胸可能发展为张力性气胸,引起静脉回流和健侧肺膨胀受限。临床表现为患侧呼吸音消失、气管向健侧移位和颈静脉怒张。用 14G 套管针在锁骨中线第二肋间穿刺胸腔,可将张力性气胸变为开放性气胸,紧急缓解张力性气胸对呼吸循环功能的影响。

多发性肋骨骨折可使胸廓功能失去完整性,导致连枷胸。这类患者会因为广泛肺挫伤或血胸而加重缺氧。与血胸一样,纵隔积血也可导致失血性休克。有大量咯血时则需要用双腔气管导管隔离患侧肺,以免血液流入健侧肺。当双腔气管导管置入困难时,可使用带有支气管阻塞装置的单腔气管导管。存在大支气管损伤时也需要单肺通气。有双侧支气管漏气或无法实现肺隔离时可选用高频通气,高频通气气道压力较低,有利于减少支气管漏气。经损伤的支气管漏出的气体可能会进入开放的静脉,引起肺或其他部位的气体栓塞,所以必须尽快确定漏气位置并予以控制。多数支气管断裂处位于距隆突 2.5 cm 以内。

心脏压塞是致命性胸部损伤,必须尽早诊断。快速超声扫描或床旁超声检查可确定诊断。患者存在 Beck 三联征(颈静脉怒张、低血压和心音减弱)、奇脉(自主吸气时血压降低大于 10 mmHg)等临床表现时也有助于诊断。心包穿刺引流可暂时缓解症状。心脏压塞的最终治疗方法是开胸手术。心脏压塞患者麻醉处理的关键是保护心肌的变力、变时作用和维持心脏的前负荷。麻醉诱导最好选用氯胺酮。

心脏或大血管的贯穿伤必须立即进行手术探查。术中反复搬动心脏会导致心动过缓和严重低血压。

心肌挫伤的诊断可依据心肌缺血（ST 段抬高）的心电图表现、心肌酶升高（肌酸激酶同工酶、肌钙蛋白）及超声检查结果异常。经胸壁超声心动图检查可表现为室壁运动异常。心肌挫伤患者易发生心律失常（如心脏传导阻滞和室颤等）。心肌损伤的症状得到改善前，应推迟择期手术。

胸部创伤可合并其他损伤包括主动脉横断或切割伤、左锁骨下动脉撕裂、主动脉瓣或二尖瓣破裂、创伤性膈疝和食管断裂。主动脉横断往往好发于严重减速伤，部位常在左锁骨下动脉的远侧，胸片的典型表现为纵隔增宽，常合并第一肋骨骨折。

5.腹部创伤

严重创伤患者都应怀疑有腹部损伤。首诊时有 20％的腹内损伤患者无腹痛或腹膜刺激征，可能有大量腹腔积血（如肝、脾损伤）而体征表现很轻。腹部创伤通常分为贯通伤（如枪或刀刺伤）和非贯通伤（如减速伤或挤压伤）两类。

腹部贯通伤通常在腹部或下胸部找到明显的穿入点，最易损伤的器官是肝脏。患者可能无脉搏或血流动力学不稳定。无脉搏和血流动力学不稳定的患者（给予 1～2 L 液体复苏后仍然不能使收缩压维持在 80～90 mmHg）应紧急行剖腹探查术，原因是常会存在大血管或实质脏器的损伤。患者如果有腹膜炎或内脏膨出的临床征象者也应尽快行剖腹探查术。血流动力学稳定的贯通伤如无腹膜炎体征，则需仔细评估，以避免不必要的剖腹探查。腹腔内损伤的显著体征包括：X 线胸片显示膈下游离气体、鼻胃管出血、血尿和直肠出血。进一步评估措施包括：体检、局部伤口探查、诊断性腹腔灌洗、快速超声检查、腹部 CT 扫描或诊断性腹腔镜探查。

腹内损伤以脾撕裂或破裂最为常见。对血流动力学不稳定的腹部钝挫伤患者，宜采取快速超声检查，一旦有阳性征象就应立即手术。如果不稳定患者快速超声检查结果呈阴性或可疑，就应该寻找有无其他部位出血或非出血性休克的原因。腹部挫伤血流动力学稳定患者的处理取决于快速超声检查的结果，结果呈阳性时，进一步实施腹腔镜还是剖腹术常取决于腹部 CT 的结果；如结果呈阴性，则需要连续观察，并进行一系列检查和复查快速超声检查。

创伤患者手术进腹腔后，由于腹腔出血和肠扩张的填塞作用丧失，可出现严重低血压。术前准备应与容量复苏（包括液体和血液制品）同步进行，尽量争取时间尽早控制出血。应避免使用氧化亚氮，以免加重肠扩张。留置胃管可防止胃扩张，疑有颅底骨折时应改为经口置胃管。腹部创伤涉及血管、肝、脾或肾损伤、骨盆骨折或腹膜后出血时，应提前做好大量输血的准备。

腹部大出血有时须填塞出血区域和（或）钳闭腹主动脉，直至找到出血点，使液体复苏能够补偿血液丢失。长时间主动脉钳闭可导致肝脏、肾脏、肠道缺血损伤；有时还可导致下肢骨筋膜室综合征，最终引起横纹肌溶解和急性肾衰。通过快速输液装置进行液体和血制品容量复苏，尽快控制出血并缩短钳闭时间则可减少此类并发症的发生。

创伤本身及液体复苏引起的进行性肠管水肿可能妨碍手术结束时的关腹。腹肌过紧强行关腹则会增加腹内压，产生腹腔间隔室综合征，引起肾脏、脾脏缺血。即使肌肉完全松弛，也会严重影响氧合与通气功能，随后出现少尿和无尿。这种情况下，可能需要开放腹腔(但要覆盖无菌敷料)48～72小时，直至水肿消退，再考虑二期关腹。

6.四肢创伤

肢体损伤也可能是致命性的，因为可能涉及血管损伤和继发性感染等并发症。血管损伤可导致大量失血并严重威胁肢体的存活。例如，股骨骨折的隐形失血可为800～1200 mL，而闭合性骨盆骨折隐形失血量更多，甚至引起低血容量性休克。治疗延迟或体位放置不当会加重骨折移位和对神经血管的压迫。脂肪栓塞常发生于骨盆骨折和大的长骨骨折，在创伤后1～3天内可能发生肺功能不全、心律失常、皮肤瘀点和意识障碍。脂肪栓塞的实验室检查表现为血清脂肪酶升高、尿中有脂肪滴和血小板减少。骨筋膜间隙综合征可发生在肌肉内大血肿、挤压伤、骨折和断肢伤的患者中。筋膜间隙内压力升高伴有动脉压降低会造成缺血、组织缺氧和进行性肢体肿胀，必须尽早行筋膜切开减压术。挤压伤可引起肌红蛋白尿，早期纠正低血容量及碱化尿液有助于防止急性肾衰。

(梅　喜)

第三节　脓毒症和脓毒性休克患者的麻醉

脓毒症(sepsis)/脓毒性休克是感染导致的生理性、病理性和生物化学性异常综合征。目前，脓毒症的发病率仍在升高，成为世界范围内死亡和病危的主要原因。据报道，脓毒症的发生率在持续增长，而且常见为手术后并发症，这也反映了与并发症较多的老年人口数量增加有关。尽管脓毒症真实的发病率仍然是未知数，保守估计脓毒症是全球范围内危重疾病患者死亡的主要病因。严重脓毒症可造成急性肾损伤、脓毒性休克、急性肺损伤/急性呼吸窘迫综合征、高血糖症、脑病、肠道感染和肠梗阻。此外，人们越来越深刻地认识到存活的脓毒症患者往往遗留长期的生理、心理和认知障碍，带来巨大的医疗和社会问题。

一、脓毒症和脓毒性休克的定义变迁

1991 年美国胸科医生协会(ACCP)和美国危重病医学会(SCCM)召开联席会议,会议达成共识提出最初的脓毒症定义(Sepsis 1.0):脓毒症是宿主感染的全身炎症反应综合征(SIRS);全身炎症反应综合征包括感染引起的全身反应包括体温、呼吸、心率及白细胞计数方面的改变,非感染所特有,亦可见于创伤、休克、胰腺炎等情况,是各种严重侵袭造成体内炎症介质大量释放引起的全身效应,即为全身炎症反应综合征。

临床上出现下述中两项或两项以上表现即为 SIRS:①体温>38℃或<36℃;心率>90 次/min。②呼吸>20 次/min 或 $PaCO_2$<32 mmHg。③白细胞计数>$12×10^9$/L 或<$4×10^9$/L 或未成熟粒细胞比例>10%。能够激活大量炎症细胞的各种因素都可以引起 SIRS。包括感染因素,如细菌、内毒素、外毒素以及非感染因素,如严重创伤、烧伤、胰腺炎、自身免疫疾病、休克、缺血再灌注损伤等。

当脓毒症患者出现器官功能障碍时定义为重症感染(severe sepsis),而脓毒性休克则是重症感染的特殊类型,即重症感染导致的循环衰竭,表现为经充分液体复苏仍不能纠正的低血压和组织低灌注。

Sepsis 1.0 定义的局限性包括过度关注炎症反应、认为脓毒症遵循一个从严重脓毒症发展至休克的连续性误导模式,SIRS 诊断标准的特异性与敏感性不足。目前已有多个术语用于脓毒症、脓毒性休克以及器官功能障碍的定义,导致在报告发生率与观察病死率时出现差异。

2001 年美国危重病医学会/欧洲危重病医学会/美国胸科医生协会/美国胸科学会/美国外科感染学会(SCCM/ESICM/ACCP/ATS/SIS)在华盛顿举行了联席会议,对 Sepsis 1.0 进行修订,细化脓毒症的诊断,提出了包括感染或可疑感染、炎症反应、器官功能障碍、血流动力学或组织灌注指标的诊断标准,即 Sepsis 2.0,但实质上脓毒症诊断的核心仍是感染及其引起的 SIRS。具体指标如下。①全身情况:发热(>38.3℃)或低体温(<36℃);心率增快(>90 次/min)或>年龄正常值之上 2 个标准差;呼吸增快(>30 次/min);意识改变;明显水肿或液体正平衡>20 mL/kg,持续时间超过 24 小时;高血糖症(血糖>7.7 mmol/L)而无糖尿病病史。②炎症指标:白细胞增多(>$12×10^9$/L)或白细胞减少(<$4×10^9$/L)或白细胞正常但不成熟细胞>10%;血浆 C 反应蛋白>正常值 2 个标准差;血浆降钙素原>正常值 2 个标准差。③器官功能障碍参数:氧合指数(PaO_2/FiO_2)<300;急性少尿(尿量<0.5 mL/(kg·h);肌酐增加≥44.2 μmol/L;凝血功能异常(国际标准化比值>1.5 或活化部分凝血活酶时间>60 s);肠麻痹;肠鸣音消失;血小板减少(<$100×10^9$/L);高胆红素血症(总胆红素>70 mmol/L)。④血流动力学指标:低血压(收缩压<90 mmHg,平均动脉压<70 mmHg 或成人收缩压下降>40 mmHg 或低于年龄正常值之下 2 个标准差);混合静脉血氧饱和度(SvO_2)>70%;心脏指数(CI)>3.5 L/min/m²。⑤组织灌注参数:高乳酸血症(>3 mmol/L);毛细血管再充盈时间延长或皮肤出现花斑。

需要注意的是,Sepsis 2.0 诊断标准并未强调必须是在感染的基础上加上以上5 条或其中几条以上表现才可以诊断为脓毒症,而是强调以异常的指标结合临床专科的具体病情变化来做出更符合临床实际的脓毒症临床诊断。

Sepsis 1.0 和 Sepsis 2.0 于 1992 年和 2001 年相继发表,其中 Sepsis 1.0 指在感染的基础上符合 SIRS 的 2 条及以上标准(即脓毒症=感染+SIRS≥2),而Sepsis 2.0 则在 Sepsis 1.0 的基础上再加上了 21 条诊断指标。可惜的是,Sepsis 2.0过于复杂,故临床上很少应用。

随着研究和认识的深入,以感染和 SIRS 为核心的脓毒症诊断标准逐渐受到质疑。质疑的主要焦点为 SIRS 在脓毒症诊断中的作用。越来越多的研究显示,感染不仅引起机体产生炎症反应,而且导致免疫反应、凝血、神经内分泌等的变化。因此,SIRS 可能不足以客观、特异地体现感染引起的机体反应,导致其对脓毒症诊断的敏感性和特异性下降。近年有研究显示,依据 Sepsis 1.0 的诊断标准,2003—2011 年脓毒症的诊断率提高了 170%,而同期最常见的感染、肺炎的诊断率却下降了 22%,提示并非所有被诊断的患者均是脓毒症。来自澳大利亚和新西兰的研究则显示,感染伴发器官功能衰竭的患者中,有 1/8 的患者并不符合 SIRS 诊断标准。提示基于 SIRS 的脓毒症诊断标准的敏感性和特异性均不理想。另外,脓毒性作为重症感染的特殊类型,虽然定义为经充分液体复苏仍不能纠正的低血压和组织低灌注,但在临床实际中液体复苏、低血压和组织低灌注的评价缺乏统一的标准。不同研究中诊断感染性休克所采用的血压标准、乳酸水平、血管活性药物和液体复苏量等均存在差异,因而导致研究间产生明显的异质性,不利于对感染性休克的深入探讨。因此,更新和修订脓毒症的定义与诊断标准被提上日程。

2014 年 1 月,欧洲重症监护学会(ESICCM)和美国危重病医学会(SCCM)联合组成了一个包括重症监护室、感染科、外科和呼吸科专家在内的工作组,制定了Sepsis 3.0 的标准。

脓毒症定义为针对感染的宿主反应失调导致危及生命的器官功能障碍。这一新定义强调了感染引发的宿主非稳态反应的重要性,超出感染本身的可能致死性以及及时诊断的必要性。当怀疑存在感染时即使中等程度的器官功能障碍也伴随10% 以上的住院病死率。因此,及时诊断后采取迅速而适当的干预措施尤为重要。

SIRS 非特异性诊断标准(如发热或白细胞增多)仍有助于一般感染的诊断。可与感染的某些特异性表现(如皮疹、肺实变、尿痛、腹膜炎)共同提示最可能的感染部位及病原。脓毒症可引起器官功能障碍,提示其病理生理机制较感染及其伴随的炎症反应更为复杂。器官功能障碍指感染引起的序贯器官衰竭估计评分(SOFA)在基线水平上升高≥2分。对于无基础器官功能障碍的患者,SOFA的基线为0分。对于可疑感染的住院患者而言,SOFA评分≥2分提示总死亡风险约为10%。即使中度器官功能障碍的患者病情也可能会进一步恶化,这强调了病情的严重性和及时采取适当干预措施的必要性。通过床旁快速SOFA(qSOFA)评分(即出现神志改变,收缩压≤100 mmHg或呼吸频率≥22次/min)能够迅速鉴别重症患者。

脓毒性休克实际上是包含于脓毒症的范畴,可出现严重的循环障碍及细胞代谢异常,病死率显著增加。诊断标准为在明确诊断脓毒症的基础上,伴有持续性低血压,在充分补充血容量的基础上,仍需要升压药物以维持平均动脉压≥65 mmHg且血清乳酸水平>2 mmol/L。根据这一标准,脓毒性休克的住院病死率超过40%。

总之,脓毒症定义的修改主要基于三方面考虑:对于脓毒症的认识逐渐深入;在各地研究中更可靠;在临床实践中更容易实现。当然在以后可能有更好的方法,使得Sepsis 4.0、Sepsis 5.0等问世,但基于现在的认识,暂时用上述方法进行定义,最终目标是以生物学指标和病理生理学机制来定义Sepsis。

二、脓毒症和脓毒性休克的发病机制

脓毒症的发病机制目前尚未完全明了,涉及复杂的全身炎症网络效应、基因多态性、免疫功能障碍、凝血功能异常、组织损伤以及宿主对不同感染病原微生物及其毒素的异常反应等多个方面,与机体多系统、多器官病理生理改变密切相关,脓毒症的发病机制仍需进一步阐明。

(一)细菌内毒素

研究表明细菌的内毒素可以诱发脓毒症,脓毒症病理生理过程中出现的失控的炎性反应、免疫功能紊乱、高代谢状态及多器官功能损害均可由内毒素直接或间接触发。

(二)炎症介质

脓毒症中感染因素激活机体单核吞噬细胞系统及其他炎症反应细胞,产生并释放大量炎性介质所致。脓毒症时,内源性炎性介质,包括血管活性物质、细胞因子、趋化因子、氧自由基、急性期反应物质、生物活性脂质、血浆酶系统产物及血纤维蛋白溶解途径等相互作用形成网络效应并引起全身各系统、器官的广泛损伤。同时某些细胞因子,如肿瘤坏死因子-α(TNF-α)等可能在脓毒症的发生、发展中起到重要作用。

既往研究证实,早期细胞因子如肿瘤坏死因子-α(TNF-α)、白细胞介素-1(IL-1)和晚期细胞因子(如高迁移率族蛋白 B1,HMGB1)与脓毒症并发症的发生发展密切相关。然而,针对不同炎性介质拮抗治疗的临床试验均宣告失败,由此暴露出人们对脓毒症复杂体系认识的局限性。新近研究发现,脓毒症是由多种原发病因、不同病原体及其毒力因子、宿主基因组多态性及其反应的不均一性引起的极其复杂的病理过程。脓毒症复杂性和非线性的临床特点,造成了对其预警、诊断和疗效评估的不确定性。

(三)免疫功能紊乱

脓毒症免疫障碍特征主要为丧失迟发性过敏反应、不能清除病原体、易感医源性感染。脓毒症免疫功能紊乱的机制,一方面是作为免疫系统的重要调节细胞 T 细胞功能失调,炎症介质向抗炎反应漂移,致炎因子减少,抗炎因子增多;另一方面则表现为免疫麻痹,即细胞凋亡与免疫无反应性,T 细胞对特异性抗原刺激不发生反应性增殖或分泌细胞因子。

(四)肠道细菌/内毒素移位

20 世纪 80 年代以来,人们注意到应激发生时导致的机体最大的细菌及内毒素储存库——肠道发生功能失调,进而引起的肠道细菌/内毒素移位导致感染与随后发生的脓毒症及多器官功能不全密切相关。研究表明,严重损伤后的应激反应可造成肠黏膜屏障破坏,肠道菌群生态失调及机体免疫功能下降,从而发生肠道细菌/内毒素移位,触发机体过度炎症反应与器官功能损害。

(五)凝血功能紊乱

凝血系统在脓毒症的发病过程中起着重要作用,它与炎症反应相互促进、共同构成脓毒症发生、发展中的关键因素。内毒素和 TNF 通过诱发巨噬细胞和内皮细胞释放组织因子,可激活外源性凝血途径,被内毒素激活的凝血因子Ⅻ也可进一步激活内源性凝血途径,最终导致 DIC。

(六)基因多态性

临床上常见受到同一致病菌感染的不同个体的临床表现和预后截然不同,提示基因多态性等遗传因素也是影响人体对应激打击易感性与耐受性、临床表现多样性及药物治疗反应差异性的重要因素。

三、脓毒症和脓毒性休克的诊断与诊断流程

新定义指出,脓毒症指宿主对感染产生的失控反应,并出现危及生命的器官功能障碍。该定义强调了感染导致器官功能损害的机制及其严重性,临床治疗中需要对患者进行及时识别和干预。针对 ICU 和非 ICU 患者,脓毒症新的诊断标准有所区别。对于 ICU 的感染或可疑感染患者,当 SOFA 评分≥2 分时,诊断为脓毒症;

对于非 ICU 感染或可疑感染患者,qSOFA 评分出现两项(收缩压≤100 mmHg,呼吸频率≥22 次/min,意识改变)或两项以上阳性时诊断为脓毒症(Sepsis 3.0)。

新定义指出,感染性休克指感染导致的循环衰竭和细胞代谢异常,是脓毒症的一个亚型。诊断标准为脓毒症患者经积极液体复苏后仍需要升压药物维持平均动脉压≥65 mmHg,并且血乳酸>2 mmol/L(Sepsis 3.0)。

四、脓毒症和脓毒性休克的治疗

(一)早期液体复苏

在脓毒症中由于血管收缩舒张功能异常和通透性增加,机体在早期就出现了血容量降低,组织器官出现低灌注状态,因此及时进行有效的液体复苏成为脓毒症治疗的关键措施。有证据表明,早期液体复苏有助于改善脓毒症休克患者的预后,一旦确定有组织灌注不足即应实施复苏,而非延迟到患者入住 ICU 后实施。在进行初期复苏的最初 6 小时内,脓毒症治疗指南也提出脓毒症早期目标指导性治疗(EGDT)策略,包括以下所有方面:①中心静脉压(CVP)8~12 mmHg;②平均动脉压(MAP)≥65 mmHg;③尿量≥0.5 mL/(kg·h);④$ScvO_2$≥70%或 SvO_2≥65%。同时提出拯救脓毒症患者行动集束化治疗的策略。

进行液体复苏,必然会面对液体种类的选择,目前推荐选用晶体液对严重脓毒症及脓毒性休克患者进行初期液体复苏,避免使用羟乙基淀粉(HES)对严重脓毒症及脓毒性休克患者进行液体复苏。与晶体液相比,应用胶体液无任何明显优势,考虑到胶体液相关的费用,对严重脓毒症及脓毒性休克患者的早期复苏更推荐应用晶体液。对脓毒症导致组织灌注不足且怀疑有血容量不足的患者,早期液体冲击疗法应至少按 30 mL/kg 的剂量输注晶体液。对于某些患者,可能需要以更快的速度输入更大量的液体。当需要大量晶体液对严重脓毒症及脓毒性休克患者进行液体复苏时,可应用白蛋白。

那么,液体复苏到何种程度,该如何判断呢?目前指南推荐,进行液体复苏,应持续补液至动态指标(如脉压、每搏输出量变化)或静态指标(如动脉压、心率)评估提示患者的血流动力学得到改善。近年来,评估患者对补液反应性的动态检测在 ICU 病房非常普遍,如被动直腿抬高试验(PLR)、超声评估下腔静脉的变异率等。

(二)控制感染

1.获取生物学证据

尽可能在使用抗菌药物之前留取生物学标本,进行细菌/真菌培养,标本包括血液、痰液、尿液、伤口分泌物等,培养结果有助于进行针对性地使用抗菌药物治疗。

2.使用抗菌药物

由于早期不可能很快获得细菌培养的结果,因此脓毒症早期应尽快给予经验性抗菌药物治疗,同时根据病情进行疗效评估,既要保证疗效又要防止发生细菌耐药。一旦获得细菌培养结果,应根据药敏结果结合临床情况尽快改为靶向治疗,使用有效的窄谱抗菌药物。

3.去除感染源

在脓毒症治疗的同时,还应该积极寻找引起感染的原因,如涉及外科感染(如化脓性胆管炎、脓肿形成、肠梗阻、化脓性阑尾炎等),应及时手术干预,清除病灶或进行引流;如为医源性材料感染(如静脉导管、导尿管或植入人工器材等)应及时取出材料并做微生物培养。

皮下多发脓肿可在门诊治疗。一般应静脉滴注抗菌药物3～5天,然后根据脓培养结果或病情决定是否改用其他抗菌药物,以及是否将静脉滴注抗菌药物改为口服或肌内注射。脓肿有波动时,要及时引流脓液,包括穿刺抽脓或者切开引流。

(三)血管活性药物

血管活性药物的应用最好在便于进行血流动力学监测的 ICU 内进行:①如果液体复苏后仍不能使患者的血压和脏器低灌注状态得到改善,则应给予血管活性药物升压治疗,而如果患者面临威胁生命的休克时,即使其低容量未被纠正,此时也应该给予升压治疗。②对于出现脓毒性休克的患者,去甲肾上腺素是首选药物,此外亦可选择多巴胺、多巴酚丁胺、血管升压素等。③对于出现心脏低心排血量时,多巴酚丁胺是首选的心肌收缩药物。

需要注意的是,如果患者处于严重代谢性酸中毒情况下(pH＜7.15),使用血管活性药物效果往往欠佳,应积极纠正酸中毒。

(四)糖皮质激素

严重脓毒症和脓毒症患者往往存在肾上腺皮质功能不全,因此对于经液体复苏后仍需给予升压药物维持血压的患者,可以考虑给予小剂量的糖皮质激素治疗,通常选择氢化可的松,每日剂量为 200～300 mg。

(五)机械通气辅助通气

对严重脓毒症患者在出现急性肺损伤/急性呼吸窘迫综合征(ALI/ARDS)时,应及时进行机械通气治疗以缓解组织缺氧状态,并且建议选择低平台压、小潮气量通气、允许高碳酸血症的保护性肺通气策略。

(六)血糖控制

脓毒症患者存在胰岛素抵抗情况,而循证医学证实脓毒症患者的血糖过高是其不良预后的危险因素,因此应把脓毒症患者的血糖控制在合理的水平(＜8.3 mmol/L),但同时应注意防止患者发生低血糖,因此应加强血糖监测。

(七)早期目标指导性治疗和集束化治疗

为了更好地落实脓毒症治疗指南,规范严重脓毒症和脓毒性休克的治疗,目前推荐将上述脓毒症治疗指南的重要措施进行组合,形成一套措施,即早期目标指导性治疗和集束化治疗。

此外,可给予适当镇静药,加强肾脏、肝脏等脏器支持,防止出现应激性溃疡、深静脉血栓、DIC 等并发症。

五、脓毒症休克的麻醉管理

(一)诱导用药

脓毒症休克患者进行全身麻醉仅限于急诊手术。这一情况下快速顺序诱导是金标准。脓毒症休克时,全身麻醉对血流动力学的影响更大。此类患者适用的麻醉药物不多,有依托咪酯、硫喷妥钠、丙泊酚和氯胺酮。

1.依托咪酯

依托咪酯因其血流动力学特性而被广泛应用。然而,其代谢效应(阻断 11β-羟化酶和引起肾上腺功能不全)可能对危重患者有害,导致其使用备受争议。一项包含 1000 例患者的荟萃分析得出结论:快速诱导插管与脓毒症患者的肾上腺功能不全及病死率增高相关[分别为 RR=1.33,95% CI(1.22,1.46)和 RR=1.20,95% CI(1.02,1.42)]。然而由于其数据的异质性,该荟萃分析的结论仍需讨论。

依托咪酯在代谢方面的作用已被证实。2013 年的一项针对 ICU(重症监护室)电子数据库的回顾性研究显示,ICU 住院病死率、ICU 住院时间、血管升压素的使用以及机械通气时间无明显差异。然而,依托咪酯组有更多患者需要在插管前及插管后接受类固醇治疗(52.9% vs 44.5%,$P<0.001$)。一项多中心、回顾性、随机对照研究显示:依托咪酯用于脓毒症患者插管不会增加插管后 72 小时内对血管升压素的需求(主要指标)和 ICU 住院时间及院内病死率(次要指标)。一项前瞻性对照双盲研究显示:对无脓毒症休克的重症患者,在依托咪酯相关性肾上腺皮质功能不全期间进行适量氢化可的松治疗,对其 ICU 住院时长及病死率无有益作用。这些发现与一项包含 5000 例患者的荟萃分析结果一致。该研究得出结论:依托咪酯使用与肾上腺功能不全有关[$RR=1.42,95\% \; CI(1.22,1.64),P<0.00001$],但与病死率增高不相关[$RR=1.20,95\% \; CI(0.84,1.72)$]。然而,这些发现很大程度上是根据观察性研究的数据得出的,此类研究可能存在选择偏倚。

目前的数据不能决定对感染性休克患者可否使用依托咪酯提供依据。然而,从药效学角度来看依托咪酯可能有害,而且目前我们有其他血流动力学性能相似或更佳的麻醉药物可选。

2.丙泊酚

丙泊酚因其良好的安全性,是特定麻醉中应用最广泛的药物。丙泊酚含有一种酚羟基,可将其电子供给自由基,从而起到抗氧化剂的作用。大量研究强调了丙泊酚在炎症通路中的作用。丙泊酚预处理可通过抑制 HMGB1(高迁移率族蛋白B1)而降低内毒素休克模型中大鼠的病死率,并减弱细胞因子促炎反应(白细胞介素-6 和肿瘤坏死因子-α)。在猪内毒素血症模型中,丙泊酚降低了酶促及非酶促性内毒素诱导的脂质过氧化,提高了动脉血氧分压。

麻醉时所用浓度的丙泊酚,可保护人脐静脉内皮细胞免受花生四烯乙醇胺的伤害,该有益效应部分与抑制细胞凋亡有关。丙泊酚还通过抑制 iNOS 基因的表达下调巨噬细胞内一氧化氮的生物合成。

但是,丙泊酚血流动力学效应明显,会抑制交感反应,降低全身血管阻力、心脏收缩力和前负荷。因此,若丙泊酚应用于脓毒症休克患者可能会导致不良反应,因此类患者交感神经反应已经受损。

一项研究分析了 4096 例患者的麻醉记录,发现麻醉诱导后低血压的预测指标包括 ASA Ⅲ～Ⅴ级,基础平均动脉压<70 mmHg、年龄>50 岁、丙泊酚诱导和增加芬太尼诱导剂量。学者建议基础平均动脉压低于 70 mmHg 的患者避免使用丙泊酚诱导。一项动物研究表明,丙泊酚是脓毒症发生时对心功能抑制作用最显著的麻醉药,收缩力显著下降 38%,舒张性下降 44%,但也有直接的血管舒张效应,可使冠状动脉血流增加 29%。

与咪达唑仑相比,丙泊酚增加脓毒症休克患者对前负荷的依赖。与右美托咪定相比,在对液体复苏无反应需输注去甲肾上腺素的兔动物模型,丙泊酚会增加其前负荷依赖性。尽管丙泊酚的抗炎作用已被证实,但其血流动力学效应使它不适合应用于感染性休克患者的麻醉。

3.硫喷妥钠

硫喷妥钠起效迅速,是快速顺序诱导的金标准用药。然而,因其对血流动力学的抑制和炎症特性(在脂多糖存在的情况下提高外周血单核细胞内 IL-10 水平),是不适合脓毒症休克患者的麻醉药。

4.氯胺酮

氯胺酮似乎是感染性休克患者麻醉的最佳选择。不幸的是,其效能及安全性尚缺乏可靠数据支持。然而,一些研究数据显示氯胺酮是脓毒症休克的首选药物。大多数催眠药都具有消除交感性血管张力的作用。研究表明,使用氯胺酮后,大鼠血管阻力的压力反射可得以保留。学者认为"氯胺酮可能对失血性低血容量患者的血压维持有显著作用,因为动脉压力反射被认为在这种情况下起重要的代偿作用"。在体内,氯胺酮是一种拟交感神经的物质,能增加心率、动脉压和心排量。

KETASED 联合研究小组进行了一项随机、对照、单盲试验，包含 655 例行急救插管需镇静的患者。他们比较了以 0.3 mg/kg 的依托咪酯和以 2 mg/kg 的氯胺酮进行气管插管的效果。研究人员发现 ICU 住院前 3 天最高严重程度评分没有差异，氯胺酮对于危重患者气管插管是一种安全有效的可替代依托咪酯的药物。在离体脓毒症大鼠心脏模型中，氯胺酮与丙泊酚、依托咪酯、咪达唑仑相比，在很大浓度范围内可保持心血管的稳定性。尚无氯胺酮临床应用于脓毒症患者相关数据，但一些研究人员强烈建议在血流动力学不稳定或紧急情况下使用氯胺酮。

另一个关注点是氯胺酮的免疫作用。有一篇综述针对这些效应做了总结。简而言之，氯胺酮的参与对促炎基因表达的调控产生一系列效应。氯胺酮可抑制 TNF-α、IL-1、IL-6 产生。鉴于氯胺酮血流动力学及免疫学特性，虽然缺乏大规模的前瞻性随机试验，但氯胺酮似乎是感染性休克患者全身麻醉诱导的首选药物。

（二）麻醉维持用药

1.静脉麻醉药

咪达唑仑因其药物动力学特性（作用时间短，血流动力学稳定），广泛应用于 ICU 患者的镇静。丙泊酚也可以使用，但由于其蓄积毒性（PRIS 综合征），仅用于短期镇静。

右美托咪定，一种 α_2 受体激动剂，越来越广泛用于 ICU 复合镇静。右美托咪定本身具有抗炎特性，可抑制促炎介质生成。在小鼠内毒素血症模型中，其通过抑制炎症反应而降低病死率。在另一模型中，将镇静方案由丙泊酚换成咪达唑仑可改善舌下微循环灌注。

2.吸入麻醉药

在手术室，吸入麻醉药因其药理特性而成为危重患者全身麻醉维持的可靠选择。吸入麻醉药易于调整以获得令人满意的镇静水平且血流动力学反应小，半衰期短，可快速苏醒。然而，尚无大规模研究数据可以证实这些论断。

吸入性麻醉药，如七氟烷应用于心脏手术符合预处理策略，因该药物对炎症通路有抑制作用，可以减轻患者的缺血再灌注损伤。有研究将吸入麻醉药应用于脓毒症以评估其保护作用。通过减轻炎症反应、脂质过氧化和氧化应激，七氟烷、地氟烷和异氟烷显著提高了盲肠结扎穿刺脓毒症小鼠模型的存活率。这些结果与心脏手术预处理的结果一致。尽管缺乏关于吸入麻醉药血流动力学安全性的数据，但整体来看吸入麻醉药是有益的。

六、脓毒症休克患者血流动力学

（一）麻醉深度监测

由于麻醉药对心血管的影响、液体治疗引起的药代动力学的变化以及高代谢引起的药效学的改变,确定药物的最佳剂量仍是一个挑战。尽管必须维持恰当的镇静及镇痛水平,但一般也会降低剂量以防止不良反应。

脑电双频指数监测值控制在 40～60 可有效预防术中知晓,指导术中和术后给予镇静药物。目前尚无有关脑电双频指数监测对脓毒症患者的作用的研究。然而,脑电双频指数监测与减少镇静药物剂量、减少不良记忆、缩短苏醒时间有关。此外,还可以监测到治疗性或术前肌松期间镇静不足。

四个成串刺激监测神经肌肉阻断程度,可防止过量注射导致骨骼肌长期无力或拔管后残余阻滞导致呼吸衰竭。由于体液分布和器官功能障碍影响了分布容积、消除和神经传导效应,顺式阿曲库铵药代动力学在脓毒症患者体内发生了较大的改变。这些改变导致反应减弱而降低效果,更强调对肌松监测的需求。

(二)血流动力学监测

休克定义为急性循环衰竭伴细胞对氧利用不足。循环无法提供足够的氧来满足组织的需求。临床检查和标准监测无法评估循环休克时的体液反应。有创心排血量监测是有效的血流动力学监测方法。应监测生物标志物,如血乳酸或中心静脉氧饱和度($ScvO_2$),以检测组织灌注不足,即使没有低血压者也应监测。在手术室中对脓毒症休克患者必须进行严密的监测,因为出血导致的液体丢失、手术损伤引起的炎症以及深麻醉引起的血流动力学障碍都给患者的管理带来了挑战。

液体复苏是休克患者的首要治疗措施。前负荷是心排血量(如后负荷和收缩力)的重要决定因素。通过液体复苏可优化前负荷以提高心排血量,但过量液体会导致不良反应。液体反应性为输注 500 mL 液体后心排血量提高 15%。休克时,临床医生应在输液前预测液体反应。静态指标如中心静脉压(CVP)或肺动脉楔压(PAWP)不足以指导液体复苏。动态指标比静态指标更可靠。这些动态指标的基础是机械通气周期内心脏功能与胸膜腔内压之间关系的变化。通过动脉置管测压可以估测脉压变异度(PPV)和每搏量变异度(SVV)。在一项开创性的研究中,受试者工作特征曲线下面积为 0.89[95% $CI(0.86,0.92)$],而中心静脉压的 ROC 曲线下面积仅为 0.57[95% $CI(0.54,0.59)$]。学者定义了 PPV 的一个灰色区域,9%～13% 时无法可靠地预测液体反应。

经食管多普勒超声可能是评估主动脉血流变化最可靠的方法。也可采用非有创的手指袖套或用超声心动图观测腔静脉(下腔或上腔静脉)的改变,这种策略可以防止液体过量。动态测量有一些限制,需要镇静、机械通气且为窦性心律的患者。

心排血量监测至关重要。但是,单个心排血量值并不能用于评估全身血流动力学状态。心排血量必须与组织灌注数据(乳酸清除率、$ScvO_2$ 和休克的临床症状)相结合。心排血量的最佳水平不是一个定量值,而是患者需求与心血管功能之间的平衡。我们要始终记住,使用强心药物使心排血量超出正常范围时会导致并发症并增加病死率。

目前有几种测量心排血量的装置。所有基于脉冲轮廓分析的仪器对于脓毒症休克患者都被认为是不准确的,其只可用于紧急情况下监测变量而不是恒定值。同样,由于手指动脉的自发血管收缩,使用可充气式指套在手指周围产生实时脉冲轮廓分析的容积夹闭系统在这些患者中也并不可靠。

我们认为,热稀释法是血流动力学评估的金标准。新型肺动脉导管可持续监测心排血量。该装置可提供其他血流动力学变量(CVP、PAOP)和组织灌注(SvO$_2$、氧利用、氧输送)的信息。然而,该系统与患者的预后并无关联。

热稀释法是从上腔静脉中心推注冷溶液,随后以专用导管在股动脉检测,提供间歇性的心排血量值。该装置可测量全身舒张末期容积(心脏前负荷的容积指标)、心脏功能指数和血管外肺水(肺水肿的定量指标)。这些变量对于使用液体、血管升压药和强心药进行充分复苏是有帮助的。热稀释法是与脉冲轮廓分析系统相结合的,因此可实时计算心排血量。该方法可能会随时间变化而有误差,必须定期校准。

超声心动图不能提供连续的血流动力学数据。由于可能受术野影响,在手术室行经胸超声心动图检查存在难度。然而,它可以帮助医生了解患者的血流动力学状态,选择最佳的治疗方案,并最终评估治疗反应。不过经食道超声心动图(TEE)可以提供可靠的数据,如心排血量、左室射血分数(主要取决于收缩力和后负荷)、左室充盈压力(通过血流分析)和前负荷反应性(速度时间积分或液体冲击后呼吸变异度、上腔静脉管腔变异度)。所有的测量在指南中都有介绍,并且需要一定的培训。肺超声也可以测量一些有意义的参数。例如,看到 B 线提示可能有肺水肿。

生物监测是患者休克时评估微循环的关键。它有助于休克诊断、治疗调整及预后判断。在氧输送不足的情况下,血浆乳酸水平增加,以 2 mmol/L 作为截断值。现在是脓毒症休克定义的一部分。血浆乳酸水平降低(每小时 10%)与病死率降低有关。推荐持续测量血浆乳酸水平来指导危重患者的治疗。

在脓毒症休克患者中,ScvO$_2$(由上腔静脉导管测量)可以反映氧输送是否充足。它反映血红蛋白、耗氧量、动脉氧饱和度和心排血量。循环衰竭时,低 ScvO$_2$ 值(<70%)提示需要补液(对补液有反应性)或需使用强心药物(对补液无反应性)。超过正常的 ScvO$_2$ 值提示脓毒症休克患者预后差。其可能反映了重度微循环衰竭。可测量动静脉二氧化碳分压差(PCO$_2$ 差值;测量中心静脉血与动脉血液中二氧化碳的差值)。当 PCO$_2$ 差值>6 mmHg 时,即使 ScvO$_2$ 值>70%,也提示血流量不足。

（三）临床管理

脓毒症休克患者的治疗应遵循现有的脓毒症指南。在手术室中，应根据动态指标而非 CVP 来监测前负荷，虽然证据力度较弱。切记，确诊后 6 小时内清除感染源是至关重要的。即使患者血流动力学不稳定，也应短时间内复苏后进行手术。

手术期间的管理与普通患者无差异。平均动脉压的目标范围为 65～85 mmHg。血压正常的患者，无须将平均动脉压再提升至 65～75 mmHg。对于高血压患者，有数据表明将平均动脉压控制在 85 mmHg 可预防急性肾衰竭。然而，器官灌注程度比平均动脉压更重要。

通常首先需要进行液体治疗。这种患者的最佳选择为平衡盐溶液。虽然尚无随机临床试验证实平衡盐溶液有益，但仍应避免使用生理盐水来预防代谢性酸中毒引起的肾功能障碍。羟乙基淀粉对肾脏有影响，不宜用于脓毒症患者。白蛋白使用可考虑用于因白蛋白浓度低而需要使用血管升压素的患者。

血管升压素可用于血流动力学不稳且对液体复苏无反应的患者。对于严重低血压或动脉舒张压低于 45 mmHg 的患者，可在早期使用。首选去甲肾上腺素。该药应通过中心静脉通路使用，必要时可经外周静脉通路给药数分钟（不可与其他药物同时用）。不推荐使用多巴胺。为预防心律失常，应避免使用肾上腺素。苯肾上腺素广泛用于外科手术时低血压的治疗，由于其药物特性，这种做法可能是非常有害的，应严格禁用于脓毒症患者。抗利尿激素及其激动剂特利加压素的作用尚不清楚。尚无数据显示以这些药物代替去甲肾上腺素有好处。由于它们只有血管收缩作用，应避免用于未进行心脏输出量监测的患者。

在输液及使用血管升压素后，有不到 20% 的患者须使用强心药。它们的使用基于以下条件：$ScvO_2$ 水平低于 70%，前负荷已优化，需输血者已输血（Hb＞8 g/dL）及镇静。使用心脏超声检查有助于心肌功能障碍的诊断。然而，应谨记对于危重患者，氧供过高与病死率增加有关。因此，我们认为仅仅基于超声监测而使用多巴酚丁胺等正性肌力药是不安全的，强烈建议监测氧输送。

（崔宇龙）

第四节　器官移植患者的麻醉

一、心脏移植手术的麻醉

我国的首例心脏移植手术于 1978 年完成。之后的术后存活率与国际水平基本一致。近年来由于供体受限减慢了心脏移植的发展，而患有终末期心脏病且需要移植治疗的患者数量持续增加。美国移植名单上的患者大概只有 35% 最终可得到移植治疗,这种供需之间的巨大差距使得等待心脏移植的患者每年病死率为17%。除外供体的短缺,影响心脏移植患者生存率的相关因素很多,其中对供体和受体特别是对受体合理的围术期麻醉管理起着重要的作用。

(一)术前准备

1.终末期心力衰竭的病理生理

终末期心力衰竭主要表现为心力储备、心泵血能力明显降低。此时不仅每搏输出量及每分钟心排血量降低,心指数也降低,多数在 2.5 L/(min·m²)以下。心力衰竭的终末阶段,心肌收缩能力、舒张能力和顺应性的降低,引起一系列血流动力学变化,包括左心衰竭时左室舒张末期压力(LVEDP)或容积(LVEDV)明显高于正常水平。患者 CVP 明显升高。但当伴有外周循环衰竭时,因大量血液淤滞于外周循环中,使回心血量减少,CVP 不但不升高甚至降低。此外尚可能发生常见的心律失常包括有完全性心律不齐、心动过速和室性期前收缩。

2.移植心脏的病理生理

去神经心脏的活动只能依赖于内在的固有节律、循环中的儿茶酚胺、Frank-Starling 机制和外源性激素来维持基本的排血量。移植中切断了交感节后、副交感节前以及心脏的传入神经,失去了交感传出神经的分布,心脏就不能通过对运动、低血容量或血管扩张快速反应来增加心率和收缩力。移植心脏的去神经造成其对某些药物的反应与正常有差异,有直接对心脏作用的药物如肾上腺素或异丙肾上腺素成为移植后改变心脏生理的最佳选择。静息冠状动脉血流常增加。冠状动脉的自主调节在移植心脏时是完整的,血流量仍然依赖于 pH 和 $PaCO_2$ 的调节。

3.心脏移植术的适应证与禁忌证

所有的Ⅳ级(NYHA 分级)终末期心衰患者,在经严格的内科治疗无效,预期寿命小于 12 个月者都可考虑实施心脏移植。心脏移植的具体适应证有:①内、外科治疗无效的终末期心脏病;②年龄<60 岁;③治疗后心功能仍为Ⅲ~Ⅳ级(NYHA);④1 年存活率<75%;⑤无影响术后患者存活的其他疾病;⑥患者精神状态稳定且积极配合治疗,同时家人也支持。禁忌证有:①年龄>65 岁;②严重的肺动脉高压,肺血管阻力>6 Wood/m²;③糖尿病伴有器官损害;④活动性感染;⑤严重的其他疾病(严重的不可逆的肝、肾及肺疾病);⑥最近 6~8 周内出现过肺梗死;⑦严重的脑或外周血管疾病;⑧近期恶性肿瘤(<2 年);⑨近期消化道溃疡;⑩严重的凝血功能紊乱等。

4.麻醉前病情评估

心脏移植通常属于急症手术,麻醉医生没有充足的时间进行详细的麻醉前评估,只能了解患者当前的症状、活动能力、用药问题、手术麻醉史、最后进食进水时间及相关系统的疾病,但可以对患者进行身体检查、呼吸道评估、回顾血液及放射和超声检查结果。患者的情况不尽相同,有些是可以活动的门诊患者,有些患者病情则非常严重,必须要依赖多种药物、主动脉内球囊反搏及心室辅助装置。

一般情况评估包括:①凝血功能检查,须行凝血酶时间、凝血酶原时间和纤维蛋白原定量测定。②供、受体间血型测定,两者血型必须相符。③淋巴细胞毒性配合试验:淋巴细胞毒性反应<10%时,移植后不会发生超急性排斥,否则将导致供心迅速发生功能衰竭。④病毒和病原体检测,包括乙型及丙型肝炎病毒等的测定和鼻腔、鼻咽等部位的细菌培养。

心血管功能评估是重点,NYHA Ⅳ级属终末期心衰的晚期,心脏四腔都普遍扩大,每搏量低而固定,射血分数小于20%,对进一步增加前负荷不敏感,后负荷增加则每搏量和心排血量会显著降低。因此,需要足够的前负荷、适当偏快的心率来维持边缘状态的心室功能。术前需判定肺血管的病变程度和肺高压是否可逆。下列变量是移植的相对禁忌证:在一个或几个血管扩张药或正性肌力药应用后肺动脉收缩压>90 mmHg;肺血管阻力>5 Wood 单位;跨肺梯度>15;肺血管阻力指数>6 Wood/m²。严重的、固定的肺高压(PVR 大于 8 Wood 单位)作为可能会出现移植心脏衰竭的标志,在很多中心是移植的禁忌证,需考虑实施心-肺联合移植或单肺移植。

其他重要脏器功能的评估包括:①术前肾功能。②是否存在肝功能不全:慢性体循环低灌注(左心衰)以及肝静脉淤血(右心衰)两者共同作用降低了肝灌注压,甚至可造成肝功能衰竭。③肺功能改变:严重心衰的患者常有限制性的通气功能障碍,衰竭而扩大的心脏导致肺总量和肺活量下降;肺血管和支气管血管血容量增加,肺毛细血管内压力升高,或因缺氧使肺毛细血管通透性增大,使血浆滤入肺泡,或因水肿液破坏肺表面活性物质,使肺泡表面张力增大,肺毛细血管内和肺间质水分增多,发生急性肺水肿。④脑功能改变:严重心力衰竭时因大脑供血不足,患者常出现头晕等症状。此外,心排血量减少可致肌肉血流量不足而出现肌无力,体力活动时更为明显。⑤水、电解质和酸碱平衡:左心衰竭主要引起肺水肿,右心衰竭主要引起全身水肿。其典型表现是皮下水肿,严重时有腹腔积液、胸腔积液和心包积液。心力衰竭时易出现缺钠性低钠血症和稀释性低钠血症。长期使用排钾利尿药可致患者发生低钾血症和低镁血症。心力衰竭时低氧血症使有氧代谢减弱,往往发生代谢性酸血症。

(二)麻醉管理

1.麻醉前用药

心脏移植手术常为急诊手术,患者禁食时间难以得到保证,麻醉前用促进胃排空和抗酸的药物,可减少反流误吸的发生。麻醉前适当给予镇静药可解除患者恐惧心理,避免心动过速、血压升高等情况,可选用苯二氮䓬类(如咪达唑仑等)药物口服或静脉注射,但用量需酌情减少。

2.麻醉前准备

心脏移植受体手术组和供体手术组之间必须保持密切联络,以确定供体到达受体手术室时间,便于及时建立各种监测及静脉通道并对受体施行麻醉诱导。避免体外循环(CPB)前等待时间过久或长时间CPB运转,使衰竭的心脏更加恶化。麻醉前应做好器械、药物及输血等各种准备,所有心脏移植手术患者都要接受免疫抑制治疗,感染往往是心脏移植失败的原因之一,除了患者需要预防应用广谱抗菌药物外,无菌控制也极为重要,麻醉医生应重视并严格执行无菌操作。

麻醉前常规须监测ECG、无创血压、桡动脉穿刺置管测压、颈内静脉置管测压、经皮脉搏氧饱和度、呼气末CO_2分压、温度、尿量、血常规、血糖、动脉血气、电解质和凝血活酶激活等常规实验室检查。心脏移植的特殊监测项目包括肺动脉导管,肺动脉导管在体外循环后阶段非常重要,可监测CO、PAWP,计算PVR和SVR,指导体外循环后心血管治疗。此外,经食管超声监测(TEE)是心脏移植患者另一有效的监测手段。TEE在移植前可实时评估患者心收缩功能、心腔容积及肺动脉高压程度。移植后可以用于评价心室和瓣膜功能及外科吻合口的程度;观察左室整体和节段性的收缩;在舒张末和收缩末,追踪腔内面积,测定左室缩短分数;连续多普勒波形可以测定吻合处的压力梯度。有条件的单位还可考虑FlowTrac,PICCO及麻醉深度监测如脑电双频指数(BIS)等新型监测以提供更详尽的信息。

3.麻醉诱导

麻醉诱导是整个手术过程中最关键的阶段,诱导时应避免使用对心肌有抑制或增快心率的药物,减少影响心肌功能的药物,保证充分供氧、保证体循环和冠脉灌注压以及体、肺循环间的有效平衡。由于循环迟滞,诱导药起效迟缓,诱导药应分次缓慢注入,以免造成循环不稳定。此外,诱导用药顺序很重要,因为这些患者高度依赖于内源性交感张力和麻醉药的作用,恰当的诱导顺序可以减轻药物引起的心肌收缩功能下降,如果前负荷过多则会导致突发的心血管虚脱。不管麻醉诱导用何种药物,必须要使其负性肌力作用最小,能维持正常心率和血管内容量,避免全身血管阻力降低,同时要使误吸的风险降到最低。阿片类药物是诱导时的主要用药,芬太尼用量为$10 \sim 15\ \mu g/kg$(最大为$60 \sim 75\ \mu g/kg$),其用量还要取决于受体的肝肾功能情况。在垂危患者中应用咪达唑仑或东莨菪碱来产生遗忘作用,一些患者也可以辅助使用低浓度的吸入麻醉药。肌松药可选用对循环影响小的罗库溴铵或顺阿曲库铵。

4.麻醉与心血管功能的维持

麻醉的目标是保持血流动力学稳定和终末器官灌注。为保持血流动力学稳定,应维持合适的心率和心肌收缩力,避免前负荷和后负荷的急性改变,严防PVR

升高,必要时用正性肌力药物维持。麻醉维持用芬太尼或舒芬太尼,可有效地减少术中应激反应,并且对心脏抑制轻,术中低血压发生率低。由于吸入麻醉药对心肌有抑制作用,一般不宜使用或使用低浓度。麻醉的目标是保持血流动力学稳定和终末器官灌注。为保持血流动力学稳定,应维持合适的心率和心肌收缩力,避免前负荷和后负荷的急性改变,严防 PVR 升高,必要时用正性肌力药物维持。此类患者常常对浅麻醉的交感神经反应比较迟钝,因此依靠血流动力学反应对麻醉深度进行评估比较困难,而且,以阿片类药物为主的麻醉方案也会减少术中知晓的发生率。与老年患者相比,年轻患者术中知晓的可能性更大,因此,在 CPB 开始及升温时应该补充芬太尼类药,并追加咪达唑仑。如 CPB 阻力增加,心肌收缩力下降时,需及时加用血管活性药物,考虑到心衰患者的循环时间延长,药物起效可能较慢,给药要慢,随时注意调整剂量。

心脏移植患者因为术前的心衰造成明显的限制性通气功能障碍、肺顺应性下降和气道压力升高,为防止通气压力过大影响静脉回流和增加肺血管阻力,需采用较低潮气量(5~6 mL/kg),较快的频率(16~18 次/min)达到适当的 $PaCO_2$。在体外循环前,应该尽量维持重要脏器有效的灌注,继续使用正性肌力药物和机械辅助设备。诱导后由于体内儿茶酚胺的水平下降,可能会出现血流动力学的不稳定,需及时调整正性肌力药物的剂量和配伍,常用多巴胺、多巴酚丁胺、肾上腺素、异丙肾上腺素和米力农增强心肌收缩力。心率对体外循环前循环的维持至关重要,宜保持相对偏快的心率来代偿固定的低输出量。应注意移植后的心脏去神经,心脏自主神经的调节均失去作用。去神经支配的心脏依赖于内在的固有节律性、循环中的儿茶酚胺、Frank-Starling 机制、外源性激素来维持基本的心排血量。心脏复跳后心率可能较慢,使用阿托品无效。因此,常用异丙肾上腺素增快心率。难以脱离体外循环最常见的原因是右心功能衰竭。肺动脉压力梯度和肺血管阻力指数更能准确反映肺血管的功能状态,因为两者不受心排血量的影响,直接反映肺血管的流量变化,尤其对已经发生心衰的患者,除了常规的过度通气外,主要根据肺血管的阻力大小和左、右室的收缩状况选择合理的治疗方案。包括:①合适的容量负荷;②保持窦性节律;③正性肌力支持;④血管扩张药降低 PVR;⑤血管收缩药维持冠脉灌注压;⑥机械辅助设备。PDE-Ⅲ抑制剂改善右心衰患者的右室收缩功能较血管扩张药更有效。而血管收缩药在冠状动脉灌注压下降时可以改善右室的功能。一氧化氮吸入可以改善急性右心衰时的血流动力学。有学者建议经中心静脉输注血管扩张药可降低肺动脉压,经左心房(左心导管)输注去甲肾上腺素升高血压,维持冠脉灌注,但此法仅适用于严重肺动脉高压、右心衰竭以及难以脱离体外循环的患者。经上述综合治疗右心衰仍无法控制的患者,可采用右心辅助装置(从右房引出血液,经辅助装置返回到主肺动脉)。另外可用肺动脉球囊反搏设备和体外膜肺设备,有时可以渡过难关。

总之,在当今现代医学时代,心脏移植水平在不断提高,应用不断推广,已经成为大型医疗中心治疗终末期心脏病的一种手段。影响心脏移植患者生存率的相关因素很多,其中对供体和受体特别是对受体合理的围术期麻醉管理起着重要的作用。

二、肺移植手术的麻醉

(一)麻醉前准备

1963年开展了第1例人类肺移植,直至20世纪80年代末期,肺移植手术在全世界才得到公认可行,此后技术得到飞速进步。肺移植发展到今天,普及趋势加快,已经成为胸心外科领域最新最有前途的课题之一。肺移植是治疗晚期肺实质疾病及晚期肺血管疾病的唯一有效方法。临床上肺移植有三种主要方式:单肺移植(包括肺叶移植)、双肺移植(包括整体双肺移植和序贯式双肺移植)以及心肺移植。从广义上讲,这三种方式都可达到移植肺的目的。从狭义上讲,肺移植是指单肺及双肺移植。肺移植的适应证为终末期呼吸衰竭患者。其原发病因包括:①肺阻塞性疾病,如慢性阻塞性肺气肿和 α_1-抗胰蛋白酶缺乏症;②肺纤维化疾病,如间质性纤维化及特发性肺纤维化疾病;③肺感染性疾病,如结核毁损肺及双肺弥散性支气管扩张进展为囊性纤维化;④肺血管疾病,如原发性肺动脉高压和(或)合并心内畸形致艾森曼格综合征患者等。其禁忌证包括:①两年内发生过恶性肿瘤,免疫抑制治疗可能诱发、促进恶性肿瘤的形成与复发;②无法治愈的另一主要器官系统功能障碍,如心、肝、肾等脏器功能衰竭;③无法治愈的慢性肺外感染,如慢性活动性乙型肝炎、丙型肝炎、HIV感染乙肝抗原;④严重的胸廓或脊柱畸形;⑤缺乏稳固可靠的社会支持系统等。肺移植麻醉需要充分考虑终末期肺部疾病的病理生理,熟悉相关的药理学知识以及熟练的麻醉技术,并要求要有较好的围术期病情预测能力和调控处理。因此,肺移植麻醉对大多数有经验的麻醉医生仍然是一种挑战。

由于供肺来源的不确定性,一旦确定移植对象后,就尽可能在短时间内掌握患者的详细病史、一般情况。术前的体格检查应着重于呼吸道、心脏及肺部的检查。而且应该在有限的时间内将患者各器官功能尽可能地调整至最佳状态。麻醉医生需评估患者术中一侧肺通气能否提供足够 O_2 和排除 CO_2,右心功能能否耐受可能出现的肺动脉压升高及移植后可能出现的呼吸动力学变化,决策术中供氧方案并对可能出现的问题作出相应的应对预案。具体而言,应在术前通过肺功能、V/Q和动脉血气结果评估限制性肺疾病的严重程度及弥散程度,如吸入空气时 $PaO_2 <$ 45 mmHg 则提示需要 CPB。患者因可能存在严重的肺高压(80/50 mmHg)会使

肺动脉增粗,当增粗的肺动脉压迫喉返神经时可造成声带麻痹,也会造成此类患者增加误吸发生的风险。通过超声心动图或经食管超声心动图(TEE)检查评估右心功能不良及三尖瓣反流。当肺动脉平均压大于 2/3 体循环平均动脉压时,肺动脉高压可能引起右心衰竭。肺动脉平均压大于 40 mmHg 及 PVR 大于 5 mmHg/(min·L)也需要 CPB。此外,由于慢性缺氧常引起红细胞继发增多,术中应测定血细胞比容(Hct),并行凝血与血小板功能监测以指导治疗。术前对患者心理状况的保护极其重要,可以同时使用药物及心理安慰等手段降低患者术前的焦虑症状,术前用药须根据患者病情和配合程度灵活谨慎应用,麻醉前用药应避免呼吸及循环抑制的药物。

肺移植受体手术麻醉准备除了与常规心胸外科手术麻醉相同的准备外,还需注意准备双腔气管导管(一般选用左支)、纤维支气管镜及经食管超声(TEE)。特殊药物的准备包括前列腺素 E_1(PGE$_1$)、多巴胺、米力农、吸入 NO 等。术前用药一般取决于受体的基础疾病。因终末期呼吸衰竭患者呼吸和循环功能的脆弱性,一般镇静、镇痛药物可以免用或减量运用;患者可能存在发生误吸的风险,可于术前静脉注射抗酸剂等。为防患者口干、舌燥等引起不适也可免用抗胆碱能药物。对于长期使用支气管扩张药物的患者可持续使用并带入手术室。根据抗排异协议使用抗免疫药物,常规使用预防性抗菌药物。

麻醉前应建立全面监测。完善细致的监测,体、肺循环的药理学管理配合合理的单肺通气技术可使单肺通气的氧合效能最大化。常规监测包括 ECG、无创和有创血压(NIBP/ABP)、脉搏氧饱和度 PaO_2、呼气末二氧化碳分压(ETCO$_2$)监测、体温监测、尿量及血气监测等,此外重要的监测还包括:①中心静脉压(CVP)和肺动脉导管 PAP、PAWP 压力监测,后者对术中循环功能的调控具有直接指导意义,如对肺移植术中一侧肺动脉阻断后是否需要体外循环,肺动脉压力对比有重要的参考价值。肺动脉压力监测可以持续到术后不再需要应用肺血管扩张治疗时。②心排出量监测和持续心排出量监测可以了解术中的心功能情况,并可根据血流动力学公式计算体循环阻力和肺循环阻力,借以了解末梢血管和肺血管张力,指导血管活性药物的应用。③经食管超声心动图监测:TEE 监测更有利于观察心脏活动和大血管情况。在肺移植术中,TEE 监测可观察肺动脉阻断时心功能的变化,以判断心脏是否能耐受;也可在移植后观察肺静脉与左心房的吻合是否恰当;也可发现是否出现气栓等。④脑电双频指数及脑电图监测由于肺移植术中循环功能波动较大,容易出现浅麻醉而发生术中知晓,脑电双频指数监测可以预防术中知晓。⑤纤维支气管镜检查应贯穿于整个围术期,术中纤维支气管镜检查可确定双腔气管导管的准确位置。也可在直视下清理气道分泌物。移植肺支气管吻合后开放前观察支气管吻合口质量,排除吻合口漏气、狭窄等,并再次清理呼吸道。术后气管镜检查不仅是排斥反应的重要诊断依据,而且在患者排痰困难时可做气管内吸引。⑥监测呼吸动力学监测呼吸频率、潮气量、气道压力、气道阻力、肺胸顺应。实时监测呼吸动力学,可以反映患肺和供肺的功能状况,调整最佳通气参数,实现通气和换气。⑦脑氧饱和度监测利用近红外光谱技术持续监测局部脑氧饱和度,如果低于55%应考虑有脑缺氧存在。在肺移植手术中也可作为是否需要体外循环支持的一个指标,有条件的应该常规监测。

(二)麻醉管理

1.术前处理

术前处理应有效调和受体与供体的状态,尽量减少移植缺血时间,避免移植前非必要的麻醉时间延长。术前可给予口服环孢霉素、抗酸剂、H_2 拮抗药和甲氧氯普胺。患者通常对止痛药敏感,所以术前药通常可以等患者进入手术室之后再给。诱导前还可给予咪唑硫嘌呤。

2.术中处理

(1)监护:与心脏手术一样,术中的有创监测要注意无菌原则。由于三尖瓣反流的存在,放置漂浮导管监测 PAC 会有一定难度。深静脉穿刺应在诱导后完成,因为患者在清醒时通常难以平卧。当手术进行到肺切除时,要及时将漂浮导管后撤(如果漂浮导管是放置在手术侧),在移植完毕后可以把它重新放回肺动脉。要注意避免静脉液体中进入气泡。卵圆孔未闭的患者由于右心室动脉高压的存在有发生栓塞的危险。

(2)诱导和麻醉维持:采取头高位,可选快速诱导。也可用氯胺酮、依托咪酯和阿片类药物的一种或几种进行慢诱导,这样可以避免血压骤降。使用琥珀酰胆碱或其他非去极化肌松药插管。从诱导到插管完毕要保持回路内压力,避免通气不足和高碳酸血症,以免进一步导致肺动脉高压。低血压要使用血管活性药物(多巴胺等)维持,从而避免液体扩容。

麻醉维持通常是阿片类药物的持续输注,可结合或不结合使用吸入麻醉药。术中常见通气困难,进行性 $PaCO_2$ 升高时有发生。呼吸机要适时调节,维持动脉 pH 的正常状况,以免出现碱中毒。肺泡纤维化的患者分泌物很多,要及时吸痰。

(3)单肺移植:单肺移植可以不用进行体外循环,取后外侧切口,置左侧双腔管或单腔管,术中行单肺通气。是否采用体外循环取决于术中对于患侧肺的夹闭和与之对应的肺动脉夹闭时的反应,如果出现持续的血氧饱和度<88%或是忽然出现的肺动脉高压,提示需要体外循环。前列腺素 E1、硝酸甘油等可用于控制肺动脉高压,防止右心衰。有时也必须使用多巴胺来维持血压。如果确实需要体外循环,左侧开胸则行股动脉-股静脉短路,右侧开胸则行右心室-主动脉短路。

供体肺切除后,将其与受体进行肺动脉、肺静脉和气管吻合,用网膜包裹帮助血供恢复。所有工作结束后可用支气管镜对吻合口进行观察。

(4)双肺移植:双肺移植可用一个"蚌壳式"的胸廓切除,正常的体外循环很少用到。如果患者CO_2张力长期高则容易导致碱中毒,常需静脉给予酸剂。

(5)移植后处理:供体肺吻合后,双肺通气得以恢复,移植后气道压以维持双肺膨胀良好为佳。吸入氧气浓度应<60%,通常用甲泼尼龙,以免血管痉挛。在保存液被冲出供体肺时常常会引起高钾血症。移植后停止体外循环,将漂浮导管放回到肺动脉,并适当给予肺血管活性药物和收缩药物。移植前后,经食管超声心动图可以帮助诊断左、右心衰的发生和判断肺血流情况。

移植会扰乱神经反射、淋巴回流和支气管血液循环。呼吸节律不会受影响,但隆突以下的咳嗽反应会消失,部分患者会出现气道反应增高。常见肺血管收缩。淋巴回流的阻断可导致肺水增多和移植肺的水肿。术中补液要最少化。支气管血液循环受阻则会导致吻合口缺血坏死。

3.术后处理

术后处理应尽早拔管,最好行胸段硬膜外镇痛。术后常发生急性应激反应、感染、肾衰竭和肝衰竭。肺功能恶化可能继发于应激反应和再灌注损伤。偶尔需要暂入氧舱。为鉴别应激和感染,需时常进行气管镜检和气管镜下的活检。院内革兰氏阴性杆菌、巨细胞病毒、假丝酵母菌、曲霉菌和间质性浆细胞肺炎菌为感染的常见病原。其他的并发症包括外科并发症如膈神经损伤、迷走神经损伤和左侧喉返神经损伤。

三、肝移植手术的麻醉

(一)麻醉前评估

肝移植患者,大多全身情况差,有黄疸、发热、腹腔积液、贫血及凝血功能障碍。麻醉的主要问题如下。

1.全身情况差

对麻醉的耐受性差。

2.循环变化

肝功能衰竭可导致右心功能不全,循环代偿能力差。因侧支循环丰富,凝血功能障碍而容易出血。

3.酸碱失衡

无肝期容易血液淤滞,无氧代谢以及供肝的酸性灌注液可导致酸血症。

4.血钾改变

一方面,大量输血、供肝细胞因缺血缺氧而释放钾,灌注液含钾较高,与血管再通后可能出现高钾血症;另一方面,当移植肝的功能恢复,钾离子可被重吸收,而肝脏代谢酸性产物的功能随之恢复后,可能出现低钾血症和代谢性碱血症。

5.低血糖

无肝期肝糖原缺乏,移植肝的功能恢复后,血糖被重新合成肝糖原。

6.体温下降

术中要注意保温。

(二)麻醉前准备

适当补充营养,改善贫血和低蛋白血症,纠正酸血症,补充肝原性凝血因子以纠正凝血功能障碍及应用抗菌药物治疗。

术前 3 日起口服硫唑嘌呤 5 mg/kg。手术当日给环磷酰胺 200 mg 和甲泼尼龙 200 mg 静脉滴注。

麻醉前用药:可用阿托品或长托宁、地西泮或咪达唑仑(50～100 μg/kg)。慎用巴比妥类、阿片类药物。

(三)麻醉选择

1.麻醉处理的原则

(1)麻醉用药应尽量选用对肝脏无毒性及不在肝内降解的药物。

(2)麻醉方法以静吸复合全身麻醉为佳。

(3)重视无肝期处理,防止循环干扰,维持心排血量。

(4)静脉通道一律采用上肢静脉或颈静脉。

(5)及时预防和处理麻醉中出现的生理紊乱,特别是对术中出血多、变化快、随时可能发生意外情况的患者。

2.麻醉方法

(1)全身麻醉:麻醉诱导可选用芬太尼、舒芬太尼或雷米芬太尼、硫喷妥钠、依托咪酯、二异丙酚、琥珀胆碱等静脉注射气管插管。维持用药可选用异氟烷、芬太尼、舒芬太尼或雷米芬太尼。肌松药以阿曲库铵为最佳,也可用维库溴铵或泮库溴铵。

(2)连续硬膜外阻滞:一般合并应用全身麻醉。其优点为:①镇痛完全。②肌肉松弛良好,可减少全麻药和肌松药的用量。③麻醉较易维持平稳。④苏醒快。⑤术后可保留硬膜外导管做术后镇痛用。

连续硬膜外阻滞用于肝移植术的麻醉,虽然优点很多,但也要看到由于手术中可能出现凝血功能障碍,就有可能因插入导管的损伤而发生硬脊膜外隙出血甚至造成硬膜外血肿的危险。在麻醉实施中应该慎重考虑。

(四)术中管理

1.切肝期

切除病肝时因有丰富的侧支循环及粘连,分离肝脏过程中容易发生出血和广泛渗血。应密切注意失血量、动脉压、中心静脉压及尿量,及时补充血容量及适量的葡萄糖酸钙。

2.无肝期

无肝期可能出现血压下降、低血糖、低钙血症、酸血症、凝血功能障碍及低温、少尿等。当下腔静脉阻断后,应快速输入新鲜血,以维持血压正常,如血压仍偏低可考虑用多巴胺,同时给碳酸氢钠以纠正酸血症。

3.移植肝血流部分恢复期

这一期因淤积在胃肠道内大量酸性产物及肠道内毒性物质进入体循环,可能出现酸血症、高钾血症、血凝功能障碍、心律失常及低血压等,如有高钾血症应立即静脉注射 10%葡萄糖酸钙 10 mL。同时静脉滴注 5%碳酸氢钠 100～200 mL。

4.循环完全恢复期

可能会出现血压升高,甚至可能出现急性心力衰竭、肺水肿、DIC 等。若血压过高,可减慢输血输液速度,同时静脉注射呋塞米或血管扩张药(硝酸甘油或硝普钠)。注意观察渗血情况,治疗凝血功能障碍,必要时输入纤维蛋白原冷沉淀物和血小板,但要掌握剂量,以免引起血栓形成。同时,血流再通后肝细胞开始工作,乳酸、枸橼酸经代谢易导致碱血症,因此先前纠酸不宜过度。

5.再灌注后综合征

移植肝血流再灌通后,可能出现收缩压急剧下降至 30 mmHg(4.0 kPa),并持续 5 min 以上,与吻合口处内源性前列腺素释放、急性高钾血症、反射性体循环血管扩张及低温有关,应及时处理,可用多巴胺静脉滴注。短暂的血糖升高,可随肝功能恢复而逐步恢复,持续的血糖升高,意味着肝功能恢复不良,预后较差。

为了减少无肝期因阻断下腔静脉而带来的一系列病理生理变化,某医院自 1995 年开始,采用了背驮式原位肝移植(即为保留受者下腔静脉的原位全肝移植),这种术式特别适宜于受者无肝期间没有下腔静脉-腋静脉转流泵设备的医院。将供肝植入原位,利用其肝中、肝左静脉共干和受者所保留的同名共干做端端吻合,供肝的下腔静脉远端自行缝扎。这样无肝期大大缩短,由此而带来的各种病理生理变化也明显减轻,手术成功率明显提高。

6.特殊用药

常用环孢菌素 A、甲泼尼龙加硫唑嘌呤的三联用药。对难治性排斥加用单克隆抗体 OKT$_3$。近年来麻醉诱导后用大剂量抑肽酶可减少失血。

7.定时进行血气分析和 pH 测定

了解术中和术后血液酸碱平衡状态,以指导进一步治疗和处理。

8.术后

应考虑应用机械通气,直到生命体征稳定,呼吸功能恢复正常为止。加强术后镇痛。

（五）肝移植受体的特别注意事项

肝移植存在另外两个难题。第一,移植肝脏的合成功能在凝血、白蛋白、血浆蛋白生物利用度和代谢调节中起主要作用,而这些都是决定手术结果的重要因素。第二,其他移植器官功能障碍是否可以通过机械设备(心脏的 ECMO/VAD、肺脏的机械通气、肾脏的 RRT)暂时支持肝脏替代治疗(MARS 和 Prometheus 系统)的结果尚有争议。因此,保留同种异体移植物的功能,提供充分的灌注和底物输送,并将炎症免疫损伤降至最低仍然是最重要的。这意味着在非移植手术期间需要保持免疫抑制状态,而这样会增加围术期的感染风险。

术前评估应包括前文所述有关心脏的所有方面,并特别关注移植物功能。值得庆幸的是,肝脏功能和生存能力的主要组成部分可通过各种生物标志物和无创或微创检查精确评估。我们可以通过凝血功能、止血参数、凝血因子、白蛋白和血浆总蛋白水平来评价肝脏合成功能。通过转氨酶(ALAT、ASAT)和乳酸脱氢酶(LDH)等胞内酶的释放来监测细胞损伤。血清胆红素、碱性磷酸酶、GGT、吲哚菁绿排泄试验和 PDR 测定能提供足够的胆道功能信息。X 线、CT 及核磁共振等影像学资料将提供解剖学和器官结构方面的信息。

超声心动图是评估肝移植患者的重要检查,可进行包括门静脉、动脉、静脉血流形式等肝局部血流动力学评估,还提供了心脏结构、功能及基本组成的详细资料。至少 50％的肝病患者合并心血管疾病和糖尿病。该检查还可反映肺动脉高压的程度和右心室的适应能力。

由于存在凝血功能障碍的风险,全身麻醉比区域阻滞技术更受青睐。尽管有几篇文章报道在髋关节置换术中椎管内麻醉和局部麻醉在少数肝移植患者中有了成功应用的事例。

术后的总体目标是保护移植器官不发生排斥反应,同时防止感染并发症并减少对同种异体移植器官的缺血损伤。右心室超声成像、门静脉及肝血管血流形式的精确量化、使用吲哚菁绿血浆消失率监测肝血流及代谢为指导治疗提供了详细信息。应积极治疗肺动脉高压和右心室功能障碍,如有必要使用选择性肺血管扩张剂、缩血管药物及强心药物。应频繁使用实验室方法和检验设备[血栓弹力图(TEG)、旋转式血栓弹力计(ROTEM)]对凝血功能(ACT、PT/aPTT、INR、因子分析)进行监测。虽然可以通过血液过滤去除毒素和细胞裂解代谢产物,但目前尚无有效的方法来提高肝细胞活力。因此,预防损伤是唯一比较实际的选择。

四、肾移植手术的麻醉

肾移植手术主要施行于肾衰竭的患者。此类患者全身情况往往极其脆弱,多数患者都已有相当长的时期依靠间断透析维持。慢性肾衰竭的患者不仅存在肾功能的损害,并且往往合并有高血压、心力衰竭、贫血、尿毒症、水、电解质紊乱及酸碱平衡的失调,故术前应加强透析治疗,用以纠正尿毒症,改善电解质紊乱,使患者在较好的情况下接受麻醉及手术。

(一)终末期肾病的病理生理

各种原发性或继发性慢性肾脏疾病将导致肾功能进行性减退,体内代谢废物的潴留,水电解质酸碱平衡失调等内环境紊乱和内分泌异常,进而出现一系列症状的临床综合征,最终会发展为慢性肾衰竭。近年来,慢性肾脏病患者的发病率、住院率均明显升高,严重威胁人类的健康与生命。慢性肾衰竭是一个缓慢而渐进的过程,根据肾功能损害的程度,我国学者将慢性肾衰竭分为 4 个阶段。①肾功能不全代偿期:此阶段患者虽肾脏储备能力已降低,但通常无临床症状。实验室检查:肌酐清除率(Ccr)＞50％,血肌酐(Scr)＜133 $\mu mol/L$。②肾衰竭期,又称尿毒症早期,临床上多会出现明显的贫血及恶心呕吐等消化道症状,出现轻、中度代谢性酸中毒和水钠潴留、钙磷代谢紊乱。可伴有乏力、精神不振等神经系统症状。实验室检查:Ccr 10％～25％,Scr 211～422 $\mu mol/L$。③肾功能不全失代偿期:此阶段患者可出现轻度贫血、乏力、夜尿增多等临床表现。实验室检查:Ccr 25％～50％,Scr 133～211 $\mu mol/L$。④尿毒症期又称尿毒症晚期,临床上表现出各种尿毒症的症状,如严重贫血、恶心呕吐、水钠潴留、低钙血症、高钾血症等,并因全身多器官受累而出现相应的临床表现。患者通常需要接受透析治疗。实验室检查:Ccr 小于 10％,Scr 大于 422 $\mu mol/L$。

慢性肾衰竭患者早期通常无明显的临床症状,而仅仅表现为蛋白尿、夜尿增多等基础疾病的症状。终末期才会出现一系列的临床症状,最终引起全身多个器官系统的功能异常。终末期肾病常见的全身各脏器并发症包括:①代谢的改变,肾衰竭患者由于其排泄功能障碍,常引起不同程度的水钠潴留,而水钠潴留又会进一步造成细胞外液增多和低钠血症。低钠血症是指血清钠低于 135 $mmol/L$。按体内钠的情况及引起低钠血症的原因可以分为稀释性低钠血症和缺钠性低钠血症两种常见类型。高钾血症是慢性肾衰竭患者最致命的电解质紊乱。慢性肾衰竭患者由于肾单位减少,机体对钾的排泄减少,当摄入量超过排泄速度时可迅速出现高钾血症。其他离子如钙、镁、磷的紊乱也十分常见。此外,患者主要表现为代谢性酸中毒。酸中毒可引起心肌收缩力降低以及儿茶酚胺反应性降低。酸中毒亦可导致氧离曲线左移,组织的氧供减少。②心血管疾病是引起终末期肾病患者死亡的首要原因,高血压、高血容量、酸中毒、贫血及血液透析引起的大量动静脉瘘等均可导致心包炎、心脏向心性肥大、心功能不全和充血性心衰。③慢性肾衰竭患者水钠潴留可引起肺水肿,导致限制性通气功能障碍和氧弥散功能降低,造成低氧血症。④绝大多数慢性肾衰竭患者都伴有贫血,主要与患者促红细胞生成素减少及红细胞寿命缩短有关。其他造成慢性肾衰竭患者贫血的因素包括消化道出血、叶酸和维生素摄入不足及尿毒症毒素对骨髓的抑制等。此类患者还常伴随白细胞功能受损,免疫力低下及血小板功能异常和凝血缺陷。⑤慢性肾衰竭患者神经系统病变可分为中枢神经系统病变和周围神经系统病变。中枢神经系统病变早期可表现为淡漠少言、记忆力减退、扑翼样震颤、嗜睡昏迷等。周围神经病变主要表现为下肢远端感觉异常。伴有自主神经病变的患者常出现体位性低血压、发汗障碍等,全麻诱导时易出现低血压。

(二)麻醉前评估和准备

1.麻醉前评估

肾移植术受体绝大多数为慢性肾衰竭患者,病情复杂,存在高血压、贫血、电解质酸碱平衡紊乱等严重并发症。因此,麻醉医生须在术前对接受肾移植手术的患者进行全面的医学回顾及评估,从而采取相应的防治措施。终末期肾病常合并多器官和系统的病变,并且这些潜在的病变通常与肾衰竭之间存在协同作用,可增加麻醉和手术后的病死率。因此,在术前评估时应对每一种器官、系统进行仔细的评价。

终末期肾病患者多数伴有各种心血管疾病的危险因素,因此,肾移植术前仔细检查患者是否患有心血管疾病是至关重要的。心血管疾病严重程度的初步评价包括仔细的临床检查、心电图、胸片等。中度或重度心肌缺血表现的患者则要接受冠状动脉造影检查。在许多肾移植中心,如果 ESRD 患者合并糖尿病,并且糖尿病病史超过 25 年,则倾向于接受冠状动脉造影检查,因为积极地干预可改善患者的预后。拟接受肾移植手术的患者通常正在接受透析治疗,其液体状况很难评估。麻醉医生应根据透析的类型、透析频率及最后一次透析的间隔时间判断患者是高容量还是低容量。体格检查中应观察患者动静脉瘘的位置,术中避免在动静脉瘘的上肢行血压监测、静脉穿刺等操作,防止血栓形成。实验室检查应该在手术前进行。如果术前血钾超过 6.0 mmol/L,应推迟手术,采取透析等治疗方式。由于患者术前常合并严重的贫血,术前应明确血红蛋白的水平。如果有出血史或者可能患有凝血疾病者,应进行凝血检查。所有心脏疾病风险的患者都应做心电图检查,必要时需做 24 小时动态心电图检查。

2.术前准备

良好的术前准备是肾移植后长期存活的重要因素之一。近年来研究发现,在改善患者全身基本状况的前提下,患者接受透析治疗的时间越短,越有利于移植肾的长期存活。拟接收肾移植手术的患者,必须经过充分的透析治疗,使患者的病情得到改善,有利于麻醉实施和术中管理。肾衰竭患者尤其是尿毒症患者胃排空时间明显延长,并且可能存在消化系统的其他病变。因此,慢性肾衰竭患者肾移植术前禁食时间至少 20 小时。肾衰竭患者常合并严重贫血,术前可使用叶酸、促红细胞生成素改善贫血,使血红蛋白升至 70 g/L 以上。慢性肾衰竭合并高血压患者应积极进行抗高血压治疗。心功能不全的患者手术危险大,术前应积极治疗,减轻心脏前后负荷,加强心肌收缩力。

(三)麻醉管理

1.椎管内麻醉

肾移植麻醉的方法包括椎管内麻醉和全身麻醉。近年来,也有采用硬膜外麻醉与全身麻醉同时应用的复合麻醉。椎管内麻醉主要包括蛛网膜下隙麻醉(腰麻)、硬膜外腔阻滞和腰麻-硬膜外联合阻滞。对于拟接受肾移植的患者,只要无明显凝血功能障碍及其他椎管内麻醉禁忌证,均可选用椎管内麻醉。椎管内麻醉用药少,对机体生理干扰较少,局麻药中不应添加肾上腺素,以防止肾血流较少导致肾损害。椎管内麻醉术后肺部并发症较全身麻醉少,并且能够提供满意的术后镇痛。不足之处在于其难以应对术中出现的突发状况,导致术中管理较为被动。全身麻醉能够完善地控制呼吸,确保患者术中氧供,提供良好的肌松以满足各种手术条件,相对椎管内麻醉来说较为安全,但须根据患者的状况选择对循环、代谢等影响较小的全身麻醉药。此外,肾衰竭患者由于低蛋白血症和贫血,易导致药物使用过量。

由于药物作用时间的限制及术中不能追加药物,单纯蛛网膜下隙麻醉现在已经很少应用于肾移植麻醉。连续硬膜外阻滞是目前国内肾移植术首选的麻醉方法。操作时多采用"双管法",即取 $T_{11} \sim T_{12}$ 间隙穿刺并向头侧置管;$L_2 \sim L_3$ 穿刺向尾侧置管。麻醉范围应覆盖下腹部和盆腔,阻滞平面不宜超过 T_8。液体补充应当以维持血流动力学稳定为原则,避免麻醉药引起血管扩张而导致血压明显下降。脊麻-硬膜外联合阻滞也是临床上常用的麻醉方法,该法起效迅速,效果明确,不仅可避免全身麻醉对患者的影响,又可减少单纯硬膜外阻滞的局麻药用量,还便于术后通过硬膜外给予镇痛治疗,当手术时间长,脊麻局麻药作用减弱或消失时,可通过硬膜外导管追加局麻药。

2.全身麻醉

静脉麻醉药诱导药的选择取决于患者的整体健康状态、容量状态及心血管功能等,可选用对血流动力学影响较小的药物组合进行快诱导插管。为减轻气管插管时的应激反应,可用 1% 丁卡因 $1 \sim 2$ mL 行气管表面麻醉。纠正术前低血容量可避免诱导时低血压。对于胃轻瘫和反酸患者可能出现胃排空延迟,应警惕胃内容物反流误吸。此外,诱导时给药速度不宜太快,用药剂量不宜过大。全麻维持多采用吸入麻醉药地氟烷或异氟烷。这两种药物都没有肾毒性,而且,无论是否合并肾脏疾病,这两种药物都不会使肾功能进一步恶化。七氟烷很少用于肾移植手术的麻醉。因为七氟烷经肝脏代谢后会产生一种无机氟化物,已经被证明具有肾脏毒性。麻醉过程中应给予芬太尼等麻醉镇痛药物,减少吸入麻醉药的用量。在肾脏疾病的患者中,芬太尼、舒芬太尼、瑞芬太尼及阿芬太尼的药代动力学不会发生明显的改变,都可以应用于肾移植手术的麻醉。顺阿曲库铵代谢方式为不依赖肝肾功能的血浆霍夫曼消除,不会延长肾衰竭患者的麻醉作用时间。

3.术中管理主要事项

(1)维持血流动力学稳定:慢性肾衰竭患者均伴有高血压,术中既要控制高血压,又要避免发生低血压。一般情况下宜维持血压在正常较高水平,特别是血管吻合完毕开放血流前扩充血容量可增加移植肾血流,提高移植肾的即时功能,从而提高移植肾的成活率和患者的生存率。血压偏低时,给予少量多巴胺静脉持续输注。液体疗法:接受肾移植的患者通常正在接受长期的透析治疗,其液体状况很难评价。患者进入手术室时是高容量还是低容量取决于透析的类型及末次透析后的时间间隔。必须监测中心静脉压,以判断体内血容量是否充足。贫血的患者需及时输血。利尿剂通常用于促进移植肾生成尿液。渗透性利尿剂,如甘露醇通常用于增加尿量和减少多余的体液,因渗透性利尿剂并不依赖于肾的浓缩功能而达到有效利尿。并且,研究表明甘露醇的渗透效应能够减少肾小管的肿胀,降低急性肾小管坏死及移植肾功能恢复延迟的发生率。术中由于药物、输血以及移植肾的含钾保存液都会使血清钾升高,因此应监测钾离子浓度,避免高钾血症。

(2)尿量监测:移植肾再灌注后,应重新记录尿量。低血容量、低血压、急性肾小管坏死、急性排斥反应或者外科引起的机械性的原因都会引起少尿或无尿。评价肾移植术后的尿量通常要先明确患者的容量状况。肾活检有助于判断是否发生急性肾小管坏死或者急性排斥反应。

(四)儿童肾移植的麻醉管理

近年来随着外科技术的进步及新型免疫抑制剂的应用,儿童肾移植的成功率及移植肾的 5 年存活率已明显提高,已经成为儿童终末期肾病的首选治疗。由于生理发育和心理成长的特点,儿童肾移植在临床特点、围术期处理及术后随访等诸多环节中与成人肾移植不完全相同。儿童终末期的主要原因是各种原发性肾小球肾炎、先天性泌尿系畸形及遗传性疾病。一般小于 5 岁的患者通常为先天性的泌尿系统疾病,而大于 5 岁的患者多为获得性肾脏疾病或者遗传性疾病。

儿童肾移植通常接受的肾源是成人肾脏而不是年龄相似的儿童肾脏,因此存在移植物大小和髂窝空隙不成比例的情况,通常将移植肾置于后腹膜。随着受者年龄减小,外科手术技术的难度逐渐增高,尤其是 2 岁以下的受者,术后病死率较高。若引起患儿肾衰竭的原因是尿道先天畸形,则必须在移植前或移植的同时进行相应的处理,以恢复尿道的正常解剖和功能。一般认为 2 岁以下儿童肾移植的围术期麻醉管理十分复杂。儿童的有效血容量较少,接受成人肾脏移植的儿童术中应密切监测血流动力学。在开放移植肾血流时应考虑小儿心搏量难以满足成人供肾血流动力学要求,以及成人供肾将储存大量血液的情况,因此移植肾再灌注前应充分扩充容量以防止突然出现低血压。通常使用白蛋白等胶体将中心静脉压提高至 16~20 mmHg。此外,由于在进行血管吻合时需钳夹大动脉,再灌注时由于远端肢体缺血可引起酸中毒。再灌注时大量器官保存液进入血液也会引起高钾血症。

儿童免疫防御能力强,更容易发生急性排斥反应,并且年龄越小,免疫反应性越强。儿童对免疫抑制剂的耐受性不强,因此需要同时兼顾移植肾排斥反应和药物的肾毒性。目前主要使用钙调神经磷酸酶抑制剂(CNI)和吗替麦考酚酯(MMF)等强效免疫抑制剂。儿童肾移植术后是否完全停用激素,目前仍存在较大争议。

(五)肾移植术后注意事项

1.肾功能的恢复情况

术后患者宜送监护病房专人护理,早期应持续吸氧,防止低氧血症对移植肾的损害。故术后应严格记录液体出入量,防止严重脱水、低钾血症、低钠血症和代谢性酸中毒等电解质紊乱及酸碱失衡的发生。对于术后无尿或者少尿患者,首先应明确原因,排除移植肾血管的问题,然后鉴别诊断是急性肾小管坏死引起的肾衰竭还是移植肾的排斥反应。移植肾的排斥反应是移植肾功能丧失的主要原因之一,可分为超急性排斥、加速性排斥、急性排斥和慢性排斥。而肾移植术后急性肾小管坏死主要是由于肾缺血缺氧引起,早期出现少尿或无尿,当移植肾无功能时,应及时进行血液透析治疗。

2.防治感染

肾移植患者免疫力低下,术后放置导尿管、引流管以及免疫抑制剂的应用等易导致尿路、切口及肺部感染,故应早日拔除不必要的引流管。术后 4~5 天可用抗菌药物预防感染,拔去导尿管、引流管后停用。免疫力低下最易发生在术后 1~2 个月,国外报道发生巨细胞病毒(CMV)感染最高可达 60%~70%,发病率 20%~30%。预防性应用更昔洛韦和阿昔洛韦可有效减少 CMV 感染率和发病率。肾移植术后患者需长期使用免疫抑制剂,因此,接受其他手术时应考虑到免疫抑制剂的作用,特别要注意药物之间的相互影响及预防感染。

总之,对于肾衰竭的患者,肾移植既能提高生存率,又能改善生活质量。但肾移植患者全身情况差,对麻醉管理者来讲是一个挑战。因此,麻醉医生对肾衰竭及相关疾病的病理生理变化应该有完整的认识,对移植肾再灌注的生理改变充分理解,才能对肾移植患者进行正确的麻醉和围术期处理。

(崔宇龙)

第五节 过敏患者的麻醉

过敏反应是麻醉中罕见但可能致命的并发症。据估计,其发生率可达每 100 万例手术 100.6(76.2～125.3)例,且女性高发,与围术期并发症的发生率和病死率密切相关。麻醉过敏反应的致死率在澳大利亚西部为 0%～1.4%,在日本为 4.76%。而神经肌肉阻滞剂所引起的过敏反应致死率,即使在经过充分复苏的患者,在法国达 4% 而英国达 9%。

有时候过敏反应完全无法预测,可在完全没有任何过敏史的患者身上发生,麻醉医生则必须能够迅速识别,并依据现有指南给予合理的治疗,还要明确诊断患者是否符合过敏反应。

当患者有既往食物或药物过敏史时,情况会更复杂。此时,麻醉医生必须辨别不同的可能性。患者可能对麻醉期间的用药过敏,有些过敏与麻醉药物或手术材料(手套、皮肤消毒剂、染料)有交叉反应。有时,患者主诉既往麻醉中发生了过敏反应,但未进行过敏评估。在对这类患者进行术前评估时,即便需要推迟手术,麻醉医生也必须追根溯源。但在不能推迟手术或急诊患者的情况下,麻醉医生必须选择合适的麻醉药物以尽量降低发生过敏反应的风险。

本文将着重回顾麻醉医生面临的最常见的过敏反应,及其对未来麻醉的警示作用。在简短描述这些过敏反应的流行病学特征后,我们总结了目前针对在麻醉评估或急诊麻醉过程中发生过敏反应的主要指南。

一、围术期过敏反应的流行病学特征

急性超敏反应的流行病学特征在不同地域和临床实践方面变化很大,从英国的 1∶353 麻醉,到澳大利亚的为 1∶11000 麻醉。这些超敏反应的首要机制就是过敏。

麻醉中,过敏反应常由以下几种物质引起:

(1)神经肌肉阻滞剂(NMBA):NMBA 是很多国家过敏反应的首要药物种类。在法国,其发生率据预测为 184.0(139.3～229.7)/100 万,占据了麻醉期间过敏反应的 60%。在西班牙和美国,NMBA 的过敏反应发生率似乎较低。其中,舒更葡糖和罗库溴铵的过敏反应发生率最高,分别为首次用药患者 1/2080 和 1/2449。阿曲库铵相对较为安全,过敏反应发生率为首次用药患者 1/22450。顺阿曲库铵相对也比较安全,其在法国有 29.6% 的市场占有率,但是仅占全部过敏反应的 5.9%。

(2)抗菌药物:抗菌药物导致的麻醉期间过敏反应逐渐增多。在法国,抗菌药物所致的围术期过敏反应在 20 世纪 80 年代仅为 2%,但 2007 年的 GERAP 研究报道,其发生率为18.1％。在西班牙和美国等其他国家,抗菌药物所致的过敏反应则占麻醉期间过敏反应的40％～50％。青霉素类和头孢菌素是麻醉期间导致过敏反应的主要抗菌药物。在头孢菌素应用于预防手术感染后,导致了围术期针对抗菌药物的超敏反应数显著上升,以头孢唑啉尤著。

β-内酰胺类的疑似过敏很难确诊,它是患者自行报告最多的过敏药物,占住院患者的10％～15％。这类过敏反应常常被过度报告,但又调查不足,在进行相应的过敏测试后,有90％患者都会被排除。此外,这些患者中的80％～90％都能在未来很好地耐受β-内酰胺类药物暴露。根据不同的研究方法,青霉素在一般人群中的不良反应发生率为0.2％～5％。在欧洲,肠外青霉素过敏反应的预测发生率约为32/10万。青霉素治疗患者发生致死性过敏反应的风险为0.0015％～0.002％。

其他抗菌药物也可能诱发过敏反应。万古霉素和喹诺酮类抗菌药物都可以引起急性超敏反应,因为它们可以直接诱导组胺释放,甚至可以不通过IgE介导的机制就引起过敏反应。

(3)乳胶:时至今日,乳胶过敏依然是麻醉期间过敏反应的主要诱因之一。在HIV开始流行后,对天然乳胶(NRL)产品的高需求导致了更多含蛋白乳胶制品的市场营销,从而导致了乳胶过敏反应数量的显著增加。有些人群的风险更高,如有脊柱裂或经历过多次手术的患者、医务工作者和有乳胶-水果综合征的患者。

事实上,一些乳胶过敏原和食物过敏原存在交叉反应。最常见的水果为猕猴桃、栗子、牛油果和香蕉,但也涉及一些含有Ⅰ类几丁质酶的食物。有一些预防天然乳胶过敏的措施可降低发病率,如在脊柱裂手术和多次手术的患者中避免乳胶的应用,使用质量更好的乳胶,并提高医务工作者对乳胶过敏风险的认识。

(4)镇静催眠药物:此类药物引起的过敏反应目前相对少见。过去巴比妥类药物过敏较多,主要是因为其直接引起组胺释放的作用,也可导致IgE介导的过敏反应。某些镇静催眠药的助溶剂,如聚氧乙烯蓖麻油,也常常与过敏反应相关,丙泊酚溶剂改为10％大豆油乳剂后显著降低了超敏反应的发生率。其他镇静催眠药物(咪达唑仑、依托咪酯和氯胺酮)引发的过敏反应则较为罕见。

(5)阿片类药物:在最近的一项法国调研中,阿片类药物过敏只占围术期过敏反应的1.6％,其机制主要是非特异性皮肤肥大细胞的激活。

(6)非甾体抗炎药(NSAIDs):因为大多数NSAIDs为环氧合酶1(Coxl)抑制剂,也可引起超敏反应但很罕见,也不会与其他过敏原发生交叉反应。

(7)局部麻醉药:考虑到局部麻醉药的广泛应用,其诱发的过敏反应比较罕见。苯甲酸酯类药物可通过其代谢产物(对氨基苯甲酸)导致过敏反应,且同类药物可存在交叉过敏。而目前应用的酰胺类局部麻醉药物的过敏风险则较低。大多数报道的局部麻醉药物过敏都是通过非 IgE 介导的机制（如血管迷走性晕厥、药物过量、血管内给药、血管升压素相关症状等）。局部麻醉药物的过敏反应主要是迟发性过敏反应，会引起湿疹。对于局部麻醉药物皮肤测试阳性的患者，也必须考虑其可能对甲基对苯二甲酸酯、对苯二甲酸酯或防腐剂中的偏亚硫酸盐等物质过敏。

（8）皮肤消毒剂：作为皮肤消毒剂的氯己定（双氯苯双胍己烷），也是中心静脉导管包被涂层、尿道凝胶和眼科冲洗液的成分之一，也是围术期过敏反应的可能过敏原。针对该物质的过敏反应在不同国家发生率不同。在英国，氯己定占围术期 IgE 介导过敏反应诱因的 5%；而丹麦风险较高，围术期 9.6% 的过敏反应由氯己定造成；法国发生率要低得多，可能与手术室内禁止使用氯己定进行皮肤消毒有关。

（9）胶体液：胶体液引发的过敏反应发生率在 0.033%～0.22%，其中明胶类引发的发生率较高。

（10）染料：外科医生在癌症手术中明确淋巴结分布的染料，现在是手术室中的重要过敏原。随着其应用的增加，染料诱发的过敏反应发生率也增高。

在速发型超敏反应发生后，麻醉医生必须尽快根据最新指南进行恰当的救治；在开展合理治疗后还必须采集血样对超敏反应进行确诊。类胰蛋白酶测定是被推荐最多的检测方法，应于超敏反应后 1～2 小时内进行，而至少 24 小时后进行类胰蛋白酶的基础水平测定，有助于排除全身性肥大细胞增多症。有些指南还推荐进行组胺测定以鉴别非 IgE 介导的超敏反应，为避免组胺检测的假阳性结果，必须冷却采集管至 4℃ 并进行早期离心。

在过敏反应发生后，麻醉医生必须告知患者，并强调进行详细过敏物检测以确诊并鉴别未来麻醉中安全可用药物的重要性。过敏反应发生的时间、血样采集时间、可能的过敏药物以及所采用的治疗措施都应该记录在案，并提供给实验室和过敏症专科医生。

患者应在过敏反应发生后 4～6 周进行详细的过敏检测。皮肤试验（针刺试验及皮内反应）是确诊围术期超敏反应的金标准，应在有经验的中心，在严格的监管下依据最新的指南进行；当临床病史和皮肤测试结果不一致时，特异性 IgE 抗体检测和体外细胞分析（嗜碱性粒细胞活化试验）可能有助于诊断；当抗体、局部麻醉药物或 NSAID 的皮肤测试结果阴性时，激发试验可能对确诊过敏反应有所帮助，但不是所有麻醉药物（如肌松剂、催眠药等）都能应用激发试验。

在过敏检测结束后，过敏患者最安全的麻醉策略应由过敏症专科医生和麻醉医生协作制定。必须告知患者其自身的情况，并嘱其随身携带过敏警示卡。

二、患者主诉过敏的处置

(一)对麻醉药物过敏(全身麻醉或局部麻醉药物)

对于择期手术,当患者自诉有麻醉过敏史时,麻醉医生必须获取其既往麻醉记录。若病史提示可能会发生过敏反应时,必须将患者转至过敏—麻醉会诊以对过敏反应进行评估。可疑过敏麻醉史中所用的所有药物及物质(如乳胶等)均应进行检测。如果患者对神经肌肉阻滞剂过敏,则进行交叉过敏检测。如对局部麻醉药物过敏,在临床可疑和皮肤测试阴性的情况下,可行皮下激发试验确诊。

如果无法获得既往麻醉记录,在进行过敏—麻醉联合会诊时,应对所有的肌松药物和乳胶进行检测。

急诊手术的术前准备时间太短,不足以对患者进行合适的过敏检测,所以麻醉应在无乳胶环境中进行。如既往全身麻醉过程中曾发生过敏反应者,则应考虑进行局部麻醉;若局部麻醉不能满足手术需求,则应尽量避免使用 NMBA 和促组胺释放药物。

(二)抗菌药物过敏

择期手术的术前麻醉评估中,约有 30% 的患者有药物过敏史,其中 25% 的患者对 β-内酰胺类抗菌药物过敏。如果对这些患者进行排查,不仅消耗时间还会产生高昂的医疗费用,会对医疗系统造成巨大压力,因此并不推荐。

如果术后对 β-内酰胺类药物的需求较低,采用其他种类抗菌药物预防术后感染也是有效的。由于青霉素与第一代和早期二代头孢菌素的侧链 R1 同源,可诱发交叉过敏,已不再推荐对青霉素过敏患者整体替换为头孢菌素。其交叉过敏反应发生率可高达 10%,但和第三代头孢菌素的交叉过敏发生率则为 2%~3%,因此青霉素过敏时,目前并不推荐全面应用头孢菌素类抗菌药物进行替代。虽然没有交叉过敏反应的报道,但克林霉素也可能诱发超敏反应,为避免万古霉素引起组胺释放综合征,即红人综合征,输注时应谨慎、缓慢。

对怀疑多种抗菌药物过敏,对青霉素/头孢菌素类抗菌药物有速发型或非速发型超敏反应病史,但又经常需要使用抗菌药物治疗(支气管扩张、囊性纤维化、糖尿病、原发或继发的免疫缺陷病或无脾/脾功能减退症),或需要 β-内酰胺类抗菌药物进行特殊治疗的患者,应严密监测 β-内酰胺过敏反应。患者拟行感染风险较高的大手术时(心胸手术、大型腹部手术)也需要进行检查,对这类患者单纯避免 β-内酰胺类抗菌药物的使用,在发生感染后,引起不良临床结果的风险更高。

对 β-内酰胺类抗菌药物过敏的过敏原测定比较困难。这些测试应该依据最新的指南,在有经验的检测中心由熟练的工作人员进行。过敏检测包括对主要的青霉素和头孢菌素类抗菌药物的皮肤点刺试验。如结果为阴性,可再进行皮内试验。

如果皮肤测试结果均不能定性,都未得到阳性结果,则应在严密监控下使用全剂量激发试验以排除 β-内酰胺过敏。

对于并发感染风险较小的手术和(或)患者,避免使用同类抗菌药物就可有效避免过敏反应。

当 β-内酰胺类药物过敏患者有应用 β-内酰胺类药物的特殊需求时,情况会复杂得多。由于情况紧急而无法实施合适的过敏评估时,虽然可以更换为另一类抗菌药物,但临床抗感染失败的风险可能会因此增高。当患者自述青霉素过敏时,头孢吡肟和碳青霉烯类超敏反应较为少见,可考虑作为感染性并发症的潜在治疗手段。当怀疑患者对某种抗菌药物过敏,但又需要该类抗菌药物治疗时(如有多重耐药菌感染),有建议采用逐渐增加剂量的方法进行快速脱敏,但这种免疫耐受仅能用于维持治疗阶段。

(三)乳胶过敏

主诉对乳胶过敏的患者或具有乳胶过敏风险的患者(特异性反应、乳胶-水果综合征、脊柱裂、多次手术),必须转诊至过敏专科医生处咨询。如果确认乳胶过敏,或麻醉评估和手术之间的间隔时间不足以进行过敏评估时,患者必须安排在第一台、无乳胶环境中进行手术。手术相关的各个单元都应收到患者过敏反应的警示。麻醉科还应有最新的含乳胶器械的清单。

(四)吗啡或可待因过敏

吗啡和磷酸可待因可诱发非特异性皮肤肥大细胞激活,导致皮肤瘙痒、荨麻疹和轻度低血压,这种组胺释放效应可以解释为什么阿片类药物的过敏反应常被过度报道。IgE 介导的对吗啡和可待因的过敏反应虽然罕见,但仍可发生。目前尚无证据表明不同亚种的阿片类药物存在交叉反应,但吗啡和可待因之间的交叉反应较常见。主诉吗啡或可待因过敏的患者应转诊至过敏专科行进一步评估和皮肤测试。因为吗啡和可待因的组胺释放效应,皮肤测试结果有时难以解读,使用时不应超过最大推荐浓度。当皮肤测试结果难以定论时,可以考虑激发试验。当患者对吗啡或可待因过敏时,应同时禁用这两种药物,但并不影响其他阿片类药物的使用。

(五)碘过敏

碘本身并不是抗原决定簇,事实上患者是对碘造影剂或作为皮肤消毒剂的碘伏过敏。所以应该询问患者以确定过敏反应是发生在造影过程中,还是皮肤消毒时。

如果怀疑碘造影剂过敏,应对患者行皮肤测试和体外测试,以对即刻和非即刻过敏反应均进行确诊,也可以进行药物激发试验。测试时还应注意,不同碘增强造影剂之间的交叉反应比较常见。

碘伏的超敏反应比较罕见,速发型超敏反应的过敏原通常为聚乙烯吡咯烷酮,但非速发型超敏反应也可能由壬苯醇醚引起。皮肤测试可用于诊断。对碘伏过敏者,可避免使用碘伏,改用其他皮肤消毒剂如氯己定等。目前无证据表明碘伏与含碘类药物具有交叉过敏反应。

(六)海鲜过敏(鱼、贝类)

海鲜过敏和含碘药物过敏之间不存在相关性,所以对海鲜过敏的患者可安全应用含碘类药物。

硫酸鱼精蛋白是导致非 IgE 介导的超敏反应的常见原因。鱼精蛋白也可能导致过敏,具有该过敏史时应禁用硫酸鱼精蛋白。相反,目前并无证据支持鱼类过敏患者应禁用硫酸鱼精蛋白。

(七)鸡蛋或大豆过敏

丙泊酚目前采用的脂肪乳化剂是卵磷脂和大豆油。尽管罕见,但丙泊酚诱发的超敏反应也有几例报道,且部分与食物过敏存在交叉。人群总体的食物过敏发生率在上升,而鸡蛋和大豆常常是病因所在。因此,麻醉医生若顾虑患者的大豆或鸡蛋食物过敏史与丙泊酚之间存在交叉反应,应在麻醉方案中排除丙泊酚的使用。

这一假说目前尚无证据支持,新近的两篇研究都显示对于鸡蛋或大豆过敏的患者,应用丙泊酚并不会增加其超敏反应的风险。因此,丙泊酚对于这些患者可能是安全的。

(八)红肉或 α-半乳糖过敏

红肉过敏比较少见(仅占食物过敏的 3%),其中牛肉是最常见的致敏肉类。红肉过敏可能与牛源的明胶药物如明胶类胶体液,或一些疫苗中的稳定剂引发的超敏反应相关。有报道显示碳水化合物半乳糖-α-1,3-半乳糖(α-半乳糖)是诱发红肉过敏的可能介质。因此,红肉过敏的患者应避免使用明胶胶体。

(九)花生过敏

尚无报道显示花生与麻醉药物存在交叉过敏,因此对花生过敏患者无须调整麻醉方案。

三、麻醉中超敏反应的处理

速发型超敏反应可以根据相关症状(表 3-5-1)以及过敏原暴露和过敏反应发生的先后时间关系进行识别。

表 3-5-1 按严重程度分级的速发型超敏反应症状

严重程度	症状
I	皮肤特征:红疹、荨麻疹、伴或不伴血管性水肿

严重程度	症状
Ⅱ	出现可察觉的但不危及生命的症状：皮肤效应、动脉压低、咳嗽或机械通气困难
Ⅲ	出现危及生命的症状：心血管性虚脱、心动过速或心动过缓、心律不齐、严重支气管痉挛
Ⅳ	循环衰竭、心脏和（或）呼吸骤停

当怀疑速发型超敏反应时，麻醉医生必须迅速进行合理治疗，ENDA/EAACI指南已对这些反应的处理方法进行了规范指导。

在所有的病例中都应使用综合的复苏治疗，并应根据临床严重程度和患者病史进行调整。同时，须撤除所有怀疑过敏的药物。并应告知外科团队，考虑过敏反应的严重程度，共同决定是否继续手术。若发生严重过敏反应，还需寻求帮助。

速发型超敏反应的治疗包括：

（1）吸入100%纯氧，必要时快速控制气道。

（2）被动抬高患者双腿，并快速静脉输注晶体液。当晶体液输注超过30 mL/kg时给予胶体液，并应避免可能诱发过敏反应的胶体液。

（3）直接由静脉给予冲击剂量肾上腺素，每1~2 min给1次，直到恢复血流动力学稳定。起始剂量取决于过敏反应严重程度（表3-5-2），随后可改为持续静脉输注肾上腺素0.05~0.1 μg/(kg·min)。对于使用β受体拮抗药的患者，必须加大肾上腺素的使用剂量。

表3-5-2　根据过敏反应严重程度分级的肾上腺素使用剂量

Ⅰ级	无须使用肾上腺素
Ⅱ级	每1~2 min，10~20 μg
Ⅲ级	每1~2 min，100~200 μg
Ⅳ级	每1~2 min，1~2 mg

注：考虑维持静脉输注肾上腺素0.05~0.1 μg/(kg·min)。

（4）如果应用肾上腺素后仍然出现难治性低血压，联合应用亚甲基蓝（1~3 mg/kg）可能有效。

（5）舒更葡糖曾被认为是怀疑为甾体类NMBA（罗库溴铵和维库溴铵）过敏的有效治疗措施，但目前尚存争议。舒更葡糖的疗效在皮肤测试和嗜碱性粒细胞激活试验中都无法证实，临床病例也有显示其疗效不佳的报道。相反，还有一些病例报道患者对舒更葡糖本身过敏以及给药后加重原过敏反应。因此，应在肾上腺素抵抗的患者中谨慎使用。

（6）心搏骤停应根据现有指南进行治疗。

（7）糖皮质激素（200 mg/6 小时氢化可的松）是二线治疗药物，可能可以预防迟发性休克表现。

（8）H_1 抗组胺药物对于 I 级过敏反应可能有效。

由于存在血压波动的风险，过敏反应后 24 小时都应对患者进行严密监测。

对接受 β 受体拮抗药治疗的患者应增加肾上腺素用量。

（陈 佳）

第六节 急性呼吸窘迫综合征的抢救

急性呼吸窘迫综合征（ARDS）是一种继发于其他器官、广泛性肺损伤等袭击后所出现的以肺功能损害、气体交换功能障碍、进行性呼吸困难、严重低氧血症为其特点的急性呼吸衰竭综合征。本征与婴儿呼吸窘迫综合征颇为相似，故以急性代替成人而用此名，以区别于婴儿呼吸窘迫综合征。由 Ashbauth 等于 1972 年创用"成人呼吸窘迫综合征"名称。ARDS 为急性肺损伤，是 ICU 常见而难治的重症。近年呼吸支持疗法及全身支持疗法的应用提高了患者的生存率，使 ARDS 早期治疗的病死率有明显下降，但晚期病死率仍高至 50%～80%。早期诊断、早期治疗，是降低其病死率的关键。麻醉科医生必须掌握 ARDS 的发病特点、临床表现及抢救措施。

一、病因和诱因

1.血管活性物质

在创伤、休克和感染等原因下，大量有害的血管活性物质进入肺血管床。包括细菌毒素、坏死组织碎屑、蛋白代谢产物和病理情况下所释放的各种血管活性物质等，进入血液循环。肝脏巨噬细胞系统（RES）功能又低下，丧失了屏障功能，致使上述毒物和血管活性物质到达肺循环。引起肺部血管痉挛性收缩或舒张，淤血渗漏严重，肺质量增加，并引起支气管收缩致通气困难。常见血管活性物质如下。

（1）5-HT：使肺血管普遍痉挛收缩，肺动静脉压和 PCWP 均升高，肺充血水肿，全身血压却下降。

（2）组胺：经肥大细胞释放大量组胺，加重肺损害和支气管痉挛。

（3）激肽：引起平滑肌收缩，血管扩张，毛细血管通透性增加，导致血管内皮损害，是肺损害的重要因素。

（4）呼吸抑制：导致肠源性毒素和胰腺缺血坏死释放的蛋白酶、磷脂酶进入肺循环，而引起严重后果。使肺血管床血管痉挛，淤血渗漏增加且能直接破坏肺表面活性物质活性。细菌内毒素和休克时的溶酶体酶增多，也有相当的血管活性作用。

(5)其他活性物质:如前列腺素、补体、纤维蛋白降解物等异常释放,均会加重肺损害。

2.直接肺损害的因素

有毒气体吸入或误吸等都是 ARDS 的诱因。

(1)毒气吸入:导致肺泡壁及毛细血管损害,出现肺泡出血、炎症、水肿、纤维蛋白沉着、肺泡膜增厚、透明膜样变、肺表面活性物质更迭障碍、肺不张等非特异性反应。若 $FiO_2 > 0.5$,且长期(>48 小时)吸入干燥或高浓度氧($>40\%$),大多数发生氧中毒,导致肺损害。如工业烟雾、战争化学毒剂、农药等有毒气体。

(2)误吸:误吸胃内容物($pH < 2.5$),导致 Ⅰ 型肺泡细胞坏死,毛细血管内膜损害,血浆内容物渗入肺泡和间质,肺泡表面活性物质失活,导致弥散性肺泡萎陷。

(3)淹溺:误吸淡水、海水或污水后,不仅直接引起肺损害,还引起循环血量的超荷、严重肺水肿、接近溺死者常并发 ARDS。

(4)急性放射性损伤:肿瘤放疗后 1~3 个月,因肺泡上皮和血管内皮的直接损害,可发生 ARDS。

3.血液循环灌注失常

血液循环灌注失常诱发 ARDS。

(1)肺灌注不足:休克时,肺处于低灌注状态,血管活性物质增多、血浓缩、酸中毒等改变及凝血激活因素等,促进了 ARDS 发生。

(2)输血时微粒被输入:输血未用标准滤器,纤维蛋白微栓及红白细胞破坏碎屑输入体内,滞留在肺毛细血管床中。这些微粒引起肺循环的严重损害。创伤、骨折等可使肺部发生广泛性脂肪栓塞、肺水肿。产科羊水肺栓塞有机械性阻塞作用,也有因大量血管活性物质引起毛细血管和支气管痉挛。异型血输注时的溶血反应后期也易导致 ARDS。

(3)输液过量:显著的体液正平衡,逾量输液的超荷助长 ARDS 的渗出趋势。

(4)CPB 因素:CPB 心肺转流后,心血管手术 CPB 机转流时间过长,引起血液成分的破坏碎屑过多、灌流血量及灌注压过大等,均易造成肺血管损害,在已存有肺循环高压情况或事先未确诊的动脉导管未闭等,转流后易导致 ARDS。

(5)弥散性血管内凝血(DIC):全身性 DIC 与 ARDS 的诱因有相似之处。机体受侵袭应激时,脏器微循环痉挛,红细胞和血小板堆聚,形成微粒。肺部 DIC 明显时诱发 ARDS。反之,任何原因的 ARDS,病理上均合并肺 DIC。两者互为因果,经常并存。

4.其他诱发因素

(1)神经因素:严重颅脑损伤后常诱发肺水肿或 ARDS,这与下丘脑血管运动中枢的过度应激及交感神经末梢大量释出儿茶酚胺有关。周围血管阻力的增加,加重了肺循环淤血和渗漏。

（2）机械通气不当：使用的湿化不合理、回路内污染、PEEP升压过高等因素，均易诱发ARDS。通常被称为"呼吸机肺"。

（3）特殊的全身疾病：如尿毒症、胰腺炎、晚期癌症、妊娠毒血症、癫痫持续状态、高中心静脉压所致的淋巴循环障碍等，易诱发ARDS。

二、病理生理

ARDS的病因各异，但病理基础是肺泡毛细血管损伤。

1.肺高压

肺血管阻力增高是ARDS重要的病理表现。主要是多形核白细胞（PMNs，炎症细胞）在肺毛细血管内聚集。现已知ARDS并不都伴有肺高压，但肺血管阻力都增高。ARDS的气道峰压、气道阻力显著增高，肺顺应性显著下降。

2.肺泡缺氧

粟粒性肺结核并发肺不张导致肺泡缺氧，肺淋巴循环随肺泡缺氧发生故障，肺淋巴滞留加重了肺泡缺氧。

3.支气管系血流量减少

它是肺脏的营养供应线，亦是维持肺功能正常的必要因素之一。低血压、低血容量、贫血及缺氧等都可使支气管系血流量减少，导致肺功能异常。

4.FRC减少

临床测定肺功能余气量（FRC）减少，肺顺应性下降。

5.氧合改变

通气/血流比值下降（V/Q<0.8），$P_{A-a}DO_2$增大（正常值10～20 mmHg）。

三、分期

病情复杂多变，缺乏早期诊断指标。

1.病程分期

（1）Ⅰ期：有轻度呼吸急促，突发进行性呼吸困难，并有呼吸性酸中毒。或血气异常，应怀疑ARDS。

（2）Ⅱ期：周身及循环情况明显好转，但呼吸困难却进行性加重，低氧血症明显。

（3）Ⅲ期：呼吸困难十分严重，吸入高浓度氧，PaO_2改变不明显，$PaCO_2$仍然低，而乳酸浓度增加，体检现阳性体征，X线胸片示两侧弥散性斑块状阴影，并随时间的延长而逐渐增多，直到融合成片状。

（4）Ⅳ期：渐衰竭，呼吸吃力、不规则，严重发绀，PaO_2<41 mmHg，$PaCO_2$及

乳酸浓度增加,pH 明显下降,PEEP 通气也不能纠正缺氧,心律失常,最终心搏停止,病死率达 100%。

2.国内分期标准

Ⅰ期

(1)临床表现:①持续性自发性过度通气,呼吸频率 25~30 次/min;②肺部无阳性体征;③X 线胸片无阳性发现。

(2)实验室检查结果:①动脉血气分析 pH<7.45 或正常;②PaO_2 60~70 mmHg;③$PaCO_2$<36 mmHg;④吸纯氧 30 min 后 PaO_2 为 360~500 mmHg,$P_{A-a}DO_2$>100 mmHg 或吸新鲜空气时 $P_{A-a}DO_2$>50 mmHg;⑤肺分流率为 7%~15%。凡具备临床表现中的 3 条和实验室检查中的 3 条,即可诊断。

Ⅱ期

(1)临床表现:①呼吸频率>30 次/min;②吸气性呼吸困难;③一般氧疗对于发绀无效,使用 IPPB 后略改善;④肺部无阳性体征;⑤X 线胸片无异常。

(2)实验室检查结果:①动脉血气分析 pH>7.45 或正常;②PaO_2 50~60 mmHg;③$PaCO_2$<30 mmHg;④吸纯氧 30 min 后 PaO_2<360 mmHg,$P_{A-a}DO_2$ 进一步加大,>200 mmHg,吸入空气时,$P_{A-a}DO_2$>56 mmHg;⑤肺分流率>10%~20%。凡具备临床表现中 4 条及实验室检查中 3 条,即可诊断。

Ⅲ期

(1)临床表现:①呼吸频率>35 次/min;②显著的吸气性呼吸困难;③发绀于吸氧后无明显改善;④肺部出现捻发音或细小湿性啰音;⑤X 线胸片出现网状或点片状阴影。

(2)实验室检查结果:①动脉血气分析 pH<7.35 或正常;②PaO_2 40~50 mmHg;③$PaCO_2$ 偏低或已有回升趋势;④吸纯氧 30 min 后,PaO_2<150 mmHg,$P_{A-a}DO_2$>200 mmHg 以上;⑤肺分流率为 20%~25%;⑥动脉血乳酸盐含量>1 mmol/L。凡具备临床表现中的 3 条及实验室检查中的 3 条,即可诊断。

Ⅳ期

(1)临床表现:①呼吸频率>40 次/min;②极度吸气性呼吸困难;③吸氧后发绀毫无改善;④肺部啰音多;⑤X 线胸片片状融合阴影。

(2)实验室检查结果:①动脉血气分析 pH<7.35;②PaO_2<40 mmHg;③$PaCO_2$>45 mmHg;④吸纯氧 30 min 后,PaO_2 仍<65 mmHg,血气分析 $P_{A-a}DO_2$>400 mmHg;⑤肺分流率>25%;⑥动脉血乳酸盐>10 mmol/L。凡具备临床表现中 3 条及实验室检查中 4 条,即可诊断。

四、临床表现

ARDS 并非单一肺器官的疾病,而是多器官功能不全综合征(MODS)一个重要组成部分。

1.进行性呼吸困难

患者气道通畅,通气量高于正常,有的年轻患者,可吸 5000 mL 气体,但仍感"气不够用"。缺氧很明显,发绀也呈进行性加重。

2.吸气性呼吸困难

呼吸困难呈吸气性的,也称为吸气性窘迫。患者体位不像哮喘病患者那样弯腰喘息,常挺胸吸气。

3.呼吸频率加快

呼吸频率>28～40 次/min。呼吸无效腔增加,若无效腔量/潮气量(V_D/V_T)>0.6,提示需机械通气。

4.缺氧

不论通气量多大,仍有缺氧。患者呼吸的深度比气管炎或肺实质性炎患者显著加深,血气分析 PaO_2 显著降低,$PaCO_2$ 显著增加。早期 $PaCO_2$ 明显下降,出现呼吸性碱中毒。

5.氧疗难以纠正低氧血症

一般氧疗,再高的氧流量也难以纠正顽固的低氧血症。

6.肺顺应性降低

按公式计算动态肺顺应性(Cdyn),对 ARDS 诊断、判断疗效有意义。

$$Cdyn = \frac{V_T}{最大气道内压 - 呼气末正压}$$

7.X 线胸片示弥散性肺浸润

无其他阳性体征。

8.缺乏特别有效的防治措施

ARDS 治疗是 ICU 病房最棘手的治疗问题。

9.治疗新进展

尽管呼吸疗法、支持疗法不断改进,但病死率一直在 50%～80% 波动。近年来,随着人们对其病理生理新认识的加深,及分子生物学和免疫学的进步,出现了限制潮气量的呼吸机通气法等一些有前途的新疗法。

10.有原发病

继发于严重创伤、严重组织损害、休克、严重感染、严重消耗和恶性肿瘤等原发病。该症命名和诊断上最好写清其全面的原发病和病程阶段。如肠坏死中毒性休克并发 ARDS 第Ⅲ期;又如急性坏死性胰腺炎中毒性休克并发 ARDS 第Ⅲ期。

五、诊断

1.诊断标准

目前多采用 1994 年欧美联席会议推荐的 ARDS 诊断标准。

(1)呼吸窘迫急性发作。

(2)低氧血症:ALI 氧合指数(PaO_2/FiO_2,正常比值为 400～500 mmHg)≤ 300 mmHg。ARDS:PaO_2/FiO_2≤200 mmHg(不管呼气末正压水平)。

(3)正位 X 线胸片上有双侧实变。

(4)无心源性肺水肿的临床表现:其中 ALI 指急性肺损伤,定义为早期肺泡损伤,这种损伤可能随后发展成或不会发展成 ARDS。肺动脉楔压≤18 mmHg 或无左心房压力增高的临床证据。

2.诊断依据

1995 年全国危重急救学学术会议仿照上述标准,规范我国 ARDS 诊断标准。

(1)病史:有 ARDS 的病因和诱因,即有创伤、休克和严重感染等病史。

(2)症状:先兆期 ARDS 诊断应具备下述 5 项中 3 项。①在重病阶段突然出现难以解释的进行性吸气性呼吸困难,f＞20～25 bpm;②FiO_2 为 0.21 时,60 mmHg＜ PaO_2≤70 mmHg;③PaO_2/FiO_2≥300 mmHg;④FiO_2 为 0.21 时,$P_{A-a}O_2$ 为 25～ 50 mmHg;⑤X 线胸片正常。早期 ARDS 诊断应具备 6 项中 3 项。①f＞28 bpm; ②FiO_2 为 0.21 时,50mmHg＜PaO_2≤60 mmHg;③$PaCO_2$＜35 mmHg; ④200 mmHg＜PaO_2/FiO_2≤300 mmHg;⑤FiO_2 为 1.0 时,200 mmHg＞$P_{A-a}O_2$＞ 100 mmHg;⑥胸片肺泡无实变或实变≤1/2 肺野。晚期 ARDS 诊断应具备下述 6 项中 3 项。①呼吸窘迫,f＞28 bpm;②FiO_2 为 0.21 时,PaO_2≤50 mmHg; ③$PaCO_2$＞45 mmHg;④PaO_2/FiO_2≤200 mmHg;⑤FiO_2 为 1.0 时,$P_{A-a}O_2$＞ 200 mmHg;⑥胸片示肺泡实变≥1/2 肺野。

(3)持续低氧血症:氧疗后不见好转。

(4)呼吸力学诊断指标:无发绀及缺氧症状,无肺部体征,无 X 线胸片阳性发现。APP(监测气道峰压)、EAR(计算气道阻力)显著增高,ELTC(肺顺应性降低)等变化是 ARDS 早期诊断的敏感指标。

六、预防

病因不清,预防较困难。可以通过对休克患者恢复正常循环动力学,特别是避免低灌注状态过久,消除血液中各种血管活性物质、凝血酶、内毒素和颗粒物质;重视常规操作,在无菌及无感染方面尽量避免发生问题。其要点如下。

1.避免低渗性失衡状态和组织低灌注状态

休克治疗过程中,应避免使患者处于体液过分的失衡状态,避免低渗性失衡状态和微循环低灌注状态。否则对肺脏功能极为不利。

2.尽早进行呼吸支持管理

对创伤、休克、严重感染、重症患者及大手术后患者应及早进行支持管理和改善其呼吸情况。避免长期吸入高浓度的氧。

3.加强营养支持

使患者保持良好的营养状态。

4.减轻腹胀

外科患者应避免腹胀,消除术后腹胀。

5.经常变换患者体位

以减轻肺内血液的淤滞。

6.对骨折者早期固定

有助于恢复活动,防止脂肪栓塞发生。

7.大量输血时采用微孔滤器

滤弃其中微粒。或输血量＞5 L后,补充浓缩血小板(或新鲜全血)时可免用滤器。

8.彻底清创

对肢体的严重挤压伤、炸伤、广泛的皮下创伤等,应及时清除坏死组织,必要时于12～24小时内再次清创处理。对于坏死肠段和肢体不应勉强保存,否则往往会造成严重后果。战时下肢炸伤、挤压伤常是诱发 ARDS 的典型损伤。

9.防治各种感染

做好引流,切口延期缝合,局部清洗,合理使用抗菌药物等是防治各种感染的有力措施。但应避免所谓预防性地使用广谱抗菌药物,同时要遵循无菌护理原则。

10.合理的药物治疗

对危重患者,合理的药物应用可避免和预防 ARDS 的发生。

(1)血管收缩药:避免使用效能强烈的血管收缩药,尤其应避免长期使用。

(2)肝素:创伤后若处在高凝状态,适当使用肝素,达到半量肝素化常能预防 DIC 的发生。如对使用肝素有顾虑,可用中分子胶体液适当稀释血液,以保持血细胞比容在30％左右,以改善微循环。

(3)激素:适量的激素对抗休克、维持溶酶体膜的稳定性有一定效果。

(4)血管解痉药:及时适当地使用血管解痉药可改善肺循环高压和淤血状态,改善肺分流和微循环,对防治 ARDS 有一定的意义。

(5)利尿药:对输液逾量的患者用呋塞米 40 mg,但过度利尿导致血液浓缩,对肺循环是不利的。药物中氨茶碱效果好,甘露醇应慎用。

11.维持血浆渗透压

在创伤早期,清蛋白配合晶体液使用或联合使用清蛋白和利尿药,以提高血浆渗透压。但对血管渗漏严重的患者,清蛋白也可能外渗,值得注意。

七、治疗

(一)一般治疗措施

(1)诊断和治疗:其原发疾病及其他重要器官的衰竭。

(2)液体管理:目前对于 ARDS 液体管理策略的实施尚有争议。有研究推荐在 ARDS 不同阶段实施"差异化"液体治疗策略:即在 ARDS 早期采用积极的液体复苏策略以补充血容量,增加心输出量,改善组织灌注;在 ARDS 中晚期采用保守和限制性的液体治疗策略以减少肺组织渗出,改善肺水肿。

(3)加强监测:动脉插管测压并监测动脉血气。肺动脉插管对维持血流动力学稳定可能有用。经胸或经食管超声心动图用于评价心功能和容量状态。

(4)早期控制全身性炎性反应和感染病灶。在细菌培养和抗菌药物敏感试验指导下使用敏感抗菌药物。

(5)早期开始营养支持,首选肠内营养。

(6)避免医源性并发症,包括氧中毒,呼吸机相关性肺损伤(VILI)、液体过负荷以及盲目使用广谱抗菌药物,以避免诱导细菌耐药和发生真菌二重感染。

(二)肺保护性通气策略

肺保护性通气策略是采用相对小的潮气量限制吸气末肺的过度扩张,并施以恰当的 PEEP 阻止呼气末肺泡的塌陷,基本内容包括:①限制潮气量和气道压,即采用小潮气量进行机械通气。②在吸气时采用足够的压力使萎陷的肺泡复张(肺复张术),呼气时采用适当的 PEEP 保持肺泡开放,即"肺开放"策略(OLC)。肺保护性通气策略应作为基础治疗在确定诊断 ARDS 的同时立即执行。

1.小潮气量和气道平台压的选择

2006 年中华医学会重症医学分会在《急性肺损伤/急性呼吸窘迫综合征诊断和治疗指南》中建议"对 ARDS 患者实施机械通气时应采用肺保护性通气策略,气道平台压不超过 35 cmH$_2$O"。2012 年 ESICM 会议推荐将小潮气量通气用于所有分层水平的 ARDS 患者。

由于 ARDS 肺容积明显减少,为限制气道平台压,有时不得不将潮气量降低,允许动脉血 PaCO$_2$ 高于正常值,即所谓的允许性高碳酸血症。允许性高碳酸血症是肺保护性通气策略的结果,并非 ARDS 的治疗目标。目前尚无明确的 PaCO$_2$ 上限值标准,一般认为 PaCO$_2$ 允许在 80 mmHg 左右,国内外指南主张保持 pH 在

7.20 以上,否则可考虑静脉输注碳酸氢钠。

2.肺复张术

肺复张术(RM)是指使具有复张潜力的肺组织开放的一系列手段。由于 ALI/ARDS 病变的不均一性,低垂受压部位的肺组织容易发生塌陷。充分复张 ARDS 塌陷肺泡是纠正低氧血症和保证 PEEP 效应的重要手段。

目前临床常用的肺复张术包括控制性肺膨胀法(SI)、压力控制通气(PCV)及 PEEP 递增法。其中控制性肺膨胀法较为常用,该方法采用持续气道内正压通气(CPAP)方式,推荐吸气压为 30~45 cmH$_2$O,持续时间为 30~40s。

3.PEEP 的选择

在充分复张塌陷肺泡后,应选择适当水平的 PEEP 以防止呼气末肺泡塌陷而预防 VALI。但目前对于 ARDS 患者最佳 PEEP(即能维持组织最佳氧合状态而不良反应最小的 PEEP)的选择目前仍存在争议。以往有研究建议参照肺静态压力-容积(P-V)曲线低位转折点压力+2 cmH$_2$O 来选择 PEEP。目前多数研究认同施行肺复张术并随后逐步降低 PEEP 而调定达到 PEEP 的最佳水平的方法,一般使用的 PEEP 在 5~15 cmH$_2$O 之间,合理选择 PEEP 的目标是尽可能防止肺泡萎陷并将 PEEP 对机体的不良影响降到最低。2012 年 ESICM 会议推荐轻至中度 ARDS 患者使用低水平 PEEP,中至重度患者使用高水平 PEEP。

(三)其他机械通气及呼吸支持策略

1.无创机械通气(NIV)

NIV 可避免气管插管和气管切开引起的并发症,近年来受到了广泛的重视。2012 年 ESICM 会议推荐将 NIV 用于轻症 ARDS 患者(即氧合指数 PaO$_2$/FiO$_2$ 位于 200 mmHg 和 300 mmHg 之间的患者)。

应用 NIV 治疗 ARDS 时应严密监测患者的生命体征及治疗反应。如 NIV 治疗 1~2 小时后,低氧血症和全身情况得到改善,可继续应用 NIV;若低氧血症不能改善或全身情况恶化,应及时改为有创机械通气。

ARDS 患者在以下情况时不适宜应用 NIV:①意识不清;②血流动力学不稳定;③气道分泌物明显增加,而且气道自洁能力不足;④因面部畸形、创伤或手术等不能佩戴鼻面罩;⑤上消化道出血、剧烈呕吐、肠梗阻和近期进行了食管及上腹部手术;⑥危及生命的低氧血症。

2.俯卧位通气

由于 ARDS 肺组织中肺水肿和肺不张在肺内呈现"不均一"性分布,即在重力依赖区(仰卧位时靠近肺部的肺区)以肺水肿和肺不张为主,通气功能极差,而在非重力依赖区(仰卧位时靠近前胸壁的肺区)的肺泡通气功能基本正常。俯卧位通气通过降低胸腔内压力梯度、促进分泌物引流和促进肺内液体移动,而明显改善氧合。2012 年 ESICM 会议推荐重症 ARDS 患者(即氧合指数 $PaO_2/FiO_2 <$ 100 mmHg 的患者)可考虑采用俯卧位通气。但关于实施俯卧位通气的持续时间以及治疗间隔时间尚未达成共识。目前的研究表明俯卧位通气能显著改善重症 ARDS 患者的氧合情况,但是尚不能改善患者预后。

实施俯卧位通气时必须使用深度镇静药物和肌松药以减少人机对抗,改善患者舒适程度,同时需要注意预防体位改变过程中可能发生如气管插管及中心静脉导管意外脱落等并发症。

3.高频振荡通气(HFOV)

高频振荡通气(HFOV)是在平均气道压基础上建立高频率(180~900 次/min)和小潮气量(1~2.5 mL/kg)的通气从而产生一定水平的驱动压以保持肺泡持续处于膨胀状态,避免肺泡反复塌陷复张导致的肺损伤,也避免了由于部分肺泡塌陷所致的肺内分流,有助于改善 ARDS 患者的氧合。2012 年 ESICM 会议推荐重症 ARDS 患者可考虑采用 HFOV。

4.体外膜肺氧合技术(ECMO)

ECMO 主要通过体外膜氧合代替或部分代替心肺功能,纠正低氧血症,避免机械通气可能造成的呼吸机相关性肺损伤,降低肺动脉压力,减轻右心后负荷,有利于心肺功能的恢复。有研究表明:与常规的机械通气技术相比,ECMO 可以使严重 ARDS 患者的住院病死率由 80% 下降到 21%。2012 年 ESICM 会议推荐将 ECMO 技术用于常规治疗手段无效的部分重症 ARDS 患者。

(四)药物治疗

1.肾上腺皮质激素

目前对于使用肾上腺皮质激素能否改善 ARDS 患者生存情况尚存在争议。中华医学会重症医学分会《急性肺损伤/急性呼吸窘迫综合征诊断和治疗指南》中明确指出"不推荐常规应用糖皮质激素预防和治疗 ARDS"。但对于过敏原因导致的 ARDS 患者,早期经验性应用糖皮质激素治疗可能有效。此外,感染性休克并发 ARDS 的患者,如合并有肾上腺皮质功能不全,可考虑应用替代剂量的糖皮质激素。

2.吸入一氧化氮(NO)

吸入 NO 可选择性扩张肺血管,而且 NO 分布于肺内通气良好的区域,可扩张该区域的肺血管,显著降低肺动脉压,减少肺内分流,改善通气/血流比例失调,减少肺水肿形成。由于目前的一系列随机对照临床试验均未证实 NO 与传统的机械通气相比可以改善 ARDS 患者的存活率且有荟萃分析提示 NO 治疗有使病死率增加的趋势并增加肾功能不全的风险,故吸入 NO 不宜作为 ARDS 的常规治疗手段,仅在一般治疗无效的严重低氧血症时考虑应用。

3.抗凝治疗

ALI/ARDS 过程中存在促凝系统激活,促凝系统天然抑制物缺失引起血液的高凝状态,同时由于纤溶系统失衡导致肺泡内大量纤维蛋白沉积引起 ALI/ARDS 的病理改变,因此抗凝治疗(如肝素雾化吸入)可能对 ARDS 患者有益。

4.乌司他丁

乌司他丁主要是通过抑制急性肺损伤炎症细胞聚集和激活以及抑制炎症介质、细胞因子及氧自由基的释放而发挥肺保护作用。部分临床研究在一定程度上肯定了该药在改善 ARDS 近期临床疗效指标方面的积极作用,但尚需更大规模研究进一步证实。

5.他汀类药物

近年来的研究发现他汀类药物具有潜在抗炎及促进内皮细胞修复的作用,同时有研究提示辛伐他汀治疗可减少 ALI 患者肺部与全身性炎症反应,改善器官功能障碍并且安全有效。

(五)ARDS 的"六步法"综合治疗策略

2010 年 Janet 和 Matthay 等人根据现有临床指南及临床经验等资料归纳了重症 ARDS 治疗的具体方法,共分六个步骤实施(简称"六步法"):

步骤 1:小潮气量肺保护性通气(6 mL/kg,如果气道平台压仍高于 30 cmH$_2$O,则潮气量可逐渐降低至 4 mL/kg)。测量气道平台压力。如果<30 cmH$_2$O,进入步骤 2a。如果>30 cmH$_2$O,则进入步骤 2b。

步骤 2a:实施肺复张和(或)单独使用高 PEEP。

步骤 2b:实施俯卧位通气或 HFOV。

步骤 3:评价氧合改善效果,静态顺应性和无效腔通气。如果改善明显则继续上述治疗。如果改善不明显,则进入步骤 4。

步骤 4:吸入 NO;如果数小时内氧合及顺应性改善不明显,则进入步骤 5。

步骤 5:小剂量糖皮质激素(须权衡利弊)。

步骤 6:考虑实施 ECMO。入选患者高压机械通气时间小于 7 天。

六步法使得重症医生在及时、准确判断 ARDS 患者病情严重程度的基础上,规范、有序地实施小潮气量通气、肺复张等治疗措施。该方法将提高 ARDS 规范化治疗的可行性和依从性,有望降低患者病死率。

(梅　喜)

第七节　终末期呼吸衰竭患者的麻醉

为终末期呼吸系统疾病患者提供麻醉,对麻醉医生而言从术前访视到术后管理都存在挑战。它包括两种不同的情况:有特定术中管理的肺部手术,其他各种有较大的术后呼吸系统并发症风险的手术。降低风险应从术前开始,包括戒烟、肺复健以及患者教育。

这些患者的优化管理需要多学科医疗团队协调合作,用通用的策略限制术后并发症的发生。

一、终末期呼吸衰竭的定义

终末期呼吸衰竭包括具有一些共同特征的不同类型的疾病。通常当代偿机制被改变时会逐渐出现终末期状况。最突出的症状是患者休息时呼吸困难症状逐渐加重以及活动时持续感觉气短。此外,其他症状如晨起头痛、酸中毒及严重的低氧血症可确定诊断。全身症状包括肺动脉高压,某些病例出现相同的体循环高血压和心力衰竭。

终末期呼吸衰竭的病因涉及许多呼吸系统病理机制,发生率按以下顺序递减:

(1)抽烟后肺气肿。

(2)严重的慢性阻塞性肺疾病(COPD)。

(3)肺纤维变性或囊性纤维化。

(4)间质性肺病。

(5)免疫抑制治疗后或肺移植后闭塞性细支气管炎。

(6)慢性、急性呼吸窘迫综合征,本文不涉及此内容。

二、术前评估

(一)一般情况

最重要的评估方法仍是结合临床评估患者的日常生活自主能力。可通过工具性日常生活活动量表(IADL)来测量,该量表评估穿衣、吃饭等不同的常规活动。自主能力受损与预后差密切相关。

客观标准可对疾病的严重程度进行分层。其中最重要的是高龄(>60岁)并存在其他伴随疾病(高血压、脑缺血等)。此种情况需要进行全面的心脏检查,因为如果患者为右心室肥厚,心排血量只依赖于其功能和耐受性。任何原因的缺血(如右冠状动脉不完全狭窄)都可能影响心排血量,快速出现脏器缺血及乳酸酸中毒。需要通过冠状动脉造影进行心脏形态学检查以确保没有冠状动脉病变。如果计划行大手术,运动耐量应当通过应激超声心动图或应激 MRI 来检测。全面的评估旨在术前确定最佳的麻醉和镇痛方案。最后,评估呼吸功能。分流量的多少和低氧血症的严重程度是肺功能"储备"强有力的预测因子。此外,pH 异常是快速失代偿的一个信号,可能需要延迟手术。

术前访视的主要目的是进行完整的并发症检查（Charlson 评分）并制订一个准确的麻醉预案。贫血或意外出血的风险非常重要，因为其与缺血风险相关。另一方面，考虑可避免削弱呼吸功能的一些选择：局部或区域麻醉、限制机械牵拉及无创通气支持。

在某些情况下，应当考虑肺移植。为了平衡捐助者稀缺并最大限度提高肺移植的社会效益，肺移植的适应证已更新，我们更加重视能获得的潜在生命年。目前建议只针对若不移植两年内因肺部疾病死亡的风险＞50％、移植后 90 天生存率＞80％、若移植物功能健全并在一般医疗条件下 5 年预期生存率＞80％的患者考虑肺移植。

（二）术前优化

1.呼吸或肺复健

呼吸或肺复健可改善总体的功能状态，主要作用于由于营养不良伴随严重的分解代谢和日常活动减少而逐步消失的肌肉群。同时，产生的乳酸和二氧化碳减少，对呼吸机需求降低。肺复健对终末期 COPD 患者特别有好处，其具体措施包括戒烟、尽早发现肺功能恶化和坚持治疗。

对于 COPD，已显示肺复健计划可明显改善患者的运动耐量和健康相关的生活质量，同时减少呼吸困难的严重性。在 Ceasario 等的研究中，与对照组相比，复健可改变患者的状态，改善其呼吸功能并使他们接受手术且不发生并发症。肺复健计划的作用在其他原因引起的终末期呼吸系统疾病中研究得较少。一项正在招募受试者的临床试验（NCT1893008）专门研究通过一个锥形流阻式吸气负荷装置进行术前吸气肌训练，这个项目为个体化定制。开始的吸气负荷设定为测量的最大吸气压的 60％。根据自感用力度的比值，负荷逐渐增加，患者必须每次完成 30 次的动态呼吸做功，每天 2 次。

2.预复健理念

预复健贯穿于整个术前医疗过程，其目的是改善"未来"手术或肿瘤患者的健康。也就是说，肌肉量和肌肉耐力的增加应当可以抵消住院期间预期的肌肉萎缩。这个理念的提出先于国际术后加速康复（ERAS）协会支持的复健项目，且至少包含 3 个部分：在专业教练（理疗师或运动医生）的指导下 1 周内（最多 3 次）进行一系列重复的有氧和无氧训练；优化饮食（降低肌少症，每日蛋白摄入量 1～1.5 g/kg）；进行心理支持。麦吉尔大学的 Carli 等倡导这种复健应在术前至少持续 4 周。

此多维度项目的可行性已经在结直肠癌中证实。因此，观察到功能储备的增加，将峰值摄氧量和 6 min 步行试验（6-MWT）增加 10％作为参考标准。对治疗有反应的患者有两种结果。其一，功能储备的增加与术后并发症明显降低（2％ vs

18%)及患者的特定表现相关。实际上,该功能提升水平在住院期间消失后2个月内再次升高。其二,患者恢复到术前状态。相反,患者术后身体活动能力逐渐下降且功能状态持续改变,持续时间长且不能完全恢复。他们再不能达到基础状态。正如 Coats 等在计划行肺部手术患者中证明的一样,患者对方案的依从性非常重要。最近一项有趣的报道发现在直肠癌手术中实施新辅助放射治疗后,其结果与放疗期间功能状态明显下降相似,但术前预复健组有明显的改善。即使许多预试验获得了相同的结果,这个理念仍需要更多的随机对照试验来获得更加可靠的结论。在外科患者中实行这一措施可能会碰到一些障碍,但是我们可以想象,对于终末期呼吸系统疾病患者来说"时间"窗口是不一样的。之前的一项研究对严重的COPD 患者提供了一部分方案以证明他们的功能状态得到改善,在这个研究中,最初被拒绝实施手术的患者最终接受了手术且术后没有任何严重并发症或死亡发生。

三、麻醉实施

(一)预充氧

在所有预期存在通气或插管困难的患者中都应该进行预充氧,这一推荐特别关注诱导前吸低氧空气的患者。这个阶段对于降低诱导时低氧事件发生率是至关重要的,该时期低氧事件的发生通常与肺毛细血管增厚而被动氧输送减弱相关。应该提出一些改善氧合的方法以提高预充氧效率。

首先,提高预充氧质量的一个简单的方法是用斜坡位使更多的肺泡区域复张并让横膈移动更有效。对于严重 COPD 且缺氧的患者,诱导时持续正压肺泡通气(CPAP)或压力支持通气(PSV)复合呼气末正压(PEEP)可用于提高预充氧效率,减少肺不张的发生。这种疗法得到了有关紧急诱导的一些研究的支持。因此,与标准治疗相比,无创通气(NIV)与 SpO_2 下降发生概率较低相关:(93%±8%) vs(81%±15%),$P < 0.001$。目前的研究表明高氧流量是改善氧合的新方法,可以在自主呼吸时加一个小的 PEEP 或呼吸暂停时通过被动转运将氧气转移到肺泡。一项大规模的多中心研究显示高氧流量可优化重症患者肺泡氧合。此研究证实了之前插管时比较使用非再吸式储气囊面罩或高流量经鼻吸氧的研究,前者在插管时低氧的发生率明显较低:2% vs 14%,$P = 0.03$。

(二)区域麻醉

医学上普遍认为对于 COPD、肺纤维化或支气管炎的患者,通过气管插管和间歇正压通气实施的全身麻醉与患者的不良预后相关。这类患者容易出现气管和支气管高反应性、心血管不稳定、气压伤、低氧血症和较高的术后肺部并发症发生率。越来越多的证据支持传统观念认为的,对只能进行全身麻醉的患者实施区域麻醉。

一项研究发现 COPD 患者手术时单独使用硬膜外麻醉将术后肺炎的风险降低50%。术中使用 NIV 也可用于改善肺气体交换。对终末期呼吸系统疾病患者使用肌间沟臂丛神经阻滞仍有争议，因其有引起膈神经麻痹减弱呼吸功能的风险。或许更好地使用超声引导可减少局部麻醉药需求量，进而可减少膈神经阻滞的发生率。推荐使用硬膜外镇痛在术后改善 NIV 和控制疼痛。

（三）全身麻醉药的选择

一些数据显示麻醉药对术后肺部并发症（肺炎、肺不张等）的作用有差异。事实上，缺血再灌注（IR）过程会增加初级炎症反应，卤化的挥发性麻醉药（七氟烷或地氟烷）或静脉麻醉药（丙泊酚等）不同的麻醉药效果不同。挥发性药物的特点在于其高亲脂特性，在穿过肺泡毛细血管膜到达血浆之前可直接弥散到达肺泡腔。另外，丙泊酚具有最佳的生物利用度，特别是在单肺通气气体缺乏的高风险状态，因为肝脏代谢得到了控制。一些临床和基础研究显示卤化麻醉药的优势在于可降低促炎介质的产生。在临床实践中，除了这一项研究外，没有发现麻醉药与术后预后直接相关。有学者首先提出挥发性麻醉药有抑制炎症反应的作用，他们在单肺通气（OLV）临床场景中比较使用丙泊酚和卤化的挥发性麻醉药的效果。这些试验进行了支气管肺泡灌洗和血液分析，显示主要发生在缺血同侧的对缺血的局限性反应上。因此，不管使用何种药物，OLV 后促炎细胞因子在通气侧肺增加。但是丙泊酚麻醉期间介质的释放量大约是使用七氟烷或地氟烷麻醉的两倍。一些研究显示丙泊酚对氧自由基释放引起的脂质过氧化反应有积极影响，并可抑制炎症介质 IL-8 的释放，降低呼吸指数。因此，结果仍具有争议性，近期发表的一篇大的综述倾向于使用卤化物。这个综述是基于 8 项纳入接受 OLV 行胸科手术的 350例患者的研究，通过减弱炎症反应起到保护效果。

（四）拔管指征

拔管前优化患者的状态很重要。肌松药的作用应完全被逆转，使患者温暖，充分氧合，且 $PaCO_2$ 接近患者术前正常值。围拔管期支气管扩张剂治疗可能对比有益。已经证明高危患者拔管后直接用无创通气可减少呼吸做功和空气滞留，可降低大手术后再次插管的可能性。

（五）麻醉期间保护性通气

1.一般准则

手术时保护性通气策略的概念仍适用，要求低潮气量和低气道压。低潮气量对呼吸系统疾病的病因影响不大，推荐意见仍是根据理想体重潮气量为 $6\sim7$ mL/kg。对于低气道压，一些病因可能会与气道压互相影响，设置机械通气需要精确并需要克服存在的一些困难。特别是对于伴有自发性 PEEP 的严重 COPD 患者和伴有峰值压力和有时是平台压增加的(囊性)纤维化患者。这种病理情况一般需要非常小的潮气量(5 mL/kg)和相对延长的呼气时间(1∶1 比例,有时吸呼比倒置)。医学上对于 PEEP 文献尚存争议,因目前的试验没有显示全身麻醉期间高 PEEP 有优越性。实际工作中我们推荐最好用小潮气量(6~8 mL/kg)复合低 PEEP(5~8 mmHg)。

尽管许多研究已经显示了肺复张的积极作用,但须特别注意其手法。事实上,出现气胸或者更严重的双侧气胸是终末期呼吸系统疾病尤其是肺气肿的主要风险。每一个麻醉参与者都应当警惕这一风险,并应严密监测气道压,限制任何动态的过度充气,降低呼吸频率和允许呼气(增加呼气时间)是两个首选设置。

2.单肺通气

单肺通气对肺血流分布的影响是正确管理单肺通气的理论基础。单肺通气的麻醉管理主要注意两个问题:一是未经通气的去氧饱和血液分流引起动脉血氧分压下降,另一个是非通气侧肺萎陷及通气侧肺正压通气所致的肺损伤。因此,在麻醉处理上要尽可能减少非通气侧肺血流以减少肺内分流,降低低氧血症的发生率;另外,在单肺通气时要采用保护性肺通气策略,减轻对双侧肺的损伤。

当出现低氧血症时,首先应排除双腔支气管导管或支气管阻塞导管位置不当、分泌物或血液堵塞、导管扭曲等,可在纤维支气管镜明视下调整位置,及时吸引,保持气道通畅。对于单肺通气时不可避免的通气/血流(V/Q)失调,应结合患者术前肺功能、麻醉深度、呼吸和循环的整体情况,采用个体化的机械通气模式,包括通气侧 PEEP、非通气侧 CPAP,尽可能减轻 V/Q 失衡。

保护性肺通气策略是在实施机械通气时,既要考虑患者氧合功能的改善和二氧化碳的排出,又要注意防止机械通气负面作用的通气策略。可采用小潮气量、低气道压通气,加用 PEEP 防止肺萎陷、肺泡复张策略等保护肺免遭机械通气的损伤。在单肺通气时,机械通气模式的设定应个体化,参数设定既要维持足够的通气量,使 PaO_2 和 $PaCO_2$ 接近生理状态,又要避免大潮气量、高气道压对肺造成损伤。尽可能缩短非生理的单肺通气时间,避免长时间非通气侧肺萎陷,必要时每隔 1 小时膨肺 1 次。

3.ECMO

ECMO 现与在大医院是一个令人关注的对非心脏或非肺部手术重症患者进行支持的方法。事实上,它可以通过静脉—静脉插管支持严重和难治性低氧血症,限制高碳酸血症性酸中毒。在这些情况下,ECMO 确实是一个保持终末期肺氧合却不增加无氧代谢的策略。但另一方面,ECMO 在囊性纤维化、支气管黏液溢恶化和肺过度膨胀存在气胸风险的病例,允许极度保护性的通气(3~5 m/kg)。通常的选择是在颈静脉进行静脉—静脉 ECMO。若没有进行部分心脏支持的其他原因,可经皮置入双腔管。推荐通过经食道超声检查(双腔静脉平面)来控制插管的最佳位置,优化血液吸引。根据我们肺移植的经验,仅在围术期使用 ECMO 与并发症增加并不相关。终末期呼吸衰竭患者使用 ECMO 的另一个适应证是对预期困难气道患者进行气道管理:下颌前伸困难、张口受限以及颈椎活动受限。在这种情况下预先使用 ECMO 可进行常规管理而没有缺氧风险。

(刘　政　崔宇龙)

第八节　终末期肝病患者的麻醉

肝硬化是终末期肝病发病率和病死率上升的原因。肝功能失代偿是此病自然病程中的关键环节,因为它严重影响患者的预后。手术和麻醉是众所周知的可导致肝硬化失代偿的原因,若与器官衰竭相关联时最坏的情况可能导致"慢性肝衰竭急性化"。在这种情况下,与非肝硬化患者的 1.1% 相比,报道中肝硬化患者非移植手术后院内病死率高至 8.3%～25%,这一结果就毫不令人惊讶了。最近的一项 7 天的队列研究,纳入了欧洲 28 个国家 498 所医院进行过手术的 46539 例患者,发现肝硬化可使术后病死率增加 3 倍以上。尽管预后不佳,但医疗管理的改善和预期寿命的延长增加了对此类患者进行手术的可行性。

一、终末期肝病患者术前评估

(一)肝硬化发病机制

在正常的肝脏中,门静脉血流经肝血窦,此处有孔的内皮细胞允许与肝细胞进行广泛的代谢产物交换,这些肝细胞执行大部分已知的肝功能。然后,末端肝小静脉收集肝血窦内血液,流入三条肝静脉中的一条,并最终流入腔静脉。

肝硬化时,大面积纤维化同时伴随着肝脏血管的扭曲最终导致门静脉分流,动脉血供直接进入肝门流出道,从而影响肝血窦和邻近肝实质如肝细胞间的交换。肝硬化的主要临床后果是肝功能受损以及入门脉流入道阻力增加,即门脉高压。

(二)肝功能不全的评估和预后

肝硬化不应该再被视为一种终末期疾病,现在大家已经接受了动态进展理念。肝硬化的自然病程取决于潜在的肝病病因和治疗。肝硬化失代偿率为 2%～10%,酒精性肝硬化在持续饮酒时更高。在所有类型的终末期肝病中,一旦发生失代偿,未行肝移植者 5 年内病死率高达 85%。Child-Pugh-Turcotte(CPT)评分(表 3-8-1)简单可重复,可预测 1 年生存率,A、B、C 级的 1 年生存率分别为 100%、80%、45%。最近,已经开发出终末期肝病模型(MELD)评分,提供更准确的短期(3 个月)病死率预测它最初是用于预测经颈静脉肝内门腔内支架分流术(TIPSS)

患者病死率,它是根据血肌酐、国际标准化比值(INR)和血胆红素进行评分,分值为 6~40 分。MELD 分值低于 9、20~29 及 40 分的 3 个月病死率分别是 1.9%、20% 及 71%。

表 3-8-1　CPT 评分表

肝性脑病(分级)	无	1~2	3~4
腹腔积液	无	轻度	中度
凝血酶原时间延长/s	<4	4~5	>6
国际标准化比值	<1.7	1.7~2.3	
血白蛋白/(g·dL^{-1})	>3.5	2.8~3.5	<2.8
总胆红素/(g·dL^{-1})	<2	2~3	>3
CTP 分级	A	B	C
分值	5~6	7~8	10~15

(三)肝硬化引起的肝外病理生理改变

1.心血管改变

肝硬化和门脉高压的患者表现为高动力心脏综合征,以心率和心排血量增加、外周血管阻力和动脉血压降低为特征。这些改变随着肝病进展而加剧。简而言之,门脉高压增加内脏血管壁的剪切力和多种血管舒张因子(如 NO)的产生,导致内脏血管舒张。其他因素如细菌移位或内脏血管对血管收缩剂低反应性也会导致内脏血管舒张。与门脉压力增加相关的门体分流开放后,血液的分流和过量血管扩张剂从内脏循环进入体循环,也导致体循环动脉血管扩张。总之,这些改变导致有效动脉血容量降低,从而刺激内源性血管收缩系统(即交感神经系统,肾素-血管紧张素-醛固酮系统),引起水钠潴留,引发这些患者的高动力循环。

与此同时,这些患者可形成一种真正的肝硬化性心肌病,表现为对压力的收缩反应降低、舒张功能不全及不存在其他心脏疾病的电生理异常(如 QT 间期延长和变时反应异常)。因此,肝硬化进程中心功能不断恶化在有效动脉血减少的发病机制中发挥着重要的作用,并和肝衰竭的程度相关。

总而言之,因血管扩张加剧疾病进程,使心排血量不能进一步增加,导致动脉血压降低,激活血管收缩因子和持续性肾脏水钠潴留,积聚成腹腔积液。难治性腹腔积液、低钠血症和肝肾综合征(HRS)是这一过程的极端表现。

2.肝硬化肾功能改变

急性肾脏损伤(AKI)发生在约 20% 的肝硬化住院患者中,通常由多种因素导致且预后不佳。若诊断是根据血肌酐做出的,其发病率可能会被低估。事实上,肝硬化患者的肌肉量通常很低且肌酐的释放减少。因此,在肾小球滤过率很低的情况下患者的血肌酐仍可能正常。大多数病例（70%）AKI 的机制是肾前性的，由肾脏低灌注导致，不存在肾小球和肾小管病变。事实上，上述循环改变使肝硬化患者易发生胃肠道出血、脓毒血症或大量穿刺导致的绝对或相对低血容量。在没有诱发事件（如低血容量或肾毒性药物）的情况下，HRS 是全身血管舒张相关的持续性肾脏低灌注的结果。它是一种排除性诊断，专门针对失代偿性肝硬化，与其他肾前性 AKI 不同的是对容量治疗没有反应。诊断 HRS 需达到严格的标准：①肝硬化腹腔积液；②停用利尿剂并用白蛋白扩容（每千克体重 1 g）至少 2 天后血肌酐＞133 μmol/L（或1.5 mg/dL）；③没有休克；④当前或最近没有使用肾毒性药物治疗；⑤没有肾实质病变，指征是蛋白尿＞500 mg/d、镜下血尿（＞50 红细胞/高倍视野）和（或）肾超声检查异常。尽管给予白蛋白和血管收缩剂可改善肾功能，但 HRS 唯一有疗效的治疗仍是肝移植。事实上 HRS 的出现代表了肝硬化疾病进展上的一个明显转折，因为若不行肝移植，则预后极差（病死率高达 90%）。

3.肝硬化肺并发症

不管病因是什么，慢性肝病对呼吸功能的影响非常明确。首先，腹腔积液和胸腔积液可导致明显的肺部受限和肺不张。肝性胸腔积液是没有心脏或肺部疾病的肝硬化患者的胸腔积液，可发生在高达 10% 的慢性肝病患者身上。急性肺水肿是这些患者心脏舒张功能不全发生率高引起的（CTP 分级 A 和 C 级发生率分别为 48% 和 88%）。更特别的是，两种截然不同的肺血管异常，肝肺综合征（HPS）和门肺高压（POPH）可能是肝实质或血管异常的结果。HPS 发生于约 20% 的患者，指的是门脉高压、低氧血症和肺内血管扩张导致右向左分流法洛三联征。虽然给予氧气可以改善低氧血症，但在全身麻醉期间，机械通气可能会加剧肺内分流。POPH 是由肺动脉床动脉血流受阻引起的。在肝病患者和有呼吸困难症状的患者中它必须使用超声心动图进行筛查。无法区分门肺高压与其他形式的肺动脉高压，其原因还远未被破解。使用批准用于治疗 POPH 的药物（如前列环素类似物、磷酸二酯酶抑制剂或内皮素受体拮抗药）治疗 3～6 个月可能有助于改善 POPH 患者的血流动力学和运动能力。

4.肝硬化凝血功能障碍

肝硬化凝血系统改变累及止血的各个阶段：原发性止血（血小板—血管壁相互作用）、凝血（凝血酶生成和抑制）和纤维蛋白溶解（血凝块溶解）。然而，与普遍的看法相反，肝硬化与促凝和抗凝的驱动因素的变化有关，实际上重新平衡了凝血系统。虽然认识到促凝因子（因子 Ⅱ、Ⅴ、Ⅶ、Ⅸ、Ⅹ 和 Ⅺ）在肝硬化中减少很重要，但也不应该忘记肝脏产生的抗凝因子（抗凝血酶和蛋白质 C）和纤溶蛋白也减少。相似地，低血小板计数可能会被高活性的 von Willebrand 多聚体引起的血小板聚集能力增强或纤维凝块结构的促凝性变化所抵消。总之，这些数据表明，在肝硬化患者中被恢复的止血平衡的建立(尽量脆弱)可以迅速转变成急性出血风险。然而,到目前为止,发现是常规的凝血测试(如凝血酶原时间)单独评估促凝剂驱动因素的缺陷,而非这些患者的血栓风险。因此越来越多的证据表明,肝硬化患者中经常观察到的凝血因子和血小板计数的变化是解读为弥漫性出血风险的可靠指标。此外,此类患者的血栓风险增加已被证实。肝硬化是血栓栓塞性疾病的风险因素。在实践中,尽管缺乏明确的证据,但 PT<30%、血纤维蛋白原<1 g/L、血小板<50 g/L 通常被认为是预防性纠正凝血障碍的阈值。

5.肝硬化的脓毒症:免疫功能障碍和营养状况

肝硬化患者发生细菌性感染、脓毒症、脓毒症引发的器官衰竭和脓毒症相关死亡风险增加。细菌感染使肝硬化患者的病死率增加 4 倍,其中 30%的死亡发生在脓毒症发病一年内。此外,脓毒症休克肝硬化患者的住院病死率高于其他患者,超过 70%。这种易感性与免疫系统的改变有关,被称为肝硬化相关的免疫功能障碍(CAID)与免疫系统瘫痪(也称为免疫缺陷)。与全身炎症特征相关。虽然免疫瘫痪(也称为免疫缺陷)是病原体反应受损引起的(例如:涉及 HLA-DR/共刺激分子在单核细胞/巨噬细胞的表达减少或吞噬作用介导的细菌清除减少),系统性炎症是免疫系统细胞持续性或不充分刺激的结果,可能会导致组织损伤且容易发展为器官衰竭。

肝硬化患者易发生感染也与营养不良相关。营养不良在肝硬化患者中特别常见(在等待肝移植的患者中多达 70%),在酒精性肝病患者中尤为严重。营养不良可通过人体测量数据进行测量(例如不自主的体重丢失和 BMI),但受肝脏疾病的影响,低白蛋白血症和前白蛋白血症并不发生在肝硬化患者中。在这种情况下,使用 CT 扫描测量肌肉损耗(即肌少症)尤为有用,因其与不良预后独立相关。

6.肝硬化与麻醉

对静脉注射甚至吸入麻醉药物的肝毒性顾虑一直存在。主要依赖于肾脏清除或再分布的麻醉药物(如丙泊酚、依托咪酯、芬太尼、舒芬太尼)通常是首选药物,然而,由于分布量和水钠潴留、血浆白蛋白水平、代谢和消除过程的重大变化,药物的药代动力学在严重的肝硬化患者中变异度很高。此外,肝脏灌注减少,硬化肝更容易受到低血压和缺氧的影响。因此,推注的效果不可预测,应滴注给予麻醉药。值得注意的是,已经发现术中低血压对肝硬化患者手术预后有负面影响。

二、手术和肝硬化

基于团队的目标需要对治疗肝硬化患者有经验的肝脏病专家、外科医生、麻醉医生和危重病学专家参与,最好是专科中心的医生。

这样有利于不同的专业医生提出不同的优化方案。

(一)手术注意事项

理想情况下应行择期手术,因为此类患者急诊手术风险高于平均水平。手术技术的选择对此类患者很重要,特别是在急诊手术时。由于腹压增高和胆囊切除,胆结石和疝气在肝硬化人群中尤为常见,疝气修补术常被应用。在这种情况下,采用改良后的腹腔镜技术似乎可以降低术后并发症发生率。腹腔镜胆囊切除术可降低出血并发症并缩短手术和住院时间,但手术过程中中转开腹手术发生率高,特别是在急诊手术时。关于脐疝,现在已经明确择期手术修复(腹腔积液治疗后)优于保守治疗。腹腔镜下修补的优势在于避免切皮(防止腹腔积液渗漏)和避免人工补片接触坏死感染组织。这种微创技术的优点也在肝切除术中详细描述。对于经慎重选择的候选患者,腹腔镜肝切除术与开腹手术相比住院时间短,肠道活动恢复早,且镇痛剂需求量低。

(二)麻醉注意事项

1.术前发现和纠正营养不良

预防术后并发症的方法很少,尤其是感染性并发症,术前发现和纠正营养不良/肌少症是其中之一。因此,应在术前评估患者营养状况。在患者营养不良的情况下应采用营养恢复策略,以优化热量和蛋白质的摄入。

这些患者麻醉管理的挑战与既往肝硬化引起的肝外病理生理变化直接相关。

2.血流动力学

与此类患者肝硬化相关的心血管变化易出现低血压和急性肾损伤。在这种情况下,优化围术期血流动力学,维持有效的血管内容量,以确保组织灌注和细胞氧合在此类患者中更为重要。有证据表明,术中低血压对并发症发生率和病死率存在独立影响,提示硬化肝脏对缺血更敏感。另一方面,过量补液可能使腹腔积液和外周水肿恶化,但对血管内容量作用很小。围术期必须通过心排血量(或每搏量)监测优化血流动力学,正如在非肝硬化患者大的消化道手术中所推荐的一样。可使用任何能直接或间接评估左室每搏量和对容量负荷反应性的设备。由于此类患者存在基础全身血管阻力低的特征,通常需要在使用麻醉药物的同时立刻给予血管收缩剂。除血流动力学管理外,还需要维持患者肾脏功能,避免使用任何存在肾脏毒性的药物。

3.血制品输注

为了纠正异常输注凝血因子而进行的实验室检查是不合理的,且存在潜在危害,因为肝硬化患者接受有创操作后,常规的凝血检查与出血并发症发生率没有相关性。肝脏疾病缺乏可靠的凝血障碍评估工具仍然是一个问题。如前所述,在实践中,尽管缺乏明确的证据,但 PT<30%、血纤维蛋白原<1 g/L 和血小板<

50 g/L 通常被认为是纠正凝血异常的阈值。然而,使用血栓弹力图和血栓弹力测量法,这两种床旁设备是一种在体的时间依赖性测定凝块的黏弹特性的方法,可以改善对凝血障碍的监测并指导血液制品输注。彼时,肝硬化黏弹性测试参数缺乏标准化,可能解释了预测出血性风险的能力不足的原因。事实上,即使使用 ROTEM 也并不能减少术中失血,但在肝硬化患者大出血时,它可能会减少新鲜冰冻血浆的输注(同时增加纤维蛋白原)。

4.通气

肺限制和肺不张很可能继发于腹腔积液和胸腔积液,特别推荐此类患者使用保护性通气(潮气量为理想体重 6 mL/kg),PEEP 6~8 cmH$_2$O,以及手法肺复张(如在 IMPROVE 研究中所描述的)。

5.恰当的脓毒症治疗

如上所述,术后感染性并发症在肝硬化人群中极为常见,应该尽早诊断并迅速实施有效的治疗方法以减少术后病死率。然而,抗菌药物的选择很困难。事实上,肝硬化患者极易受到耐药菌引起的感染,因为多重耐药的风险因素集中于该人群(主要是反复住院和接触抗菌药物,例如使用氟喹诺酮预防自发性细菌性腹膜炎)。在自发性细菌性腹膜炎的患者白蛋白应与抗菌药物联用(1 型肝肾综合征患者白蛋白应与特利加压素联用)。然而到目前为止,除自发性细菌性腹膜炎外,白蛋白对感染的益处尚未被证实。

(刘　政　崔宇龙)

第九节　高血压病患者的麻醉

高血压病是以动脉压增高为主要表现的一个综合征。发病机制是因主动脉持续痉挛所引起的周围动脉阻力增高。根据 WHO/国际高血压联盟的高血压治疗指南,高血压病的定义为未服用抗高血压药物的情况下,收缩压≥18.7 kPa(140 mmHg)和(或)舒张压≥12 kPa(90 mmHg)。双上肢血压可相差 1.31 kPa(10 mmHg),上肢血压比下肢血压低 2.7~5.3 kPa(20~40 mmHg)。高血压分原发性和继发性两种,90%~95%为原发性高血压。

择期手术高血压患者术前经过一段时间的内科治疗后,使血压控制在正常或接近正常水平,将有助于减少围术期心、脑、肾等脏器损害的发生率。一般术前成年人血压控制于 17.3/10.6 kPa(130/80 mmHg)水平,老年人控制在 19.3/12.0 kPa(140/90 mmHg)水平即可。应了解抗高血压药与麻醉药的协同作用及相加作用时对心血管系统的影响。

一、常用抗高血压药

（一）利尿药

利尿药治疗高血压的原理在于通过利尿减少体内水钠潴留，降低血容量，以降低血压。术前口服噻嗪类利尿剂的患者全麻诱导时因血管扩张，容易发生相对低血容量性低血压。呋塞米可用于术中急性血容量过多或高血压伴肾功能不全者，而保钾利尿药如氨苯蝶啶则可引起高血钾。

（二）β受体拮抗药

其作用机制是通过拮抗心脏β受体降低心肌收缩力，减慢心率和降低外周阻力的综合作用来实现降压作用。麻醉时首先应想到这类药在体内蓄积，诱导时麻醉药可能与这些药物发生协同作用，使心率减慢、血压下降，严重者甚至发生心搏骤停的情况。

（三）钙通道阻滞剂

作用机制是以不同方式阻断心肌和血管平滑肌细胞膜的钙离子通道，使细胞外钙离子向细胞内的转运减少，抑制细胞的活动，从而减慢心率，抑制心肌收缩力，扩张血管，降低血压。

（四）血管扩张药

它具有中枢和外周降压作用，其中枢作用机制是通过兴奋中枢 α_2 受体，减少交感神经冲动发放，从而降低外周血管阻力。使其外周降压作用主要是通过阻断突触后 α_2 受体而使血管扩张，阻力下降。

二、特点

（一）高血压的危害

1.心脏损害

高血压病引起的心脏损害最为重要，故高血压患者的麻醉意外较多。为克服增高的外周血管阻力，左心室负荷增加，引起左心室肥厚和扩张，心肌收缩力减弱，导致左心功能不全、肺淤血、肺水肿。继而右心室肥厚、扩张而致右心室衰竭。高血压状态下还可促进冠状动脉粥样硬化，心肌供血减少，心肌耗氧量增加，故可发生缺血性心脏病、心肌梗死、心律失常等后果。

2.脑损害

脑的小动脉硬化可导致脑供血不足、脑出血、脑血管痉挛和脑血栓形成等脑血管意外，伴有脑组织软化、水肿等病理损害。这是高血压患者主要死亡原因之一。

3.肾功能损害

肾细小动脉病变在高血压时最重，肾小管动脉硬化、狭窄使肾血流减少，肾小球滤过率减低以及肾单位玻璃样变化,导致肾衰竭及尿毒症。

4.大血管损害

主动脉可发生粥样硬化、囊样中层坏死和夹层动脉瘤。

(二)高血压分期

不同类型的高血压对麻醉和手术的危险性也不相同。根据高血压的病程和靶器官受损的程度分期。

1.一期

患者血压高于正常,但波动。经卧床休息数日后,血压可降至正常。无心、脑、肾等器官受损的表现。

2.二期

血压高,并有脏器损害,有下列之一即可诊断:左室肥厚或左室扩大、眼底动脉变窄、蛋白尿或肌酐血浓度升高、动脉粥样斑块。但有功能代偿能力,经服用降压药可使血压降低。

3.三期

有显著而持续的血压升高,伴重要脏器损害,功能失代偿期。有下列之一者可诊断:脑出血或高血压脑病、心绞痛、心肌梗死、左心衰竭、肾衰竭、眼底出血或渗血,夹层动脉瘤、动脉闭塞。

4.恶性高血压危症

为一特殊的高血压类型,其特点是舒张压持续>16.0 kPa(120 mmHg),伴肾衰竭、眼底Ⅱ～Ⅳ级改变,称为高血压危象,严格地说,称为高血压危症。高血压危象还包括高血压急症,是指舒张压>14.6 kPa(110 mmHg)而无靶器官受损。三期高血压患者麻醉的危险性和手术病死率大为增加,其危险程度随各靶器官损害程度的增加而加大。恶性高血压施行麻醉时的危险性最大。

(三)高血压病治疗与麻醉

血压的调控不是简单地以某降压为目的,而是以其对靶器官氧供(血流)影响的结果为基础,选一种适合针对某一个危险因素的有效治疗,而不引起对另一个危险因素产生不利影响的血压调控方法。

(1)降压药与麻醉药的相互作用:掌握抗高血压药与麻醉药的协同作用或配伍禁忌,并决定在麻醉前、麻醉后的继用或停用等问题。

(2)检查电解质:利尿药近年来作为抗高血压的基础药而被广泛利用。如有低血钾,麻醉时易出现心律失常、洋地黄中毒,对心血管系统、酸碱平衡也均有影响,还可加强非去极化肌松药的作用。高血压对琥珀胆碱的应用带来一定危险性。麻醉前纠正电解质紊乱十分重要。

(3)β受体拮抗药:如普萘洛尔是治疗高血压的首选药物之一。若服用时间长、剂量大后,常有心动过缓、潜在削弱心肌收缩力等作用。在术前可一直用药到手术当天,以避免突然停药引起心肌耗氧量突然增加,而导致心肌急性缺血。

(4)交感神经末梢介质耗竭或阻断药:前者如利血平、萝芙木(降压灵),后者如胍乙啶。此类药长期大量使用可使体内儿茶酚胺耗竭或释放受阻。当出现低血压时,应用升压药不易奏效,应于术前2周停药。

(5)单胺氧化酶抑制药:如帕吉林(优降宁),可增强拟交感胺,即升压药的升压效应,在应用帕吉林(优降宁)的情况下同时使用升压药,可使患者血压骤升,发生高血压危象。还可抑制多种药物的代谢酶,增强巴比妥类及镇痛药的毒性,如使哌替啶产生低血压、昏迷、严重呼吸抑制等,甚至死亡。故术前2~3周停药,以避免麻醉时的不利影响。

三、麻醉前评估

高血压患者的危险性评估,以是否合并重要脏器损害和损害的程度而定,如合并重要脏器损害,尤其是合并心、脑、肾的功能损害时,对麻醉的危险性影响最大。

(一)心脏受累情况

判断有无心力衰竭,心脏的辅助检查可以表明有无心室肥厚、扩大、心律失常、冠心病及心功能不全。有心衰和冠心病者,麻醉的危险性增加。

(二)脑功能受损情况

有无高血压脑病及脑血管意外史。伴有者处理时很棘手,危及患者生命,危险性大。

(三)眼底

有无血管痉挛、硬化、出血及渗出。

(四)肾功能不全

肾功能有异常者,麻醉危险性大。

(五)电解质紊乱

有用利尿降压药后导致的低钾、低钠等电解质紊乱时,麻醉危险性大。

(六)血压水平

血压的高数值,决定着麻醉和手术的危险性,其评估:收缩压<21.3 kPa(160 mmHg),舒张压<13.3 kPa(100 mmHg),眼底检查血管痉挛或硬化Ⅰ级,无心、脑、肾损害者,麻醉危险性较小;收缩压>21.3 kPa(160 mmHg),或舒张压>13.3 kPa(100 mmHg),眼底检查血管硬化Ⅱ级,心、肾有轻、中度损害者,麻醉有一定危险。

四、麻醉前用药

高血压患者术前应充分镇静以缓解紧张情绪。术前访视时应消除患者顾虑,保证患者术前有良好的睡眠。患者入室时应开放静脉通路,常规监护后可给予咪达唑仑镇静。术前服用利血平或普萘洛尔的患者,麻醉诱导前给予阿托品,防止麻醉过程中发生心动过缓。

五、麻醉选择

高血压患者应根据病情和手术种类,选择对血流动力学影响最小的麻醉方法和药物,麻醉过程中保证完善的镇静、镇痛效果,降低应激反应。

(一)局部麻醉

(1)选用局部浸润麻醉或神经阻滞时局麻药中不宜加用肾上腺素,尽量阻滞充分,必要时给予镇静药。

(2)重度高血压患者颈丛阻滞时可引起血压升高,不宜选择。

(3)蛛网膜下隙阻滞可引起血压剧烈波动,重度高血压患者一般不宜用。

(4)连续硬膜外阻滞对血流动力学的影响较缓和,但应控制好麻醉平面,避免阻滞范围因广泛导致血压严重下降。

(二)全身麻醉

高血压患者目前大多采用静吸复合全麻。

(1)吸入麻醉药降低血压,其中异氟烷可扩张血管,同时有心肌保护作用。

(2)静脉麻醉药。

1)氯胺酮可升高血压,增加心率,高血压患者应避免使用。

2)丙泊酚具有剂量依赖性的心肌抑制和血管扩张作用,使用时避免血压骤降。

3)咪达唑仑可轻度扩张全身血管,降低心排出量,对心率影响较小。

4)芬太尼不抑制心肌收缩力,对心血管系统影响较轻。芬太尼和舒芬太尼可降低交感神经活性,有效地抑制气管插管的应激反应。

(三)联合麻醉

1.硬膜外阻滞的优缺点

硬膜外阻滞可阻断手术伤害性刺激,镇痛效果充分,可以提供较完善的术后镇痛。但手中探查时可能会发生牵拉痛、鼓肠、呃逆、恶心和呕吐等状况,另外硬膜外麻醉平面过高时也可明显抑制呼吸循环功能。

2.全身麻醉的优缺点

全身麻醉时患者意识消失,患者舒适更容易接受手术。术中应用肌松剂和机械通气保证有效通气,同时满足手术要求。但全身麻醉浅时不能有效阻断伤害性刺激,但要注意增加全麻药物的同时也增加了其不良反应。

胸、腹及下肢手术可联合应用全身麻醉和硬膜外阻滞,显著减少麻醉药物用量和不良反应,使麻醉用药更完善。

六、麻醉管理

全身麻醉诱导置入喉镜、气管插管及拔管时易引起应激反应,导致血压升高。在麻醉深度足够的情况下插管,尽可能减少置入喉镜的刺激。麻醉过程中减轻应激反应的方法如下。

(1)吸入强效麻醉药 5～10 min,加深麻醉。

(2)单次应用阿片类药物(阿芬太尼 15～25 μg/kg;瑞芬太尼 0.5～1 μg/kg;芬太尼 2.5～5 μg/kg 及舒芬太尼 0.25～0.5 μg/kg)。

(3)尼卡地平 10～20 μg/kg 静脉注射或艾司洛尔 0.2～1 mg/kg 或乌拉地尔 0.25～0.5 mg/kg。

(4)右美托咪定 1 μg/kg 插管前 10～15 min 静脉泵注。

(5)利多卡因 1～1.5 mg/kg 静脉或气管内使用。

(6)硝酸甘油静脉 0.2～0.4 μg/kg 注射,同时防止心肌缺血。

浅麻醉下拔除气管导管时易引起血压升高,手术结束后患者尚未完全清醒前实施术后镇痛,同时可在一定深度麻醉下拔管。

七、麻醉处理

对心、脑、肾进行持续监护是非常必要的。术中除监测血压、ECG、CVP、尿量之外,有条件时,对特殊病例或心血管手术患者,行 PCWP 监测。

(一)全麻期间保持麻醉平稳

术中应防止血压的急骤波动,血压维持在不低于原基础血压 1/3 的水平,维持在术前镇静后血压下降的水平。凡基础血压上升或下降>25%,持续 30 min。可导致心、脑、肾病变的严重后果。血压持续升高,可导致脑血管破裂或脑血管痉挛或急性心力衰竭的危险;血压过低时又会使生命的重要器官缺血、缺氧,引起脑血管、冠状血管、肾血管的栓塞形成。

(二)诱导期

喉镜和气管内插管的强烈刺激,会产生心动过速、血压升高、血浆儿茶酚胺增加等,预防措施为如下。

(1)喉部表麻:对咽喉部和气管内充分进行表麻。

(2)镇静、镇痛药:适当的镇静、镇痛,使麻醉达到一定深度。

(3)用降压药:对兴奋性较高及高血压患者,用硝苯地平、维拉帕米、尼卡地平、拉贝洛尔、艾司洛尔等,维持血压相对稳定。

(三)血压过高的处理

血压过高指血压上升超过基础血压水平 25%。麻醉过浅、缺氧、二氧化碳蓄积、输液过多过快、吸痰刺激、气管内插管、手术操作刺激、精神紧张或疼痛等以及服用帕吉林(优降宁)后等多种因素均可使血压上升,甚至剧烈持续升高,发生高血压危象,导致脑出血、心脏后负荷过高,而诱发肺水肿等并发症。处理原则如下。

(1)对因处理:如手术切皮、开胸去肋、内脏探查等应静脉注射芬太尼0.1 mg～0.2 mg,加深麻醉,避免各种刺激,改善缺氧,解除二氧化碳蓄积,辅助镇静药等。

(2)危象状态可用乌拉地尔25 mg缓慢静脉注射或尼卡地平0.2～0.5 mg或利血平1～2 mg静脉注射;或苄胺唑啉5～10 mg溶于5%葡萄糖液500 mL中,以20～60滴/min或0.03～0.10 mg/min输注;或硝普钠25～50 mg溶于5%葡萄糖液500 mL中,以10～50滴/min或20～100 μg/min静脉注射。控制性低血压应十分慎重。1级高血压患者可选用,但血压不宜过低,低血压时间不宜过长;2级高血压患者则应严格掌握适应证,慎重选用;3级高血压患者对低血压的耐受力差,容易遭受缺血损害,原则上免用。使用苄胺唑啉和硝普钠时,应在严密观察血压下逐渐加量。调节至疗效满意后维持住,避免血压剧降引起意外。

(四)血压过低的处理

高血压患者如有休克或血压过低,应根据基础血压水平来判断,一般血压降低25%时,即可视为低血压。严重低血压状态对高血压患者极为不利,可诱发脑血栓形成、心肌梗死及肾衰竭。当外周血管阻力降低、血容量不足、心排出减少及末梢淤积时,血压过低,尤其是舒张压过低,可影响冠状动脉供血,导致心肌缺氧。硬膜外麻醉时,常可出现严重低血压。一因平面过高过广、局麻药量过大,二因内脏牵拉、缺氧、二氧化碳急速排出。开胸后呼吸循环紊乱,以及术前曾应用利血平、帕吉林、氯丙嗪等药物,也可能会发生低血压。处理方法如下。

1.原因及时处理

如重视血容量的补充,充分供氧,纠酸,在CVP、尿量指导下进行输血、输液。

2.使用升压药

如多巴胺、间羟胺(阿拉明)、去氧肾上腺素(苯福林)、甲氧明、麻黄碱等。用量应适当,切忌用量过多导致血压急剧上升。选用升压药时,应注意长期服用利舍平等药的患者。当间接作用的升压药,如麻黄碱、间羟胺等无效或不易奏效时,应考虑选用血管兴奋肾上腺素受体的药物。如甲氧明、去甲肾上腺素等。

(高　凯　戴　荆)

第十节　急性冠脉综合征患者的麻醉

随着冠状动脉疾病的手术患者逐年增多,麻醉医生将面对越来越多既往或近期有急性冠脉综合征(ACS)的患者。ACS也可能首发于手术期间或术后。

ACS 包括冠状动脉疾病的不同表现：不稳定型心绞痛（UAP）、非 ST 段抬高型心肌梗死（non-STEMI）和 ST 段抬高型心肌梗死（STEMI）。

各种类型的鉴别可通过心电图（ECG）的改变（STEMI 和 non-STEMI/UAP）和心肌特异性生物标志物的释放（non-STEMI 和 UAP）加以区分。由于超低浓度心肌特异性生物标志物（如肌钙蛋白 T 或 I）的检测手段及影像学技术在不断进步，即使缺乏临床症状或心电图的改变，目前依然可以检测出患者心肌组织的坏死。这将对未来具有心脏风险患者的围术期处理产生影响。

一、心肌梗死的定义

过去几十年中，心肌梗死（MI）的定义发生了改变，从"任何由心肌缺血导致的坏死"变为针对患者不同临床表现更为具体的定义（表 3-10-1）。

表 3-10-1　心肌梗死的一般分类

1 型 MI：自发性心肌梗死
2 型 MI：继发于缺血性氧供需失衡的心肌梗死
3 型 MI：致死性心肌梗死（心肌生物标志物结果不可得时）
4 型 MI：与经皮冠脉介入治疗（PCI）或支架内血栓形成相关的心肌梗死
5 型 MI：冠状动脉旁路移植（CABG）手术相关性心肌梗死

临床中出现符合急性心肌缺血的心肌坏死证据时应考虑诊断为心肌梗死，即发现心肌生物标志物的升高和降低（推荐检测肌钙蛋白，至少有一次数值高于参考值上限的 99%）并至少伴随下述情况之一时：

（1）心肌缺血症状。

（2）心电图显示新发的 ST-T 波形明显改变或新发的左束支传导阻滞。

（3）心电图显示出现病理性 Q 波。

（4）影像学证据显示有既往存活心肌的新发死亡或新出现的局部室壁运动异常。

（5）冠状动脉造影或尸检显示冠脉内血栓。

部分患者的心源性死亡可能发生于表现出心肌缺血相关的临床症状，并在出现新发心电图改变或左束支传导阻滞之后，但也有可能发生于获得心肌生物标志物结果之前，或者早于生物标志物升高前（3 型 MI）（表 3-10-1）。

二、冠状动脉循环的病理生理学

冠状动脉疾病的危险因素包括年龄、血脂异常、高血压、吸烟、糖尿病、心血管疾病和肾脏疾病。ACS 通常表现为由缺血和随后的心肌功能障碍引起的急性放射性胸痛、气短和出汗。老年人、女性和糖尿病患者可出现不典型的临床表现。

ACS 通常是炎症和脂质代谢紊乱引起冠状动脉内粥样斑块形成所致。粥样斑块不稳定,破裂后继而引起局部凝血机制激活和局部血栓形成。同时,斑块周围局部可能会由于交感神经兴奋而引起广泛性血管收缩,导致病变冠状动脉部分或全部闭塞,继而发生相应供血心肌的缺血(1 型 MI)(表 3-10-1)。

冠状动脉循环血量约占心排血量的 5%(250 mL/min)。静息时,心肌的氧摄取率已经达到 75%。当氧需求量增加,例如运动时,心肌不能进一步增加氧的摄取,因此冠状动脉不得不扩张以增加血流来提高氧供。如果氧需求量的增加不能得到满足,将发生运动时的心肌缺血(2 型 MI)(表 3-10-1)。

对心脏供血的两条主要冠状动脉起源于主动脉瓣后的主动脉根部。右冠状动脉(RCA)供应右心房和右心室,包括窦房结和房室结,同时还提供部分左心房和 1/3 室间隔的血供。80%～90% 的患者,RCA 通过后降动脉(右冠优势循环)为左心室下壁供血。左冠状动脉主干(LMCA 或 LM)分为左前降支(LAD)和左回旋支(Cx 或旋支 RCx)。LAD 供应 2/3 的室间隔及左心室的前侧壁。RCx 供应左心室侧壁,在 10%～20% 的患者中,它还供应后降动脉(左冠优势循环)。这 3 条主要的冠状动脉再分为更小的血管分支。根据所累及的冠状动脉不同,缺血可导致心律失常、心力衰竭、瓣膜功能障碍、心源性休克甚至心搏骤停。表 3-10-2 总结了冠状动脉不同部位及其所支配心肌区域相关的心电图改变。

表 3-10-2 心电图改变与所累及的冠状动脉及其供血的心肌组织的关系[a]

ECG 示 ST 段抬高的导联	冠状动脉	心肌组织
Ⅰ,aVL,V_5V_6	RCx	左心室侧壁
Ⅱ,Ⅲ,aVF	RCA 或 RCx[b]	左心室后壁
$V_1 \sim V_4$	LAD	左心室前壁及室间隔
V_1 和 V_4R[c]	RCA	右心室
aVR	LMCA(LM)	整个左心室

注:a 表示仅在相应导联的心电图改变出现时。b 表示 80% 的人群表现为右冠优势。c 表示当放置了右侧心前区导联时,V_4 可显示右心室梗死。

ACS 的不同类型依据于冠状动脉的梗阻程度不同。由冠状动脉痉挛(变异型心绞痛)或冠状动脉系统内栓塞所致的 ACS 罕见。当斑块破裂后血栓形成导致冠状动脉阻塞时,阻塞远端区域的血供和氧供将即刻受阻,通常导致 ST 段抬高型急性冠脉综合征(STE-ACS)(1 型 MI)(表 3-10-1)。非 ST 段抬高型急性冠脉综合征(NSTE-ACS),通常为冠状动脉某一支的部分阻塞。当患者有严重但稳定的冠状动脉疾病(SCAD)时,心肌缺血通常源于氧供的下降和(或)氧需的增加(氧的供需失衡,2 型 MI)。稳定性冠状动脉疾病的严重程度可根据加拿大心血管协会(CCS)的心绞痛严重程度分类法进行分类(表 3-10-3)。

表 3-10-3　CCS 心绞痛严重程度分类

Ⅰ级	一般日常活动不引起心绞痛(走路,爬楼梯)
Ⅱ级	日常活动轻度受限(如走路或爬楼梯时发生心绞痛)
Ⅲ级	日常活动明显受限(如以正常速度爬楼梯时发生心绞痛)
Ⅳ级	任何活动均会引起不适(休息时即可发生心绞痛)

2 型 ACS 是围术期心肌梗死最常见的原因。心脏的氧需求量增加可源于交感神经兴奋(应激、运动、疼痛)、心动过速和心律失常(例如由于低血容量、交感神经兴奋所引起),以及心室壁张力增加(因高血压、容量超负荷引起)。冠状动脉解剖学改变、低血压(心脏功能失代偿、血管扩张)、冠状动脉收缩(应激、缺血)、贫血及低氧血症(肺淤血、肺不张)均可减少心肌氧供。

三、ACS 的预防

预防 ACS 可采用药物和非药物法。大部分重要的非药物治疗是调整生活方式,鼓励患者戒烟,增加体育锻炼,减轻体重和转变为健康的饮食结构。曾因为 ACS 住院的患者应该参加心脏康复计划,以改变其生活方式并增强对治疗的依从性。药物治疗的目的是预防粥样斑块形成、斑块破裂及随后的血栓形成。这需要通过他汀类和抗血小板聚集的药物来实现。β 受体拮抗药可以降低心肌的氧需求量,如果患者不耐受,可选择地尔硫䓬或维拉帕米(钙通道拮抗药)替代。ACEI 类或血管紧张素受体拮抗药可以降低室壁张力和后负荷。醛固酮受体拮抗药可用于左室功能低于 35% 或使用 ACEI 类药物治疗时症状仍持续存在的患者。高血压患者的血压应控制在 140/90 mmHg 以下;糖尿病患者比较理想的 HbA1c 水平应低于 7.0%,以预防微血管病变。

四、ACS 患者的治疗

针对 ACS 或 MI 的不同患者群体有不同的治疗指南,其中给出了详细的治疗建议。

(一)药物治疗

即刻发病的治疗包括给予硝酸酯类药物、镇痛药和吸氧治疗。ACS 的症状(放射性胸痛、气短、出汗、应激及焦虑)需要即刻给予处理,不仅需要消除患者的主观不适感,同时还需要避免或减少交感神经刺激引起的心肌氧耗增加。

临床指南中,氧气常被推荐为药物治疗的首选,可通过鼻导管、面罩或气管插管给予。然而,额外的氧气是否对所有 MI 患者有益是存在争议的。当 ST 段抬高型心肌梗死的患者并没有低氧血症时,吸氧会加重心肌损伤并与心肌梗死 6 个月后组织坏死增多有关。相反,心脏骤停的患者接受心肺复苏(CPR)时,缺氧将很快发生,应尽快给予患者高浓度氧气。建议 MI 患者 CPR 后恢复自主循环(ROSC)时,将动脉血氧饱和度(SaO_2)维持在 94%～98%(COPD 患者维持在 88%～92%)。

硝酸甘油可引起容量血管和冠状动脉的扩张,从而有效缓解心肌缺血引起的胸痛。硝酸酯类还可通过扩张动脉来降低心室后负荷,从而减轻左心室衰竭和肺淤血,但是,硝酸酯类药物不能用于严重低血压的患者。有下壁心肌梗死且累及右心室者,硝酸酯类可能会引起严重的血压和心排血量下降。硝酸酯类能否安全地用于正在使用磷酸二酯酶-5 抑制剂(如西地那非)的患者尚未明确。当患者开始接受硝酸酯类治疗时,应该考虑到它也可能引起"冠状动脉窃血"现象,即血液流向无病变的冠状动脉。

阿片类药物可有效缓解疼痛,应该根据效果滴定给药。可能需要重复使用,并需要正确处理其药物不良反应,如呼吸抑制、恶心呕吐、低血压和心动过缓。

给予 ACS 患者阿司匹林(ASA),可预防动脉粥样斑块破裂后的(不断进展的)血栓形成。如果患者尚未开始 ASA 治疗,出现急性 ACS 时应给予 AS 口服负荷剂量 150～300 mg。在一些医疗机构,首剂常通过静脉给予代替口服。发生 ACS后,需终身服用 ASA(75～100 mg/d)。对于 ASA 不耐受的患者,可单独使用氯吡格雷作为替代方案。其他用于 ACS 急性期抗凝治疗的药物包括糖蛋白(GP)Ⅱb/Ⅲa 抑制剂(如阿昔单抗、依替巴肽、替罗非班)和抗凝血酶(如普通肝素、依诺肝素、磺达肝素钠)。

(二)血运重建

ACS 后的血运重建策略包括纤溶治疗、经皮冠脉介入治疗(PCI)及冠状动脉旁路移植术(CABG)。根据目前的指南,PCI 是治疗的首选。

研究者已开展了多项关于纤溶治疗用于 ACS 患者的研究。对于 STEMI 患者,如果不能及时接受 PCI 治疗,则溶栓仍然是 PCI 的院前辅助治疗措施。纤溶治疗超过 120 min 后再进行 PCI,将使患者的受益"大打折扣"。在大约 1% 的患者中,纤溶治疗会并发颅内出血,其危险因素包括年龄>75 岁、低体重、女性、既往有脑血管意外(CVA)及高血压(收缩压>180 mmHg)。4%～13% 接受纤溶治疗的患者会发生非颅内出血。纤溶治疗的绝对禁忌证包括过去 6 个月内曾发生过颅内出血或不明原因的脑卒中及缺血性卒中,中枢神经损伤/肿瘤或动静脉畸形,过去 3 周内曾发生过严重(头部)外伤或接受手术,过去 1 个月内曾发生消化道出血,已知的出血性疾病,主动脉夹层和过去 24 小时内曾接受不可压迫部位的穿刺操作。纤溶治疗在发生下壁梗死时效果不佳,且有血运重建不完全的风险。

初级 PCI(PPCI)被认为是目前 ACS 治疗的金标准。自从冠状动脉支架开始用于临床之后,大部分 ACS 患者都接受了支架植入治疗。仅仅进行球囊血管成形术是不完善的,除非在一些特殊的病例。对于急性 STEMI 患者,即使有多支病变血管且其他冠状动脉存在狭窄时,急诊手术也仅需处理与梗死相关的动脉。除非患者发生了心源性休克,且确实存在多个真正的临界(>90%直径)狭窄或高度不稳定的斑块,或者针对病变部位血管进行 PCI 治疗后仍存在持续性缺血。估计40%~80%的患者有多支血管病变。NSTE-ACS 患者不完全的血运重建与不良预后相关,因此,对于此类患者应尝试完全的血运重建。

对于冠状动脉解剖复杂或有多支血管病变的 NSTE-ACS 患者,如不适合接受 PCI 治疗可进行 CABG。STEMI 且伴有心源性休克的患者或 PCI 后发生严重并发症的患者也应考虑进行 CABG。PCI 与 CABG 治疗的患者 5.9 年后的病死率很接近(PCI 组为 11.1%,CABG 组为 9.6%)。CABG 相对于 PCI 最大的优势是对于严重的多支病变的冠状动脉疾病可实现完全的血管重建,因此可减少非计划性血管重建和严重心脏不良事件的发生;CABG 相对于 PCI 的缺点是卒中(1.1% vs 0)、大出血(45.5% vs 9.1%)和肾损伤(31.7% vs 14.2%)的发生率更高。

五、近期发生 ACS 且需要(急诊)手术的患者

每个麻醉医生都可能遇到近期(过去 30 天内)曾发生 ACS 的患者,这类患者围术期死亡或发生心血管并发症的风险更高。

球囊血管成形术(PTCA)虽然能解决冠状动脉狭窄的问题,但如果不进行其他的处理,很快就会发生再狭窄。PTCA 可造成内皮剥脱,从而导致血小板和纤维蛋白的聚集。此外,粥样斑块被牵拉或破裂时也可导致动脉内膜的剥脱或瘤样扩张。PTCA 也可能引起动脉的弹性回缩或受损后的收缩。尽管 PTCA 是一种可控的损伤,但仍有发生急性血管闭塞(4%~8%)等并发症的可能。30%~50%的患者会因为机械性、生物化学和组织学因素发生再狭窄。为降低再狭窄率,植入金属裸支架(BMS)可显著改善冠状动脉的通畅性。然而,初期应用的时候,许多植入的支架内发生了血栓,从而导致急性的冠状动脉梗阻和 MI,病死率很高。在开始联合阿司匹林和 P2Y12 受体拮抗药[双抗血小板治疗(DAPT)]的常规抗血小板聚集治疗后,这种血栓形成的风险能够显著降低。然而,金属裸支架植入后仍有早期再狭窄的风险,许多患者需要进行再次介入治疗。药物洗脱支架(DES)的引入减小了再狭窄风险,因为这种支架的涂层中有可洗脱的抗增殖药物,从而有效地减少了新生内膜的增生。由于这类支架结构数月内都不会被内皮覆盖,因此需要延长抗血小板治疗的时间。BMS 植入后需要 DAPT 至少 30 天,最好持续 3 个月,而 DES 植入后需要 3~6 个月的 DAPT。第 1 代 DES 含有西罗莫司或紫杉醇,在减

少心血管事件方面非常有效。然而,有大型临床研究显示几年后植入 DES 的患者病死率高于植入 BMS 的患者,这更可能与过早地停止 DAPT 有关,因此指南建议植入 DES 后 DAPT 的使用时间应不短于 1 年。

因此,麻醉医生面对的正在进行 DAPT 治疗的患者,有可能在 ACS 后的最初 12 个月内需要进行急诊手术。同时,新型的 DES(如第 2 代依维莫司洗脱支架、第 3 代佐他莫司洗脱可降解支架)已进入临床应用阶段,发达国家已经不再使用第 1 代的 DES。对于新型 DES,较短时间的 DAPT 治疗似乎更合理,与 12 个月的 DAPT 治疗效果相比,6 个月的 DAPT 治疗效果并不逊色,甚至特殊的患者群体可能适合更短的抗凝时间(如接受手术的患者)。欧洲心脏病学会(ESC)指南推荐:稳定的 CAD 患者接受了 DES 植入后,DAPT 治疗时间为 6 个月,如果患者有较高的出血风险时可以更短(如处于围术期)。相反,当患者缺血风险高而出血风险较低时,DAPT 应该持续更长的时间。ACS 患者无论植入何种支架,DAPT 均应维持 12 个月。需要强调的是,中断 DAPT 要基于对不同患者的个体化判断,应经多学科会诊后决定。对于部分患者,如在一条动脉血管中植入了多个支架而导致血栓形成风险较高者、植入分叉支架者或血栓形成风险较高的患者,超过 12 个月的 DAPT 可能更有利。所有曾发生 ACS 的患者均需终身服用 ASA。

由于 DAPT 时间缩短了,现在麻醉医生可能面对的 ACS 后 DAPT 需要手术的患者也减少了。对于此类患者,均应详细评估其是否继续使用阿司匹林和 P2Y12 抑制剂。如果出血风险高,应停用 P2Y12 抑制剂,可保留阿司匹林。桥接 DAPT 的方案有多种。依据 ESC 指南,对于支架内血栓形成风险非常高的患者,应考虑静脉注射可逆性糖蛋白抑制剂,如依替巴肽或替罗非班。一些病例系列研究对这种方案的效果进行了报道。

一些学者建议使用肝素进行桥接。然而,动脉血栓形成取决于血小板功能而非凝血级联反应,而普通肝素可促进血小板的活化。肝素可结合于 GPⅡb/Ⅲa 受体,可能引起促血栓形成。因此,对此类患者应避免使用低分子肝素(LMWH)进行桥接。还有一种静脉注射的 P2Y12 抑制剂坎格雷洛,它可以有效抑制血小板的聚集,并具有起效迅速和半衰期短的优势。最近的研究显示,坎格雷洛用于 ACS 和 PCI 治疗时效果优于氯吡格雷。

对于所有患者,手术后均应尽快恢复使用 DAPT,最好在术后 24~48 小时内。

如果支架内血栓形成,急诊 PCI 是改善患者预后的唯一治疗手段,因此,此类患者的手术应在具有全年无休导管室的医院进行。

(一)术前风险评估和风险调整

应该努力使每一位患者的临床状态最优化。应评估其器官功能状态[代谢当量(MET)]和心脏风险指标。根据手术类型评估手术可能引起心脏并发症的风险

（低风险＜1％、中等风险1％～5％和高风险＞5％）。所有近期发生ACS的患者均应进行ECG检查。对于高风险的患者，超声心动图有助于发现局部或整体心脏功能障碍。

术前血浆N-末端前脑钠肽（N-ferminal pro-BNP）水平可独立预测围术期心脏事件的风险。术前和术后48～72小时的肌钙蛋白检测目前存在争议。术前的有创性心脏评估（冠脉造影和介入治疗）相对于无创性评估和药物治疗来说并没有表现出优势。

β受体拮抗药和他汀类药物的预防性治疗应该继续进行。没有证据证明所有患者均应该开始使用β受体拮抗药、阿司匹林或α$_2$受体激动剂。

但是，如果患者能及时使用，其可能在术前从这些药物治疗中获得很大收益（当存在这些药物的明确适应证时）。

对于发生ACS后有心力衰竭或严重左室功能障碍的患者，应该持续使用血管紧张素转化酶抑制剂或血管紧张素受体拮抗药。而其他的患者，在围术期应停用以上药物以避免术中或术后的低血压。

（二）麻醉方式的选择

推荐使用5导联心电图作为围术期心脏疾病的监测手段，12导联心电图监测也是适合的。高风险手术可考虑使用经食道超声心动图，如果患者有心肌缺血表现，应保证仪器到位。只要能保证维持器官的适当灌注，使用哪种药物来诱导和维持麻醉似乎并不重要。应尽力防止同时出现低血压和低脑电双频指数的情况。

吸入麻醉药在很长一段时间被认为具有心肌保护作用，优于静脉麻醉药。尽管这些药物的保护性作用在动物模型和心脏手术患者中均表现得非常显著，但是目前并没有有力证据显示吸入麻醉药在心脏高风险患者接受非心脏手术时有显著优势。

椎管内麻醉的优势并不明确，且显示这种麻醉方式能减少心脏事件的证据不足。对于正在接受DAPT的患者，并没有足够的理由为了进行椎管内麻醉而停药。

手术期间最主要的目标应该是优化氧供和氧需之间的平衡，应避免发生心动过速，因为这是增加心肌氧需的最主要原因。目标导向液体治疗有利于维持血流动力学的稳定。应充分处理好贫血和高血糖。麻醉苏醒期间，交感神经张力的增加及气道装置的刺激可产生严重的应激反应。应考虑尽早拔管，但是要避免因为喉痉挛、咳嗽、呼吸道分泌的黏液或其他气道问题而引起低氧血症。应进行恰当的镇痛以避免应激反应，避免使用非甾体抗炎药（尤其是COX-2抑制剂）。所有这些措施应持续至术后，此外，寒战会显著地增加氧需，必须预防其发生及给予相应处理。

六、围术期 ACS

每年有超过 2 亿的成年人接受非心脏大手术。过去 30 年中,术中病死率已经显著下降至原来的 1/10,但是,30 天病死率仍居高不下,45 岁以上的住院患者中有 2% 会在此期间死亡。围术期 ACS 的发生率为 0.4%～11%,与患者本身的风险有关。

围术期发生 ACS 的早期病死率为 3.5%～25%。围术期 MI 的幸存者发生并发症的概率增加、住院时间延长、医疗费用增加。

如果患者是清醒的,例如手术在区域麻醉下进行,围术期 MI 的症状与非麻醉状态下的患者相似。然而,诊断全身麻醉期间发生的围术期 MI 很困难,因其没有症状且发生频率比我们想象中的更高。发生围术期 MI 的患者中仅 15% 有胸痛,65% 的患者是无症状的。ECG 改变可能是短暂而不易察觉的,ST 段压低较 ST 段抬高更常见。ST 段压低持续 20～30 min 或累计压低时间超过 60 min 与心脏不良事件的发生相关。60%～90% 的围术期 MI 患者的心电图没有 Q 波。如果胸痛和心电图改变无法有效发现围术期 MI,那么我们应该关注生物标志物的释放。高灵敏度肌钙蛋白检测方法的应用使发现极低水平的肌钙蛋白成为可能。即使轻微的肌钙蛋白升高也可以预测死亡,当肌钙蛋白升高达 0.02 ng/mL 时,死亡风险提高至原来的 4 倍;当肌钙蛋白超过 0.3 ng/mL 时,死亡风险升高至原来的 17 倍。

术中发生心肌缺血的患者的管理非常有挑战性,且取决于后续的临床情况。挑战之一是决定继续还是中止手术。很明显,当手术已经完成了大半且能在合理时间内结束时应继续手术;如果手术刚刚开始,最好是立刻中止手术,并且必要时准备行冠状动脉血运重建。纤溶和 CABG 可引起此类患者的大出血。因此,再灌注策略的选择应该是急诊 PCI,即使有约 24 小时的治疗时间窗,PCI 仍应该尽早进行。手术医生、麻醉医生和心脏学专家应共同讨论是否需要植入必须给予抗血小板治疗的支架。出血并发症风险很高的患者,早期应选择 PTCA 而不选择植入支架。术后早期可能需要进行二次 PCI。对于出血风险低的患者,可选择立即植入支架。

对于发生围术期 MI 的患者,麻醉医生应判断现有的监测手段是否足够,是否需要进行拓展(如有创血压检测和超声心动图)。应咨询心脏学专家,尽早进行经胸或经食道超声心动图检查,这对于发现室壁运动异常很有帮助。

如前所述,围术期 MI 的发生主要是由于氧供和氧需不平衡造成的,而不是斑块破裂的原因。麻醉医生应该通过改善组织氧合(增加吸入氧浓度,使用呼气末正压治疗贫血,使血红蛋白水平为 8～10 mg/dL),治疗心动过速使心率低于 70 次/min(使用阿片类药物、β 肾上腺素受体拮抗药,维持血容量正常以预防应激),并治疗可能存在的心律失常来优化氧的供需平衡。硝酸甘油可用于扩张冠状动脉,但应避免引起明显的体循环低血压。在部分病例中,只能使用正性肌力药物来维持心排血量。应使用去氧肾上腺素或去甲肾上腺素来处理伴随的血管扩张以维持冠状动脉的灌注压力。其他的支持治疗措施包括主动脉内球囊反搏或离心泵的植入,这些措施有助于维持心源性休克患者的心排血量。

(高 凯 陈 佳)

第四章　小儿麻醉

第一节　小儿麻醉前准备与麻醉方法的选择

一、术前评估和准备

(一)心理准备

众所周知,术前患儿的焦虑情绪可导致麻醉诱导不平稳并可能延长麻醉诱导时间。各种因素可影响儿童的焦虑程度,例如儿童的性格、年龄以及家长的忧虑情绪和之前的医疗经历等。对许多儿童来说,术后立刻的表现是其诱导经历的写照。诱导期间没有抵抗且安静入睡的儿童,通常在醒来时较为平静,并且术后在麻醉恢复室(PACU)时容易管理。因此,花费时间用年龄适宜的方式对患儿进行关于麻醉经历的准备是十分必要的。如此一来,患儿掌控这些事件的意识将得到加强,并且降低其长期的负面心理影响。麻醉医生们一致认为,术前降低患儿的焦虑水平是十分必要的。应对技巧的发展被认为是最有效的术前干预措施,其次是过程模拟、游戏治疗、参观手术室(OR)和资料宣传。

心理成熟程度将影响每个儿童对疾病的理解和反应。婴儿害怕与其日常看护者分开,并表现出对陌生人的焦虑;因此,手术期间由家长陪同是十分重要的。当幼儿不能控制周围的环境时会感到十分恐惧,因此为他们提供自主选择的机会,让他们能够在一定程度上掌控其周围环境,可以降低幼儿的术前焦虑水平,例如询问他们是偏爱黄色还是绿色的病号服等。学龄前儿童对伤害感到恐惧,他们可能会担心一旦抽血,身体的血液会不够用。他们有特定的思考方式,并且在表达时非常认真,因此,在与这一年龄阶段的儿童交流时,需要注意使用恰当的语言。学龄期儿童则担心自己无法达到成人的期望。尽管事实上他们可能未能明白成人到底在说些什么,但是他们还是会专心倾听并点头表示理解。他们不愿意发问,害怕其他人认为他们应该知道问题的答案。因此,麻醉医生有责任向他们清楚地解释希望他们如何配合。麻醉医生可以这样说"一旦我把面罩扣在你的鼻子和嘴上,你就开始深呼吸,我希望你不要拿掉它。这个面罩不会伤害你,但你会感到有点困,然后你可以闭上眼睛"。而青少年患儿惧怕死亡,并且通常对身体功能缺乏了解。他们经常在手术之前感到惊恐,却不希望暴露出软弱的表现,因此他们可能仍旧表现得非常镇定。麻醉医生的作用是发现青少年的这种焦虑并且在没有当面指出的情况下帮助他们消除疑虑。麻醉医生可以这样对他们说"尽管这对你来说可能难以理解,但是你只要知道你将在整个手术过程中一直睡觉,并且不会在手术中间醒来。在手术结束时我们会叫醒你并把你送到 PACU 观察"。在这样的交流之后,麻醉医生也许可以观察到他们焦虑缓解的叹气声,甚至是一个会心的微笑。

(二)麻醉风险

许多家长表示,为其孩子实施麻醉的过程比手术本身的风险更让他们焦虑。并且他们频繁表现出对其孩子所承受麻醉风险的关心,远胜于对他们自身接受麻醉时的担心。类似的疑问并不少见,例如"你怎么知道用了多少麻醉药?我的孩子这么小能否安全"等。这些家长们对麻醉的恐惧很大程度是由于缺乏对现代麻醉实践的了解,而不是对麻醉高风险性的担忧。因此,让家长们参与关于其孩子的麻醉风险的讨论,从而帮助他们有所了解,通常是十分有益的。对于一个接受简单手术的健康状况良好的患儿来说,发生不良事件的风险大约是 1∶200000,但麻醉死亡的风险是最令人恐惧的并发症。在所有接受外科手术的任意年龄的患儿中,这一风险的发生率是 1/10000。1 岁以内患儿麻醉相关死亡的发生率最高,接近 43/10000。1~2 岁患儿,这一比例下降至 5/10000。在急诊手术中,所有年龄组的麻醉风险都将增加。

(三)既往史和系统回顾

医学病史应该由出生前过程和新生儿期开始,因为妊娠和分娩期间的情况可能影响到孩子目前的健康状况。之前所有的入院经历,包括医疗或手术指征,都应该进行记录。既往史和体格检查的目的是评估患儿目前的健康状况,并与平时健康状况相比较,但很明显平时的健康状态可能并不是"正常的"。

完整的系统回顾应该重点包括医学伴随疾病,因为这可能会对麻醉药物的选择和效应产生影响。咳嗽、哮喘或近期上呼吸道感染的出现可能成为儿童发生支气管痉挛、肺不张或肺炎的易感因素。新出现的心脏杂音、发绀、高血压、活动耐量下降或者风湿热可能提示存在某些进展性问题,并且这些问题可能在实施麻醉或手术期间进一步恶化。应该询问家长,患儿是否存在呕吐、腹泻、吸收不良、黑粪、胃食管反流或黄疸,以便发现电解质紊乱、脱水、低血糖、贫血等问题或判断实施快速诱导的必要性。惊厥、头部创伤或吞咽困难的存在可能提示代谢紊乱,增高的颅内压或对肌肉松弛药的敏感性以及麻醉计划都需要据此进行相应调整。如果存在尿路异常,应予以发现并试图评估水合状态和肾功能。血糖水平的改变或长期使用类固醇的病史可能提示内分泌病、糖尿病、甲状腺功能减低或肾上腺功能低下。

贫血、皮肤擦伤或出血不止的病史可能提示需要输血或凝血疾病,这些都应在外科手术之前及时发现。

在术前访视中,应该询问患儿之前的麻醉经历以及之前对麻醉药物的反应,从而为选择使用和避免何种麻醉方式提供指导。如果之前的全身麻醉诱导时使用面罩,这一过程是否顺利?在诱导时家长是否在场?诱导过程是否粗暴?有过住院经历后是否出现一些后遗症和梦魇?是否有早期行为回归或对气味的新发恐惧?患儿是否需要麻醉前用药?

家族史中需要记录麻醉相关的事件。应该积极发现家族成员在麻醉后出现肝功能问题的病史。与儿童年龄组患儿有关的恶性高热、发热、手术室内或家庭成员中发生的特殊事件都应当予以调查。尽管大多数儿科麻醉医生不常规应用琥珀胆碱,仍应该询问患儿家族成员中全身麻醉后麻痹延长或机械通气等问题。如果存在假性胆碱酯酶缺乏的可能病史,那么可以通过一项简单的血液检查来明确该患儿是否存在相应的风险。在那些特异性酶缺陷的患儿中应当避免应用琥珀胆碱。需要询问家庭成员是否有过以下历史:意外死亡、婴儿猝死综合征(SIDS)、基因缺陷或家族病,如:肌营养不良、囊性纤维化、镰状细胞病、出血倾向或人免疫缺陷病毒(HIV)感染。

(四)用药史、过敏史、辅助治疗和其他

许多儿童从未使用过药物,一些儿童仅使用过抗菌药物类药物治疗某些单纯疾病,另外一些儿童可能在复杂疾病过程中接受过多种药物的治疗。获取患儿的完整用药史是十分重要的,其中包括用于轻微疾病的非处方药物,因为许多非处方感冒药中包含非甾体抗炎药或其他可能干扰凝血和血小板功能的成分。儿童的其他治疗和中草药治疗也应予以记录,因为这些可能对麻醉管理产生影响。尽管美国麻醉医师协会(ASA)对中草药和其他辅助治疗药物没有固定的规范,但是在手术期间使用中草药物的患儿可能存在发生意外事件的风险。体重减轻可能会增强交感神经功能,用于肌肉生长的药物(例如肌酸)有可能影响肝功能和肾功能。麻醉医生在术前访视阶段应该常规记录患儿使用特殊中草药治疗的效果,并判断是否需要改变麻醉方式。金属物可能会导致术中电刀发生故障,使手术和麻醉期间发生烧伤的风险增加。此外,对意识丧失的患儿而言,在手术室中金属物体可能导致皮肤和皮下组织损伤。如穿过舌体的较大金属物可能会干扰喉镜的顺利置入,并造成不必要的气道损伤。这些金属物还可能会损坏喉罩等昂贵的非一次性物品。麻醉医生在术前访视阶段应该告知患儿(特别是青少年)摘除身上所有的金属物并要其指出身上所有无法看见的穿洞。

与成人患者一样,麻醉医生应该认真询问患儿已知的药物过敏情况。好在儿科患者通常没有吸烟史,但是应该询问患儿是否有吸入二手烟的历史,因为有证据

表明这可能会增加围术期气道并发症的发生。包括脊柱裂在内的许多类儿科患者存在较高的乳胶过敏风险。麻醉医生应该对橡胶、橡胶气球、其他含乳胶玩具或口腔科医生使用的橡胶障等可能引起的乳胶过敏反应加以警惕。高度怀疑过敏的儿童术前应该进行放射性过敏原吸收试验（RAST）检查，如果结果为阴性，那么则应进行更多的敏感性皮肤单刺试验。

同成人患者一样，儿科患者的所有常规用药都应该持续至手术当日清晨，并嘱其喝一小口水。儿科的口服混悬剂尽管不是清饮料，但也应该如常给予。对于那些不吃食物无法咽下口服药物的儿童，可以用一匙葡萄汁或苹果汁代替食物，因为当它们暴露于口腔温度时被认定为清饮料。

（五）体格检查

由于直接靠近婴儿和儿童时可能使他们受到惊吓，因此对幼儿的一般体格检查需要从一定距离的简单观察开始。麻醉医生可以通过观察发现大量相关体征，而不必要去触碰患儿。皮肤颜色如呈现苍白、发绀、皮疹、黄疸、特殊标记或之前的外科瘢痕等，可能揭示存在器官系统的功能障碍。由于每一种先天性畸形往往合并存在其他畸形，因此对异常面容者应该警惕是否存在其他异常。

呼吸系统应当评估呼吸频率和潮气量，判断是否存在呼吸杂音、咳嗽、脓性鼻腔分泌物、喘息和哮喘。麻醉医生应该首先判断患儿的急性上呼吸道感染体征。另外还需要检查其张口度和有无牙齿松动。

如果在心血管检查中发现心脏杂音，则需要特别关注。功能性杂音可能是生长突增导致的血液湍流，病理性杂音则常常是由于器质病变，对二者必须要加以区分。对细菌性心内膜炎的损害或空气栓塞的预防必须记录在案。

患儿神经系统的评估应该包括意识水平、咽反射存在完整以及充分的颈椎活动度。全身肌张力和颅内压增加的体征也应予以关注。

（六）诊断性试验

静脉切开术对儿童而言通常是种创伤，并且他们无法轻易忘记这一经历，牢记这一点非常重要。由于这个原因，医生最好对有创检查的次数加以限制。诊断性检查的选择应当基于患儿的一般健康状况和治疗需要。一般而言，血细胞比容检查对接受择期手术的儿童来说是不必要的。如果预期有大量失血、患儿小于6个月或为早产儿，则应该进行血细胞比容的检查。常规凝血检查和"容易挫伤"的病史都不能可靠地预测手术失血。之前包皮环切术的血肿和出血或者大面积瘀伤提示需要检查，但是，仅有瘀伤病史且其他情况良好的孩子则不需要进一步检查。儿童没有常规术前尿液检查的指征，并且仅当怀疑存在异常时才进行血液生化检查。接受抗惊厥药治疗的儿童应该检查其药物治疗水平，并仅在整体医疗条件许可下才需要接受心电图或X线胸片检查。对青春期的女性患儿常规进行妊娠试验存在争议,并且应该在特定医疗机构的允许下进行。关于告知家长需要对月经初潮后的女孩进行妊娠试验以及告知家长阳性结果这一问题,各机构的方针存在差异。

(七)禁食指南

限制儿童"午夜后禁食"不再是可取或安全的行为。这一严格的限令常规地增加了每个儿童在麻醉诱导期间发生脱水、低血糖和精神急躁的概率,而这些将导致诱导过程无法达到理想状态。在接受择期手术的儿童中,发生胃内容物误吸的风险仅为0.04%。当需要决定儿童的术前禁食(NPO)时限时,可以遵照ASA已经提出的医疗准则。ASA和其他一些组织推荐麻醉前2小时禁饮清饮料。清饮料包括水、非颗粒果汁(苹果汁、白葡萄汁等)和冰棒。推荐母乳喂养禁食时间为4小时,配方奶禁食时间为6小时。在固体食物中,常规膳食建议禁食6小时,含脂膳食建议禁食8小时。然而,儿科机构的大量观察推荐,在全体儿童中所有固体食物都应该至少禁食8小时。最好是查询每个手术所需的特殊实践准则。

(八)诱导选择

儿科患者的全身麻醉诱导存在许多不同且有效的方法,麻醉医生应该在术前访视中进行评估考量。大多数儿童害怕打针,因此小于8岁的儿童和情况特殊的年长儿童最好采用通过面罩吸入挥发性麻醉药进行诱导。年长儿童通常能够接受静脉注射(iv)的诱导方式。恩纳软膏(EMLA,局部麻醉药利多卡因和丙胺卡因的低共熔混合物)或Synera(利多卡因/丁卡因)经常用于实现无痛静脉注射。重要的是,最终由主管麻醉医生负责制定诱导方式或征询患儿及其家属的意见。诱导方式的选择需要依据每位儿童的具体情况来决定。

(九)家长陪伴诱导

在术前访视期间,许多家长和看护者会对儿童术前与周围环境分离这一过程表示忧虑,因此就这一问题进行讨论是十分必要的。家长陪伴儿童进入手术室,将消除这种分离感,而且患儿通常不再需要术前用药。面对陌生人的焦虑状态通常大于10月龄的幼儿才会产生(尽管有些幼儿可能最早在8个月时产生),因此,对婴幼儿来说家长的陪伴通常是不必要的。应该告知家长,他们需要陪伴在孩子身边直到孩子意识不到他们的存在。

当家长表示不希望陪伴他们的孩子进入手术室时,麻醉医生应该尊重他们的选择。家长陪伴诱导的替代方法包括经直肠给予巴比妥类药物,使得患儿在家长怀中或平车中入睡。经口、鼻腔或直肠给予咪达唑仑作为术前用药,家长需要注意的是,在给药后孩子经常没有入睡,而是表现出一种"醉酒水手"和焦虑减轻的状态。

当麻醉诱导存在多种选择时,临床医生不要承诺使用特殊技术和药物,除非必须如此,并且可以确保这一方案能顺利实现,牢记这一点是非常重要的。或者,麻醉医生将所有因素和请求加以考虑后,在手术当天早上就将诱导方案作出最终决定。

二、麻醉选择

(一)局麻

一般中等和短小手术选择基础麻醉加局麻即可。

(二)氯胺酮

氯胺酮广泛用于小儿麻醉,短小手术也多选用氯胺酮麻醉。

(三)全麻

较大手术因追求安全的原因常用气管内全麻。气管插管后,可用 T 形管吹入法或紧闭法麻醉。>6 岁患儿的长时间大手术仍首选气管内全麻,一般使用成人紧闭式麻醉机。应用氟烷、恩氟烷或异氟烷静吸复合麻醉或静脉复合(包括东莨菪碱)麻醉维持,或应用静脉丙泊酚靶控输注(TCI)麻醉维持。这样对呼吸、循环影响轻,并发症少,效率高。

(四)基础麻醉加椎管麻醉

较大儿童的下腹部、会阴部及下肢手术,亦可选用硬膜外麻醉、腰硬联合、腰麻或骶麻。

(1)硬膜外麻醉:适应证比成人要严,除学龄前儿童能合作者外,均先用基础麻醉,以保证穿刺的顺利进行及患儿的安全。利多卡因用药,按 $7\sim8$ mg/kg 计算,浓度为 $0.7\%\sim1.5\%$;也可按公式 1% 利多卡因(mL)=3 kg×2+4 来计算。罗哌卡因 $0.5\%\sim1\%$,$1\sim4$ mg/kg。丁卡因 $1.5\sim2$ mg/kg,$0.1\%\sim0.2\%$ 浓度。布比卡因 $0.25\%\sim0.5\%$ 浓度,0.22 mg/kg。

(2)腰麻:宜用于 8 岁以上的合作患儿。先用基础麻醉,然后穿刺,穿刺点一般在 $L_{3\sim4}$ 椎间隙。丁卡因按 0.22 mg/kg 或 1 mg/岁。普鲁卡因 2.5 mg/kg 或 $8\sim10$ mg/岁。布比卡因 $0.2\sim0.5$ mg/kg 或 1 mg/岁。

(3)骶麻:基础麻醉后,用侧卧位法进行穿刺,用药同硬膜外麻醉一样。单次的针刺深度<0.5 cm;连续法可造成局麻药蓄积,应慎重。骶麻是一种广泛用于小儿的麻醉方法,安全且操作方便,常用于泌尿外科、骨科及横膈以下手术中,也用于治疗继发于强烈血管收缩的血管功能不全。即使阻滞平面高达胸部,也很少发生血压下降的状况。

(4)辅助用药:手术时间长、手术大,需辅助哌替啶肌内注射或静脉注射芬太尼-氟哌利多。

(五)基础麻醉加臂丛

年龄较大患儿的上肢手术,选用臂丛神经阻滞,安全可靠。其优点比全麻多。

在基础麻醉配合下,施行穿刺。穿刺入路以肌沟法和腋路法为最常用。用药量浓度为 0.75%～1.5%利多卡因,按 8～10mg/kg,加入肾上腺素 5 μg/mL,药效时间可＞2 小时;罗哌卡因 1～4 mg/kg,浓度为 0.25%～0.5%;丁卡因 2 mg/kg,浓度为0.1%～0.2%,可维持药效 150 min;布比卡因 0.3 mg/kg,浓度 0.25%～0.5%。但须注意预防药物毒性和臂丛阻滞的并发症。

(梅 喜)

第二节 小儿麻醉与监测技术

一、小儿围术期监测的基本要求

围术期监测是麻醉管理的重要组成部分,能为麻醉医生和外科医生提供维持和控制生命体征必不可少的帮助和支持。加强围术期监测,虽不能防止所有不良事件的发生,但是早期预警和及时处理可明显降低患儿在麻醉过程中因生理功能受到干扰而可能发生危及生命的麻醉风险。

为提高麻醉安全性,ASA 提出了麻醉和监护的基本标准:一是,所有实施麻醉及麻醉监护的人员必须具有麻醉医生资格;二是,在所有麻醉的实施过程中,必须经常判断患儿的氧合情况、通气情况、循环和体位变化。

我国儿科麻醉学组制定的《小儿麻醉基本监测指南》中指出:小儿麻醉诱导和维持期间(包括全身麻醉、局部麻醉,以及任何需要监测的麻醉全过程),要求具有执业资格的麻醉人员必须自始至终不得离岗,连续监测患儿的血氧饱和度、通气、循环及其体温等项目,并按时、认真、真实、客观地做好记录。有条件者,可将监护设备与电子记录系统连接,进行实时记录。

(一)围术期监测的分级

1.最低限度监测

适用于每一位接受麻醉的患儿,包括心电监测、血压监测和脉搏血氧饱和度监测。

(1)心电图:可监测心率、各类心律失常、心肌缺血、电解质紊乱,如低钾、高钾等。

(2)血压:无创血压,可连续监测或间隔 1、3、5、10 min 监测一次。

(3)脉搏血氧饱和度:包括 SpO_2 和指脉氧波形。正常情况下,吸空气时 SpO_2 应大于等于 95%;90%～95%为去氧饱和血症;低于 90%为低氧血症。

2.麻醉全面监测

适用于危重儿、新生儿和婴幼儿的围术期监测,监测内容包括以下几项。

（1）循环系统：心电图、有创血压监测、中心静脉压、肺动脉压力、肺毛细血管嵌压、SpO_2及推算指标心脏指数、每搏指数、体循环血管阻力指数、肺循环血管阻力指数以及心率收缩压乘积等。

（2）呼吸系统：潮气量、分钟通气量、呼吸频率、气道压、呼吸系统顺应性、PET-CO_2、SpO_2、血气分析。

（3）中枢神经系统：脑电双频谱指数、听觉诱发电位、熵、近红外脑氧饱和度。

（4）其他：尿量、温度（中心、末梢）等。

（二）麻醉全过程的监测要点

1.麻醉前监测

通常无须监测，但对于某些危重患儿，则应在转运前就建立基本监测。

2.麻醉中监测

根据病情和不同麻醉方式以及手术大小，确定监测等级。

（1）部位麻醉（包括各类阻滞麻醉）：麻醉最低限度监测。

（2）全身麻醉：麻醉基本监测，适用于大多数患儿和手术。

（3）大手术及危重患儿：应建立有创血流动力学监测及其他特殊监测，麻醉医生应根据术前对患儿的评估作出预案。

3.麻醉后监测

PACU中患儿仍应加强血氧饱和度、通气、循环和体温监测，使用肌松药的患儿应进行肌松监测。

4.转移中监测

如患儿已清醒，则使用最低限度监测即可。但如转运路途较远或患儿一般情况较差，则应由麻醉医生护送，在基本监测下完成转运。

二、循环系统监测

麻醉期间必须监测患者的循环功能。为此，接受麻醉的患儿都应进行最低限度监测。另外，对全身麻醉患儿和危重患儿麻醉期间可以通过脉搏触诊、心音听诊、有创血压波形监测、周围脉搏超声检测以及脉搏容积描记等来持续评估循环功能。

（一）听诊、触诊

最简单的方法是听诊器置于胸前听心音强弱；用手指触摸桡动脉、股动脉、颈动脉或颞浅动脉等表浅动脉，了解脉搏强度、频率和节律。

（二）心电图

在小儿麻醉中，心电图是判断术中心律失常最有效的监测方法。在婴儿中，心电图显示缺氧所致的心动过缓往往较SpO_2下降的时间早。相反，心电图提示心动过缓转为正常节律时,能较早地显示缺氧得以改善。心电图不仅能及时发现心肌缺血、异常心律和传导阻滞,还可以辅助判断电解质紊乱和监测起搏器功能等。

小儿迷走神经兴奋性低,交感神经占优势,故心脏搏动较快。此外,因为新陈代谢旺盛,机体组织需要更多的血液供给,而心脏每次搏出量有限,只有增加搏动次数以补偿不足,因而心率较快。麻醉期间最常见的心律失常是心动过缓和室上性心动过速。学龄期儿童较易发生与呼吸相关的心率变异。

(三)动脉血压

动脉血压的高低主要取决于心率、心排血量、外周血管阻力和血容量的变化。婴幼儿血压较低,随着年龄的增长,血压逐渐升高。围术期可根据需要选择无创或有创的方法测量血压。

1.无创(间接)测量法

对婴幼儿进行无创血压监测是最简捷的测量血压的方法。儿童无创血压测量的收缩压和平均动脉压与有创血压监测具有良好的相关性,但所测舒张压可能偏低。小儿血压的测量袖带常放置于上臂,也可以放置于前臂、大腿或小腿处,但上下肢体测的血压可能存在差异。正常情况下,下肢血压比上肢血压高 20 mmHg。为确保血压测量的准确,应为患儿选择合适的袖带,血压袖带的宽度应为上臂总长的 2/3,其最小宽度必须大于被测肢体直径的 20%,袖带太窄测得值偏高,太宽则血压偏低。

2.有创(直接)测量法

当需要连续监测患儿每次心脏搏动产生的血压或便于抽取血样时,可通过经皮穿刺或切开置管于动脉腔内直接测量血压。动脉内直接测压结果准确,可通过桡动脉、尺动脉或股动脉等周围动脉穿刺置管的方法,将压力通过测压连接管与压力传感器相接,将压力信号转变为电信号,放大后显示在监测仪上直接读数并看到压力波形。

(1)有创血压监测对象:①预期术中血流动力学不稳定的患儿,包括心血管手术、颅内手术、严重创伤、休克、心搏骤停和复苏等;②外科手术过程中可能有大量出血而造成血流动力学变化的患儿(失血量>50%血容量或急性失血>血容量10%)、体液再分布(第三间隙试液>50%估计血容量);③严重低血压或术中出现无脉性血流的患儿;④存在肺部疾患或可能存在肺部疾病及手术造成严重气体交换异常的患儿;⑤需反复动脉采血者,包括动脉血气测定、酸碱平衡失常、严重电解质紊乱、血糖异常及凝血性疾病等。

(2)动脉穿刺置管术:动脉穿刺置管选择穿刺部位应遵循"先外周后中心"的原则,动脉插管处的血管需要具备良好的侧支循环,可减少导管远端的组织缺血性损伤。选择不同的动脉插管会因为血管不同的解剖和生理特点而显示出不同的监测结果,如足背动脉显示的血压可能比实际血压高出30%。

1)桡动脉。因桡动脉位置表浅易于触及,故为动脉置管的首选部位。以左侧为先(如左手功能占优势者首选右手)。穿刺前可进行测试Allen试验(手掌皮肤转红时间小于7 s为Ⅰ级,指示供血良好;8~15 s为Ⅱ级,属可疑;大于15 s为Ⅲ级,指示供血不佳)。

2)尺动脉。一般在桡动脉穿刺失败后可考虑改用尺动脉,但在桡动脉被反复穿刺而损伤后局部已形成血肿时,不宜再做同侧尺动脉穿刺。

3)腋动脉。腋动脉在腋窝顶部可触及,其局部侧支循环较肱动脉和股动脉更丰富。

4)股动脉。股动脉是最粗大的浅表动脉,搏动明显较易穿刺成功,尤其在患儿出现低心排和低血压时往往出现外周血管强烈收缩,此时股动脉穿刺成功的可能性最大。婴幼儿股动脉穿刺置管后可能会发生与灌注相关的并发症,应注意加强观察与护理,尤其应避免污染。

5)足背动脉。位置表浅且较固定,穿刺成功率高,血栓发生率低于桡动脉。但足背或胫后动脉穿刺置管提供的血流动力学参数往往不准确,特别是在脱离体外循环后,同时在采集血样做血气分析时,也很困难。

6)肱动脉。应避免行肱动脉穿刺,因为易发生正中神经损伤,如果选择肱动脉穿刺时应非常谨慎,因前臂的动脉侧支少而易发生前臂缺血,如有栓塞而致的并发症,其后果将很严重。

7)脐血管。是新生儿进行动脉插管和下腔静脉插管的另一选择。插管前须详细了解以下情况:①是否已进行过脐血管插管;②侧支血流如何;③既往脐血管插管过程是否顺利,以及患者脐血管的生理特征(如是否起源于主动脉弓靠近动脉导管处);④了解手术过程(如脐血管起源的血管在手术中是否需要结扎等)。

(3)动脉穿刺置管的注意事项:①动脉穿刺置管无绝对的禁忌证,但患儿存在高凝状态或异常出血时需要综合考虑进行动脉内置管的利弊;②大于1月龄的患儿股动脉穿刺置管是简单、安全的,然而新生儿股动脉穿刺置管可能会发生与灌注相关的并发症,同时,应注意加强护理以避免污染;③动脉穿刺可采用套管针,建议新生儿及婴幼儿选择26~24G套管针,较大儿童则可用22~20G套管针;④超声引导下动脉穿刺可用于困难动脉穿刺,在不能获得外周动脉穿刺成功的情况下,应考虑由外科医生施行动脉切开,放置导管,便于术中监测和采血;⑤动脉穿刺置管的主要不良反应包括局部血肿、血栓和感染等,与操作、套管留置时间及置管后护理有关,应注意加强防范。

(四)中心静脉压

中心静脉压(CVP)是指右心房或靠近右心房的上、下腔静脉内的压力。CVP

的高低与心搏出能力、血管功能及循环血容量有关,上、下腔静脉血流返回至右心房受阻也会影响静脉压,但不能完全反映左心功能和整个循环功能的好坏。围术期中心静脉置管测压主要用于监测血容量和体液丢失(>50%估计血容量)、严重低血压、需心肺转流的心脏手术等情况。与直接动脉测压不同,单纯依靠中心静脉压不能为治疗提供有效的参考,应协同其他指标综合考虑,以制订临床治疗策略。除测定中心静脉压外,中心静脉置管也可用于外周血管通路不足、输注高渗或易致组织硬化的物质,以及可能发生大量静脉气栓、影响血流动力学的手术等情况。儿童的中心静脉压正常值与成人相近,平均压力为 $4 \sim 12$ cmH$_2$O。

1.穿刺部位的选择

中心静脉导管可经颈内静脉、颈外静脉、锁骨下静脉、股静脉或外周静脉等途径置入。穿刺部位的选择取决于穿刺置管的目的和操作者的熟练程度。若只是需要开放较大的静脉,可选择颈外静脉或其他穿刺并发症较少的部位,若需要在胸腔内的大静脉内置管或测压,则需要经颈内静脉或锁骨下静脉穿刺。

(1)颈内静脉:颈内静脉定位和穿刺相对容易,是最常用的途径,以右侧为首选。右侧颈内静脉因直接通向右心房、不会损伤胸导管、右侧胸膜顶较左侧低等因素,作为穿刺的首选部位。婴幼儿头大颈短,肌肉不发达,体表标志常不清楚,颈内静脉与颈动脉经常部分或全部重叠,因此误入颈动脉的机会高至 $10\% \sim 15\%$。先心病患儿心血管发育畸形,颈部大血管也很可能存在异常,穿刺困难及并发症必然增多。穿刺时头部侧转不宜大于 $45°$,否则颈内静脉与颈动脉重叠的机会更大。助手按压肝区可使颈内静脉明显充盈增粗,提高穿刺置管成功率。可采用中间径路,即以胸锁乳突肌三角顶点环状软骨水平定位,针尖对准同侧腹股沟中点,穿刺针与皮肤呈 $30°$,进针深度与患儿颈部长短及胖瘦有关,一般为 2 cm 左右。穿刺成功,导管顶端以放置于上腔静脉之右房入口处较为适宜,可以按身高进行预测。身高<100 cm 时,置管深度=身高(cm)/10-1;身高>100 cm 时,置管深度=身高(cm)/10-2。导管位置准确率可达 97%。

(2)锁骨下静脉:锁骨下静脉与体表标志相对恒定,此路径穿刺成功率较高,但气胸发生率也较高,且有误入头臂静脉的可能(发生率为 $5\% \sim 20\%$)。首选右侧径路,在锁骨中点外 $1 \sim 2$ cm,针尖指向胸骨上窝,紧贴锁骨下进针。约半数在退针时见回血。穿刺的方向偏向头部易误入动脉,偏后易致气胸。穿刺过深可能刺入气管。

(3)股静脉:穿刺点位于腹股沟韧带下方 $1 \sim 2$ cm,股动脉旁 $0.5 \sim 1$ cm。当无明显腹腔内压升高或下腔静脉梗阻情况时,经下腔静脉测得的静脉压与右房压相同。

(4)脐静脉:新生儿出生后 $3 \sim 5$ 天内静脉导管尚未闭合,经脐静脉的插管一般可进入下腔静脉。若脐静脉导管已经闭合,则经脐静脉的插管将进入肝静脉的分支,不能准确监测中心静脉压。

(5)颈外静脉:通过颈外静脉可以进入颈内静脉或锁骨下静脉。由于存在静脉瓣,导管置入成功率为 75%～90%,测量的静脉压数值可能不准确。

2.超声辅助技术

超声血管定位技术可以提高婴幼儿中心静脉置管的成功率。采用超声成像技术可以观察颈内静脉的截面积,采用 Valsawa 手法、按压肝区和头低足高位等方法均能使颈内静脉增粗,联合应用的效果更佳。

3.中心静脉穿刺置管的相关事项

(1)并发症。中心静脉置管在不同部位穿刺都有潜在的风险,共同的并发症为感染、静脉血栓、空气栓塞、导管故障(阻塞、折断)、心律失常和出血。颈内静脉穿刺的风险包括误穿颈动脉、Horner 综合征和气胸;左侧颈内静脉穿刺可能损伤胸导管,引起乳糜胸的可能。与导管有关的感染发生率约为 13.8/1000,抗菌药物涂层或浸渍的导管有助于降低血内感染的发生率。一旦发现与导管相关的感染,应及时拔除中心静脉导管。

(2)导管位置不当。中心静脉导管位置不在上腔静脉内,可以进入左上腔静脉、逆行进入颈内静脉,异位引流到肺静脉内,甚至位于静脉之外。采用 X 线定位或心电图引导技术可以防止导管位置不当引起严重并发症的发生。因此,置入中心静脉导管后应常规进行 X 线检查以证实导管位置。中心静脉导管应位于 X 线气管隆嵴水平以上或位于 X 线胸片显示的心影之外 1～2 cm 的位置。

(3)中心静脉穿刺时,必须熟悉解剖并准确定位,注意无菌操作,长期置管者更应加强护理,必要时可考虑选用抗菌导管。

(五)肺动脉压力

自 1970 年起,Swan-Ganz 漂浮导管在儿科患者中的应用逐渐兴起。围术期肺动脉压力(PAP)的监测可为治疗提供有价值的参考,主要用于存在肺动脉高压或左室代偿功能受损,准备接受急诊心脏手术、存在严重肺循环和体循环功能衰竭或对常规液体复苏及血管活性药物无效的休克患儿,以指导复杂的输液和药物治疗。

放置肺动脉导管较困难,尤其是心排血量较低的婴幼儿。最好通过右颈内静脉或股静脉置管,体重低于 15 kg 的婴幼儿,选择股静脉更理想。应根据不同的年龄选择合适的导管准确放置,小儿使用 F5 型号,婴儿用 F4 型号。肺动脉导管放置耗时一般较长,体重低于 30 kg 的小儿和心排量低的儿童必须经过透视检查确定位置。

Swan-Ganz 球囊导管采用聚乙烯材料制成,一般为四腔或五腔管,含有光导纤维的漂浮导管可持续测定混合静脉血氧饱和度(SvO_2),带有快反应热敏电阻的漂浮导管可测定右心室射血分数(RVEF);通过血液热稀释法可连续监测心排血量。肺毛细血管楔压(PCWP)的测定方法是将 Swan-Ganz 导管经颈内静脉置入右心房后,在导管尖端套囊内部分注气,导管便随血流"漂浮"前进,经过右心室、肺动脉,直到嵌入肺动脉小分支,此时测得的压力即为 PCWP,PCWP 反映左心室前负荷。由于肺动脉插管可发生严重心律失常、肺梗死等严重并发症,而且需要昂贵的仪器设备,故必须严格掌握适应证。

目前虽然认为对具有适应证的小儿放置 Swan-Ganz 导管不会增加病死风险,但其在小儿中应用的可靠性和价值仍有争议,此项技术的难度和并发症显著,且肺动脉导管放置位置不当所致的风险也随之增加。置入 Swan-Ganz 导管的并发症包括感染、空气栓塞、血栓形成、肺动脉破裂、急性右束支传导阻滞及导管在心内打结等。尤其应警惕反常性栓塞、心内修补破裂、严重的右室流出道梗阻的发生。小儿肺动脉压力的变化受多种因素影响:①小儿心排血量随年龄、疾病状态和代谢情况的改变变异较大,目标值难以确定;②热稀释法在小婴儿中测定的准确率较低,存在 25% 的变异率;③复杂先心病患儿,血液的分流和复杂的解剖变异可导致测量误差。

目前多种无创性的心排量测定法也可用于小儿,如超声多普勒测定主动脉血流量能准确反映全身血流情况,胸内生物阻抗法测定胸内阻抗的改变,以反映心脏的搏出容量和无创性心排血量监测(NICO)技术等。

(六)左房压

无二尖瓣狭窄的情况下,左房压(LAP)指直接通过左心房置管来监测左房压力,较通过肺动脉导管监测肺动脉嵌楔压(PCWP)准确。如果患者没有二尖瓣病变,LAP 基本可以反映左室舒张末期压(LVEDP),是左心室前负荷的更可靠指标。

(1)监测方法。在房间沟与右上肺静脉连接处置管测压,也可切开右房通过房间隔置管测压,Swan-Ganz 导管所测得 PCWP 可近似反映 LAP。

(2)正常值为 4~8 mmHg,体外循环期间最高不宜大于 10 mmHg。但在重症瓣膜病或复杂先心病患儿中,常需维持较高的 LAP 才能保持动脉压的正常。

(3)适应证。①严重肺动脉高压合并右心衰竭,需要通过左心房置管使用收缩血管药物者;②复杂性先心病手术矫治术中、术后,如左心室发育不良、完全性大动脉转位、完全性心内膜垫缺损、完全性肺静脉畸形引流、右心室双出口等。

(4)影响因素。①LAP 过低提示前负荷不足,可补充容量;②LAP 过高,无论CVP 如何,均说明前负荷已达一定阈值,此时盲目扩容可能导致左心衰竭,可适当应用正性肌力药和血管扩张药。

(七)心排血量

心排血量是反映心脏泵血功能的重要指标,受心率、心肌收缩性、前负荷和后负荷等因素影响。通过心排血量的测定,可判断心脏功能,诊断心力衰竭和低心排综合征,同时估计患者预后,指导输血、补液和心血管药物治疗。

1. 无创监测法

包括心阻抗血流图(ICG)、超声多普勒、$P_{ET}CO_2$ 重复吸入法(RBCO)和经食管超声心动图(TEE)等。

2. 有创监测法

(1)温度稀释法。经 Swan-Ganz 导管向右心房注射一定量冷生理盐水,随血液的流动而被稀释并吸收血液的热量,温度逐渐升高到与血液一致。温度稀释过程由导管前端的热敏电阻感应,经监测仪记录可得到温度—时间稀释曲线,计算并显示结果。

(2)连续测定法(CCO)。Swan-Canz 导管右心段有自动加温系统,间断性使血温升高。

(3)温度稀释结合动脉搏动曲线分析(PiCCO)。持续的脉搏曲线心排血量测量能对心脏前负荷以及肺水肿进行监测,是经肺温度稀释技术和动脉搏动曲线分析技术相结合的监测方法。

三、呼吸功能监测

围术期呼吸功能监测的目标在于确保动脉氧合和通气正常。在早期的麻醉事故报道中,由诸多原因引起的通气不足是引起手术中麻醉严重事故和意外伤亡事件的最常见原因,所造成的后果极其严重,如心脏停搏、中枢神经系统永久性损害或者死亡。

(一)氧合情况

氧合情况的判断应包括麻醉期间在患者的吸入气中须提供足够的氧浓度,并持续监测患者的氧合。婴幼儿的氧消耗量很大,且功能性残余容积很小,所以在全身麻醉情况下发生低氧血症的情况要比成人高。但在新生儿有高氧血症时,则易发生早熟性视网膜病变。由此可见,小儿麻醉期间的氧合监测极其重要。

1. 吸入氧浓度监测(FiO_2)

全麻期间,麻醉机吸入氧必须采用氧分析仪测定,并保证低氧报警处于正常工作状态。在使用低流量(新鲜气流量<1 L/min)麻醉时,氧浓度监测仪更显重要,因为即使来自麻醉机共同气体出口的气流不是低氧混合气,在通气环路中同样可形成低氧混合气,感受器放置的部位越接近患者的呼吸道就越容易发生低氧混合气和通气环路接头脱落。麻醉机或呼吸机输出低氧混合气是最为危险的情况,可因麻醉机或呼吸机内部或外部多种原因所致,吸入低氧混合气能快速产生明显的低氧血症,数分钟内即导致中枢神经系统发生不可逆性缺氧损伤。

2.脉搏血氧饱和度(SpO$_2$)监测

无创脉搏血氧饱和度仪(NPO)始用于 20 世纪 80 年代初,不仅使用方便,而且是一种连续无创的监测手段,能够及早地发现由各种原因引起的低氧血症,也可间接反映循环功能。小儿容易发生缺氧,且变化快,因此麻醉期间持续监测脉搏血氧饱和度尤为重要。

(1)NPO 的基本原理:NPO 应用容积描记器来确定心动周期的收缩期,在收缩期,搏动性的动脉血管床内有更大的血容量。利用血红蛋白对光吸收的物理原理,根据不同组织吸收光线的波长差异,对搏动性血流的血红蛋白进行光量和容积的测定,能同时显示脉率并监测动脉内血红蛋白与氧结合的程度。NPO 测得的血氧饱和度简写为 SpO$_2$,以区别于直接动脉采血测得的氧饱和度(SaO$_2$)。在饱和度 80%～100%范围内,SpO$_2$ 与 SaO$_2$ 的数值相关性较好。

(2)影响 SpO$_2$ 准确性的因素及对策。

1)外周动脉搏动性血流。脉搏血氧饱和度仪的正常工作需依赖于良好的末梢灌注,因此低温、低血压(MAP<50 mmHg)等因素可影响其精确性。探头部位过凉、交感神经兴奋或药物引起外周血管强烈收缩、体外循环停跳期和心搏骤停者无法检测可靠的 SpO$_2$。因为机器确定的是收缩期的脉搏,高静脉压引起的静脉脉搏波形,如继发性严重的三尖瓣反流、胸腔内压增加或静脉回流阻塞都可以引起错误的结果。如果将患儿手抬高过头,则会得到正确读数。

2)血红蛋白。脉搏血氧饱和度仪是利用血液中血红蛋白对光的吸收来测量 SpO$_2$,如果血红蛋白发生变化,可能会影响 SpO$_2$ 的准确性:①贫血(Hb<70/L),患儿没有低氧血症时,SpO$_2$ 仍能准确反映 PaO$_2$,若同时伴有低氧血症,SpO$_2$ 的准确性就受到影响;②正铁血红蛋白,由于正铁血红蛋白对 940 nm 的红外线吸收率大于血红蛋白和氧合血红蛋白,当 SaO$_2$<85%时,数值不准确;③碳氧血红蛋白(COHb)增多,大量吸烟、大量输血、严重黄疸及一氧化碳中毒等可导致碳氧血红蛋白增多。COHb 在波长为 660 nm 处的光吸收作用与氧合血红蛋白相似,而在波长为 940 nm 处相对可被透射,与一氧化碳中毒表现为樱桃红色的现象一致,因此,COHb 血症脉搏血氧饱和度仪可测出错误的高读数;④新生儿和早产儿所具有的胎儿血红蛋白并不影响脉搏血氧饱和度监测的精确度。

3)血流动力学变化。SpO$_2$ 测定在心排血量减少、周围血管收缩以及低温时,监测仪难以获得正确信号而受到影响。危重患者血流动力学波动较大、会使 SpO$_2$ 信号消失或精确度降低。

4)反应迟滞时间。即其读数变化滞后于体内血氧饱和度的改变。反应迟滞时间由以下三部分组成:①吸气和弥散时间;②仪器反应时间;③循环时间。主要取决于后两项。而仪器反应时间(即脉搏血氧饱和度仪取样、分析和输出结果所需时间),一般为 5~7 s,为设备固有时间,不易改变,因此循环时间是脉搏血氧饱和度仪反应迟滞的重要决定因素,所以将脉搏血氧饱和度仪探头放置在靠近心脏的部位(如耳垂、舌、面颊部、鼻部等)能比末梢部位(如手指、足趾)更快和更准确地测定脉搏血氧饱和度(SpO_2)的改变,尤其是小儿患者。

5)其他色素成分。术中静脉注射亚甲蓝、靛胭脂及荧光素,蓝色、绿色和黑色的指甲油也会影响 SpO_2 数值。

6)其他。探头位置、运动伪差、环境电磁干扰、环境光污染都会影响 SpO_2 信号。

儿科患者应用脉搏血氧饱和度监测会出现相对较高的假阳性警报,但小儿麻醉医生对所有的警报都必须认真对待,并及时检查患者的氧合状态及可能原因。氧饱和度仪的提示音不应关闭,SpO_2 的数值可反映在提示音音调的高低上,麻醉医生根据声音的变化得知氧饱和度的改变。

(二)通气情况

1.通气监测应包括

(1)所有麻醉患儿都必须有足够的通气,临床上可通过观察胸廓起伏、储气囊的容积变化和听诊呼吸音来观察患者的通气情况。

(2)对施行气管导管或喉罩插管的患儿,必须通过听诊、临床体征和 $P_{ET}CO_2$ 的监测确定其位置是否放置正确,并做麻醉全程监测。

(3)麻醉期间中行机械通气时,机器应具备呼吸回路脱落或中断的报警功能,并使报警功能处于正常工作状态,当回路脱开时能及时发出声光报警。

(4)实施部位麻醉和其他非全身麻醉时,须通过临床体征来判断患者是否有足够的通气量。

2.呼气末二氧化碳($P_{ET}CO_2$)监测

$P_{ET}CO_2$ 可用来评价肺泡通气功能、气道通畅情况以及细微的重复吸入情况,也能反映循环功能和肺血流情况,并能检出机械通气中的通气系统或供气系统可能出现的问题,这已成为麻醉监测中不可缺少的常规监测手段。小儿麻醉期间,应持续进行 $P_{ET}CO_2$ 监测。

(1)$P_{ET}CO_2$ 监测的基本原理:组织细胞代谢产生的 CO_2,经毛细血管和静脉运输到肺,在呼气时排出体外,体内二氧化碳产量(VCO_2)和肺泡通气量(VA)决定肺泡内二氧化碳分压($P_{ET}CO_2$),即 $P_{ET}CO_2 = VCO_2 \times 0.863/VA$,0.863 是气体容量转换成压力的常数。$P_{ET}CO_2$ 值一般比 $PaCO_2$ 值稍低,而且在大多数情况下相关性良好。但如果通气/灌注比例、无效腔量和肺血流变化,那么 $P_{ET}CO_2$ 就不能精确反映 $PaCO_2$ 的变化,需要做血气分析确定 $PaCO_2$。$P_{ET}CO_2$ 值可能有误,强调应显示波形。

正常的 CO_2 波形呈矩形,一般可分为四相:① I 相位于基线零点,代表吸气停止,呼气开始,呼出的气体为气道内的无效腔气,此时 $PaCO_2=0$。② II 相是呼气上升支,较陡直,随肺泡气排出和无效腔气混合,$PaCO_2$ 迅速上升。③ III 相时呼出气全部为肺泡气,$PaCO_2$ 变化很小,形成肺泡平台,其最高点代表 $PaCO_2$,也就是 $P_{ET}CO_2$ 值。④ IV 相为吸气下降支,不含有 CO_2 的新鲜气体进入气道,CO_2 曲线迅速陡直下降至基线。

(2)临床应用:$P_{ET}CO_2$ 监测可用于确定导管是否位于气管内的正确位置和通气量是否足够,也可以测量呼吸频率、呼吸模式以及气管内导管是否通畅,间接地监测神经肌肉阻滞的情况。目前临床主要用于:①连续无创监测能反映 $PaCO_2$,代替和减少创伤性检查,尤其可使患儿减少动脉采血的次数,减轻患儿痛苦。②确定气管导管位置。$P_{ET}CO_2$ 是确定气管导管在总气管内的最可靠指标。如果导管误入食管,则没有 CO_2 正常波形或其浓度极低。经鼻盲探气管插管时,也可利用 $P_{ET}CO_2$ 波形引导,当气管导管越接近声门口时,波形会越明显。③监测机械通气时的通气量。根据 $P_{ET}CO_2$ 调节呼吸机和麻醉机的呼吸参数。④发现呼吸意外和机械故障。如呼吸回路接头脱落、回路漏气、导管扭曲、气道阻塞、活瓣失灵及其他机械故障。⑤反映循环功能变化。患儿发生休克、心搏骤停及肺梗死时,肺血流量减少或停止,CO_2 浓度迅速为零,CO_2 波形消失,$P_{ET}CO_2$ 立即下降至 0,且变化早于 SaO_2 的下降。麻醉中 $P_{ET}CO_2$ 也可用于诊断空气栓塞。⑥了解肺泡无效腔量及肺血流量变化。$PaCO_2$ 为有血液灌注的 $PaCO_2$,$P_{ET}CO_2$ 为有通气的 $PaCO_2$,若 $P_{ET}CO_2$ 低于 $PaCO_2$,$P_{ET}CO_2$ 增加或 CO_2 波形上升呈斜形,说明肺泡无效腔量增加及肺血流量减少。⑦心肺复苏。$P_{ET}CO_2$ 用于作为复苏急救时心前区按压是否有效的重要监测指标,并可判断患儿的预后。此时,$P_{ET}CO_2$ 水平与心排血量为相应变化,如果心排血量(肺内血流量)增加,则 $P_{ET}CO_2$ 升高,两者相关性良好。⑧体温升高和代谢增加时,$P_{ET}CO_2$ 迅速升高是早期发现恶性高热的最敏感的监测指标。另外,静脉注入大量 $NaHCO_3^-$ 时,$P_{ET}CO_2$ 可一过性显著增高。

(3)$P_{ET}CO_2$ 波形分析:只有在呼吸和循环功能均维持正常时 CO_2 波形才会正常。$P_{ET}CO_2$ 值正常为 $35\sim45$ mmHg,高于或低于该水平以及出现异常的 $P_{ET}CO_2$ 波形,常可能是多种因素引起。

1)呼气末 CO_2 增高。其原因主要是二氧化碳的增加或各种原因引起的通气量降低。①$P_{ET}CO_2$ 逐渐升高。主要原因是机械通气时通气不足,如存在气道阻塞、呼吸机小量漏气、机械通气或新鲜气流的设置不当等。若总通气量恒定,$P_{ET}CO_2$ 有增高趋势时,必须测量患儿体温以排除恶性高热。另外,出现过度加温、脓毒血症、腹腔镜手术时的 CO_2 气腹等情况,$P_{ET}CO_2$ 也可能逐渐增高。②$P_{ET}CO_2$ 突然升高。任何能使肺循环中的 CO_2 总量急剧升高的原因均可使 $P_{ET}CO_2$ 突然短暂升高,包括静脉注射 $NaHCO_3^-$、外科止血带松开时缺血区域的再灌注、主动脉钳夹后的释放等。

2)呼气末 CO_2 降低和呼气平台正常。多数是通气量过高所致,也可能由 $PaCO_2$ 正常时的无效腔通气增加所引起。①$P_{ET}CO_2$ 突然降低至零。呼气中 CO_2 波形消失常预示情况危急。$P_{ET}CO_2$ 突然降低最常见的原因是心排出量下降、静脉塌陷性低血压、肺栓塞引起的肺区域性低灌注、呼吸回路接头脱落或气道堵塞。②$P_{ET}CO_2$ 下降但未低至零。面罩或气囊漏气;主流式监测仪传感器位置不当时可产生类似图形,气道压的测定有助于确诊。③持续低 CO_2 浓度。没有正常的平台或平台缺失,说明吸气前肺换气不彻底或呼出气被新鲜气流所稀释,后者可在低潮气量和高气体采样时发生。如同时听诊有异常呼吸音(如喘鸣音、啰音),说明肺排气不彻底、支气管痉挛或分泌物增多造成小气管阻塞;气管内吸引可纠正部分阻塞。

3)呼气末 CO_2 波形平台异常。①呼吸平台期出现不规则波形。CO_2 描记图上的波形出现裂隙或切迹提示存在小潮气量的自主呼吸。②平台偏低。在某些通气正常的情况下,波形可显示低 $P_{ET}CO_2$ 波形和正常肺泡气平台。$P_{ET}CO_2$ 值与 $PaCO_2$ 值存在较大差异时,可能是正常肺组织过度膨胀而使血流灌注受损,也可能与机器自检失灵或生理无效腔增大有关。③平台逐渐降低。当获得的 CO_2 波形正常,但 $P_{ET}CO_2$ 在几分钟或几小时内缓慢降低,其原因可能与低体温、过度通气、全麻和(或)肺血容量不足、肺灌注降低有关。

4)吸气中 CO_2 浓度超出基线但波形正常。最常见的原因是重复吸入无效腔气体。吸气中 CO_2 浓度的增高也可能是机器故障所致,如麻醉机单向活瓣关闭失灵、CO_2 吸收剂耗竭或当使用半开放环路时新鲜气流量不足而引起重复呼吸。部分重复吸入的 CO_2 描记图形,可能受呼吸频率和潮气量的影响而有较大的变异,此时,应将 CO_2 描记图的感应探头或气体采样部位尽量接近气管导管,并尽可能减少与无效腔装置的连接。

5)呼气 $P_{ET}CO_2$ 波形异常。上升段延长提示因呼吸道高位阻塞或支气管痉挛而致呼气流量下降,肺泡平台倾斜度增加,说明因慢性阻塞性肺疾病或气管痉挛使肺泡排气不均。

(4)$P_{ET}CO_2$ 偏差:当 $P_{ET}CO_2$ 降低,$PaCO_2$ 逐渐升高,说明肺泡通气不足或进入肺泡的 CO_2 增加,如恶性高热;$P_{ET}CO_2$ 逐渐下降,说明存在过度通气或循环系统的低排综合征;$P_{ET}CO_2$ 骤降是空气栓塞的早期表现,可以在循环系统出现症状之前诊断空气栓塞,在超声多普勒未能广泛应用的情况下,应常规持续 $P_{ET}CO_2$ 监测。

(5)$P_{ET}CO_2$ 监测的局限性:$P_{ET}CO_2$ 反映 $PaCO_2$ 的准确程度不同,主要由于

CO_2 波形的变化取决于多种因素,包括 CO_2 产量、肺换气量、肺血流灌注及机械故障等生理或技术方面的影响。其中任何一种原因都可使 CO_2 波形发生改变或在气道内突然消失,提示患者的肺气流、通气系统或供气系统有问题。

1)生理因素。对 $P_{ET}CO_2$ 影响最大的生理因素是无效腔通气的产生。在呼吸、循环功能正常时,肺泡通气/血流比例(V/Q)匹配良好,$PaCO_2$ 与 $P_{ET}CO_2$ 的差值几乎等于零。但在某些病理状态,肺泡通气/血流(V/Q)及肺血流/全身血流(Qp/Qs)的比值发生变化,$P_{ET}CO_2$ 就不能代表 $PaCO_2$。除有严重的肺病理性改变或有急性肺事件(如肺栓塞)的发生外,儿科患者最常见的无效腔通气增加可见于发绀型先心病患儿,特别是右向左分流且肺血流减少者,$P_{ET}CO_2$ 和 $PaCO_2$ 之间的差值明显增加,可高至 $10\sim20$ mmHg,此时须直接监测 $PaCO_2$ 以了解通气情况。

对于新生儿和小婴儿来说,由于机械无效腔与潮气量比值大、呼吸频率较快、新鲜气流量大、采样量过高、呼吸回路中无效腔增加或无套囊的气管导管周围漏气增加等原因,$PaCO_2$ 与 $P_{ET}CO_2$ 之间的相关性较差。Badgwell 等人证明,在体重<12 kg 的患儿气管内导管近端的气体采样测得的 $PaCO_2$ 往往低于真实值,年龄越小,$PaCO_2$ 和 $P_{ET}CO$ 差异越大,并呈指数变化。在监测 $PaCO_2$ 小婴儿时,常显示缺乏近似的肺泡平台期。呼吸频率过快时,$PaCO_2$ 监测结果偏低的原因为:①潮气量小和呼吸频率快,呼气不完全,肺泡气不能在呼气期完全排出,呼出气不能代表肺泡气;②呼吸频率(f)>30 次/min,CO_2 监测仪反应时间大于患者呼吸周期,导致 $PaCO_2$ 估计值过低。另外,在低流量情况下,由于吸入的新鲜气流的稀释作用,也可使测得的 $PaCO_2$ 低于实际值。但如果给予适当条件(f<20 次/min,VT=15 mL/kg,使用可插入气管导管深部的特制细导管采样)则两者可表现出良好的相关关系,必要时须查血气($PaCO_2$)进行对照。

2)技术因素。$PaCO_2$ 监测的主要技术误差来源于水蒸气。此外正确的测量还涉及呼出气体的流量及速率、吸入气体流率(旁流分析)、新鲜气体流率、呼吸回路的类型、采样室的回路位置(主流分析)或吸入管道腔隙(旁流分析)等环节。

四、神经肌肉阻滞监测

婴儿出生后神经肌肉接头形态学和生化方面继续发育,由于神经肌肉阻断药(甚至很小的剂量)可能大大损害神经肌肉功能,乙酰胆碱的数目在突触间隙均有所下降,并且由于从头合成以及重新积聚的速率减慢,乙酰胆碱的产生减少,这对婴幼儿大大不利。临床上,早产儿四个成串刺激的值低于足月新生儿,而足月新生儿四个成串刺激的值要比婴幼儿及较大儿童低。因此,不能过分强调直接监测神经肌肉阻滞的重要性。

越小的患儿越容易以较低的电流获得超大的刺激。由于肌肉收缩力与激活的肌纤维数目成正比,需要恒定的直流电流输出;因此,刺激必须能根据皮肤电阻变化自动调整其输出。而刺激频率范围从 0.1~100 Hz,更频繁的刺激对儿童比成人更容易促进疲劳。

对儿科患者刺激传递模式的理解非常重要。单次刺激,当给予更加频繁的手动操作,可能在成人中导致逐步减少的反应。在儿童中,由于幼年时乙酰胆碱再摄取和合成的障碍,反应可能更加减退。与单次刺激相比,四个成串刺激(2 Hz持续2 s)是剩余神经肌肉阻滞(NMB)更敏感的指标。它将显示所有四个颤搐高度的逐步减退。双脉冲刺激(DBS),由两个短的成串50 Hz的强直刺激构成,相隔750 ms。存在不同的刺激方式如DBS3,3和DBS3,2,能敏感地监测神经肌肉接头阻滞。强直刺激(50 Hz,通常持续5 s)是一个高速重复(50 Hz、100 Hz甚至200 Hz)的单个刺激,导致受刺激的肌肉持续收缩。阻滞的存在、衰落或递减,对深度的剩余神经肌肉阻滞没有任何反应。虽然小婴儿在强直刺激下可能显示持续收缩,但他们与年长儿相比更容易疲劳。强直刺激后,对临时增加的刺激可能出现强直后易化,与强直刺激后的衰减类似,易化对小婴儿不那么有效。

尽管这种定量方法的建立能评估神经肌肉阻滞,但临床上肌肉能力的有效恢复主要通过抬头、握手、有效的咳嗽以及髋屈曲(特别对婴幼儿)来评估。

五、体温监测

由于儿童在手术室内的体温丢失迅速,密切监测体温十分关键。两个不同温度物体之间的接触可引起传导热丧失,蒸发是指通过汗液、皮肤、呼吸管道以及暴露在手术部位组织的水分丧失的状况。对流热丧失是指通过一定温度的液体流经不同温度的表面而致热量丧失的状况。最后,辐射热丧失指通过能量在两个不同温度的表面间传播而产生的丧失,无论它们相隔多远。传导和辐射占了手术室热丧失的85%,余下的15%通过蒸发和对流传播。

大量的热丧失也发生于呼吸系统。机械通气患儿湿化吸入气体可以减少气道蒸发的热量丧失,然而,这对成人体温的影响较小。对已麻醉的患儿吸入气体进行加热和加湿的主要原因是防止呼吸道上皮细胞的干燥、防止分泌物浓缩,以及维护正常黏膜纤毛功能。由于低流量新鲜气体可能在紧闭系统中,因此麻醉回路比Mapleson系统更适用,加热和加湿在前者中能更好地维持。相反,增加新鲜气体流量可能会使患儿体温降低。

最佳的体温监测是直接测量体表和中心温度的丢失。肺动脉血的温度为中心温度,皮肤温度反映保存的热量是否充足。因此,在大多数情况下,临床医生应该关注首先改变的温度(即皮肤温度),然后再考虑最后改变的温度(中心温度)。

（一）热保护

麻醉医生为了阻止热量丧失采取的第一种措施是使手术室温暖。手术室内的采暖、通风与空调系统应该有较短的反应时间，以便在麻醉诱导时以及紧急情况下能使房间温暖起来。当手术室温度＞21℃，大多数成人将不会出现低体温。婴幼儿和新生儿则需要更高的周围环境温度（约26℃）来维持正常的体温。

第二种阻止热量丧失的措施通常是覆盖一些物体。布毯通过减少辐射和对流热丧失提供被动热保护。此外，如果将它置于患儿和一个冷物体表面（如手术台）之间，可减少传导热丧失。由于小儿体表面积大于体重，对儿童头部的覆盖具有特别重要的意义。如果将帽子置于患儿的头部，必须小心，以保证患儿的鼻孔和嘴不被覆盖，因为呼出的气体（尤其是氧气和氧化亚氮，它们支持燃烧）可能会积聚。

第三种阻止热量丧失的措施是使用热湿交换器。由于这些设备置于双向气流的呼吸回路中，它们的使用将增加呼吸回路无效腔。然而，它们对热保护的贡献并不大（特别是年幼患儿），因为由呼吸蒸发的热量丧失相比其他原因，远远不太重要。

（二）热传递

1.血液和静脉输液加温

输液加热技术是应用最广和最安全的手术室内静脉输液和输血加热的方法。输液加热器将改良的静脉输液管道通过水浴管或置于两块电热金属板间来加热液体。

2.加热灯

加热灯在儿科手术室中也是非常重要的设备，特别在术前准备和开始麻醉时。

3.温水床垫

用热控水床垫给患儿保暖或降温也是常用的措施。加热的水床垫通常设置温度为38～40℃。加温毯置于患儿上方时更能有效减少对流热丧失，并提供保暖。如果加热毯与患儿的皮肤长期接触，特别是如果接触点的血运较差，可能会导致烧伤。出于对患儿的保护，水床垫不应直接与皮肤接触，第一层保护衣应该被用于散热及隔离患儿，避免与加热元件直接接触。安全起见，所有这些自动加热设备应有电子监控，来确保传输水温的准确性，如高温自动防故障限制装置以及警报装置。术前准备，特别是含碘液加热时可能导致烧伤，因此，必须小心，以保证在患儿和加热毯之间没有液体。

4.加热加湿器

电子加热加湿器能对吸入气体提供自动加湿和加热。水温应＜41℃，并且气道内所测得的温度不能高于40℃。在加湿麻醉呼吸回路中水汽凝结为水珠可能会干扰单向阀，导致呼吸气流的梗阻。此外，当使用嵌入式呼吸气体监测时，水汽可能阻塞狭窄的呼吸管道。

5.强制暖风

强制热风对流,通过对流从空气转移至身体表面,然后通过患儿自身血流转换至中心部位。强制暖风加热系统的风险主要为烧伤。并且如果皮肤的灌注是有限的,提供的热量可能对改善体温作用也有限。

(三)降温

由于保温、使用抑制汗腺分泌的抗胆碱药物或恶性高热,患儿于术中或术后可能会出现高温。中度高温通常能被较好地控制,更多良性后果是氧耗的增加以及CO_2的产生,导致中度呼吸急促,对水的需求增加,心动过速的比例随着温度的升高而增加,导致患儿的不适,此时可利用降温毯或强制冷风对流设备来控制环境温度。更多积极的冷却措施包括:通过体表冰块降温,必要时可输注冰的生理盐水。

六、超声波监测

(一)超声心动图

经食管超声心动图(TEE)在手术室内外常用于持续地评估心室功能以及解剖,有效地识别心腔内的气体。有食管闭锁伴食管—气管瘘或食管重建病史是使用食管探头的禁忌证。

(二)部位麻醉

部位麻醉是儿童最常用的麻醉技术,超声技术可以提高部位麻醉的成功率和安全性。例如,1146 例超声引导锁骨下臂丛神经阻滞的回顾性分析(成人)显示成功率是 99.3%。通常,根据神经以及超声技术的不同,周围神经是低回声(暗区)或高回声(亮区),可以视觉直观地看到解剖结构,而不需要通过筋膜突空感。这对较小的儿童特别重要,由于他们的解剖结构与年长儿或成人可能不同,因此麻醉医生更需要熟悉超声引导局部麻醉技术。便携式、高品质超声机器带有更小的(如25 mm)线性探针,与较大患儿使用的 38 mm 探针相比,其可行性使这项技术可在更多的儿科患者中开展。由于神经接近皮肤表面,通常使用高频探针(10 MHz 或更高),这并不特别需要特殊的探针。关于超声引导下部位麻醉的研究方法近期已有总结性报道。

(三)血管通路

同样,超声引导可提高颈内静脉置管的成功率。在一项回顾性分析中,超声引导组的置管成功率(成人)为 91.5%,而使用解剖标志组的置管成功率为 72.5%。<1 岁的儿童超声引导组($n=9$)的置管成功率为 77.8%,解剖标志组的置管成功率为 60.9%($n=23$)。据报道,在 95 位患儿中,超声组患儿 100% 未出现误入颈动脉穿刺,而在 77% 成功率的解剖标志组中,存在 25% 误入颈动脉的发生率。

（四）多普勒探测技术

多普勒探测技术可探查脑血流量、静脉空气栓塞以及心血管功能。其机制是从运动物体获得反射超声波能量变化的频率转换为可听见的声音,显示为血流或血管结构。由于声能的片段在声能通过不同介质时会丢失,不同介质的界面能被成像。另外,多普勒彩色血流增强了因瓣膜异常或人工瓣膜放置后的瓣周漏的心血管系统成像。

多普勒技术在婴幼儿颅脑手术开颅过程中或肝移植过程中可探测到静脉空气栓塞。后胸壁多普勒探头能有效监测婴幼儿是否存在静脉空气栓塞的风险。然而,这对体重＞10 kg的儿童可能并不可靠。此外,经胸、经食管以及术中经心内膜的超声心动图,对手术最终修补前探测隐匿性的心脏异常以及评估手术修补的精确性有重要的贡献。

（梅　喜）

第三节　常见小儿手术麻醉

一、小儿骨科麻醉

（一）小儿骨科麻醉特点

小儿骨科手术包括创伤(骨折、脱臼的清创和整复)、先天性畸形(如先天性髋关节脱位、斜颈等)、感染(急性骨髓炎、风湿性关节炎等)、生长或代谢障碍(如一侧下肢过长或过短、成骨不全、幼年性变形性骨软骨炎、突发性脊柱侧凸等)、神经肌肉疾病(如脊髓灰质炎后遗症、先天性肌强直等)、神经性疾病(如大脑瘫痪、多发性神经纤维瘤等)以及骨肿瘤、骨囊肿等主要涉及四肢、脊柱及骨盆的手术。

小儿骨科患者一般健康情况较好,麻醉时无须极度肌松,麻醉处理也较简单。但某些患儿麻醉处理存在一定困难,如脊柱侧凸患儿常有心肺功能障碍,手术出血多,术中需测定脊髓功能,术后常应用机械通气以防治呼吸功能不全。对神经肌肉疾病患儿,麻醉期间需随时警惕发生恶性高热。

小儿骨科疾病有时需要多次手术及麻醉,术前访视时须态度亲切和蔼,取得患儿的信任和合作。骨科手术的体位随手术病种而异,仰卧位常无特殊问题,但俯卧位或侧卧位常给麻醉管理造成一定困难,气管插管患儿自仰卧位转为俯卧位或侧卧位时,须认真保护气管导管,防止导管滑出或深入至一侧支气管。每次改变体位后,均应重新进行两肺听诊,证实导管位置正确,如发现导管进入一侧支气管,应及时纠正,否则长期单肺通气可引起严重缺氧。此外,还应注意体位变动对血流动力学的影响。俯卧位时应采用特殊支架垫起双肩及双髋部,避免对胸腹部压迫而致呼吸循环功能障碍。俯卧位患儿均应进行扶助或控制呼吸,以保证良好的通气。对骨突部位要安放软垫,避免压迫神经和血管。

小儿四肢手术常放置止血带,使手术在"无血"状态下进行,使手术出血量减少,但手术野血液色泽已不能作为衡量患儿情况的指标,应予注意。止血带充气压力应根据患儿收缩压而定,上肢压力高于收缩压 $0.67\sim1.33$ kPa(5~10 mmHg),下肢压力高于其收缩压 $2.67\sim4.0$ kPa(20~30 mmHg)。止血带维持时间上肢以 1 小时、下肢以 1.5 小时为限,麻醉医生应在麻醉单上记录止血带充气时间,到时及时减压,等待 10 min 再充气。止血带充气时间过长、压力过大,均可造成神经损伤及肢体缺血等并发症。

某些骨科手术(创伤、脊柱、髋部手术)出血量多,由于小儿总血容量小,不能耐受大量出血,术前应准备充足血源,术中应保证输液通畅,并及时输血,必要时麻醉期间可进行血液稀释或控制性降压以减少出血量。控制性降压除可减少出血外,还可为手术者提供较清晰的手术视野,从而缩短手术时间,并提高手术安全性。

某些先天性畸形患儿常有潜在的神经肌肉疾病,肌肉受累的患儿应用卤代吸入性全麻药及琥珀胆碱时,除易引起恶心高热外,并有引起心搏骤停的可能,应提高警惕。此外,对先天性骨科畸形患儿还要注意身体其他部位畸形。

骨科手术时小儿有些已经进行了石膏固定治疗,甚至有些小儿长期卧石膏床,术前应尽量拆除石膏,以免影响麻醉操作。很多骨科手术结束后须进行石膏固定,石膏固定应作为手术的一部分对待,应待石膏固定并成型后再停止全麻,避免患儿在麻醉苏醒期躁动,影响石膏固定,从而影响手术效果。

骨科手术后疼痛常较剧烈。现已明确,小儿同样需要完善的术后镇痛治疗,否则术后并发症可能增多。

(二)术前准备和麻醉前用药

1.术前准备

小儿由于住院而离开家庭及父母,可能产生严重心理创伤,有些矫形外科患儿需进行多次手术,住院时间较长,术前访视时对这些患儿更需关怀和同情,应与患儿建立感情,并对麻醉及手术情况进行必要的解释,减少其恐惧心理,从而避免手术后精神创伤、夜尿等后遗症。应从家长处了解病史及既往史,有无变态反应史、应用特殊药物(如肾上腺皮质激素)史以及麻醉手术史。家族中有无遗传缺陷病或麻醉后长期呼吸抑制(可能假性胆碱酯酶不足或神经肌肉疾病)。体检时应注意患儿体重,并与预计体重[年龄(岁)×2+8 kg]比较,可了解小儿发育营养情况,有无体重过低或超重,并应注意有无发热、贫血、水电解质失衡情况,如有上述情况,术前应先纠正后再手术。此外,还应了解拟施手术的体位,手术创伤程度以及可能的出血量。

小儿不易合作,即使应用部位麻醉(包括局麻)也应按全身麻醉准备,以便随时更改麻醉方式。手术前应禁食以免全麻诱导时呕吐误吸,但小儿代谢旺盛,禁食时间过长,可引起患儿脱水、低血糖和代谢性酸中毒。近年研究表明麻醉前2小时小儿口服清淡液体与禁食8小时的小儿比较,胃内容物量基本相同,而患儿术前哭闹现象明显缓解,故主张缩短麻醉前禁食时间,但固体食物、牛奶及含渣饮料仍应禁食6～8小时。目前推荐的小儿麻醉前禁食时间见表4-3-1,对以往有呕吐史患儿,术前仍应禁食6～8小时。

表 4-3-1　小儿麻醉前禁食时间　　　　　　　　　　　　　　　单位:h

年龄	固体食物、牛奶	水、清淡流汁
＜6个月	6	2
6～36个月	6	3
＞36个月	8	3

2.麻醉前用药

麻醉前用药的目的是使小儿镇静、抑制呼吸道黏膜及唾液分泌,减少麻醉期间迷走神经反射以及减少麻醉药用量。常用的麻醉前用药包括镇静镇痛药、抗胆碱能药及巴比妥类药。1岁以下婴儿不用镇静镇痛药,以免引起呼吸抑制,术前仅用阿托品 0.02 mg/kg 肌内注射。1岁以上小儿除应用阿托品外,可合用镇静镇痛药,常用哌替啶 1 mg/kg 或吗啡 0.04 mg/kg。对术前已有呼吸抑制或缺氧的小儿,禁用吗啡或哌替啶。近年来,小儿术前常用氯胺酮 4～5 mg/kg 肌内注射作为基础麻醉,故镇静镇痛药常省略。

小儿麻醉常用药如硫喷妥钠、羟丁酸钠、芬太尼、氟烷、琥珀胆碱等均有迷走神经兴奋作用,氯胺酮使呼吸道及口腔分泌增加,均需用阿托品对抗,故小儿麻醉前用药中阿托品有重要作用,不可省略。阿托品肌内注射作用可维持1小时,如手术时间冗长,术中应追加阿托品,追加量是 0.01 mg/kg 静脉注射,术前用药均在手术前 45～60 min 肌内注射,急诊手术可静脉给药。

为减轻小儿术前注射药的痛苦,近年提倡术前口服给药,氯胺酮 6～10 mg/kg 加糖水至 5 mL 口服后 20 min 起效,持续 45～90 min。也可用咪唑安定 0.5～0.6 mg/kg 和氯胺酮 5～6 mg/kg 混合液口服或滴鼻,患儿通常在用药后 3～5 min 入睡,并可耐受静脉穿刺。阿托品 0.05 mg/kg 口服 2 小时作用达高峰,但其口味不好且延迟胃排空时间,小儿不适用。术前口服用药不适用于易出现恶心、呕吐的患儿。

(三)常用麻醉方法

对能合作的儿童,下肢手术可用硬膜外或蛛网膜下隙阻滞,上肢手术可用臂丛神经阻滞。对不能合作的小儿可在氯胺酮基础麻醉下施行部位麻醉。对脊柱手术或手术时间较长的四肢手术,仍以全身麻醉为首选。

1.全身麻醉

全身麻醉是小儿麻醉的基本方法,骨科小手术可在肌肉、静脉注射或面罩吸入麻醉下完成,中等以上手术均应在气管内麻醉下施行。小儿气管插管可维持呼吸道通畅,减少呼吸无效腔,便于扶助或控制呼吸。现常用静脉及吸入复合麻醉维持麻醉。

全麻药中乙醚对呼吸道有刺激、术后患者恶心呕吐多。甲氧氟烷虽镇痛效果好,但术后可引起肾衰竭,这些药现均已被淘汰。氟烷有芳香味,对呼吸道无刺激性,适宜小儿麻醉的诱导和维持。对短小手术、合并哮喘患儿手术尤为适宜。氟烷麻醉下心肌对儿茶酚胺的应激性增高,麻醉时应避免应用肾上腺素。小儿氟烷麻醉后肝毒性少,但前次氟烷麻醉后出现发热、黄疸或使用酶诱导药的小儿,不宜用氟烷。安氟醚及异氟醚麻醉诱导及苏醒迅速且代谢降解产物少,因此并发症也少。安氟醚及异氟醚对循环功能的影响较小,但血容量不足的小儿,应用异氟醚易引起血压下降。此两种药均可引起呼吸抑制,麻醉时必须进行扶助或控制呼吸。七氟醚血气分配系数低,麻醉诱导及苏醒迅速,但其麻醉效能较低,小儿七氟醚最低肺泡气浓度(MAC)为 2.45,故诱导时患儿吸入浓度需控制在 3%～4%。七氟醚对呼吸道无刺激,对呼吸循环抑制表现轻微,不增加心肌对儿茶酚胺的刺激性,对肝肾功能影响也小,适用于小儿麻醉。脱氟醚对呼吸道有刺激,不适合诱导麻醉。

除吸入麻醉药外,静脉麻醉药氯胺酮镇痛效果好,静脉注射及肌内注射均有效,在小儿骨科手术中已广泛应用。肌内注射氯胺酮 4～6 mg/kg,2～8 min 入睡,麻醉维持 20～30 min;静脉注射 2 mg/kg,注射后 60～90 s 入睡,作用维持 10～15 min。氯胺酮引起唾液及呼吸道分泌物增加,麻醉前必须应用抗胆碱药。氯胺酮常用于麻醉诱导或骨科小手术。氯胺酮使交感神经兴奋,血压升高,脉搏增快,外周血管阻力增加。氯胺酮可引起舌下坠及喉痉挛,应严密观察。氯胺酮对心肌有负性变力作用,直接抑制心肌,不宜对危重、休克小儿应用。氯胺酮缺点是苏醒迟,术后多见恶心呕吐。此外,硫喷妥钠 4 mg/kg 静脉注射可用于小儿麻醉诱导,羟丁酸钠 50～80 mg/kg 静脉注射也可用于麻醉诱导及维持。异丙酚静脉注射 2～3 mg/kg 后起效快,催眠作用好,维持时间短为 5～10 min,苏醒迅速,术后恶心呕吐少,但用药后血压下降 10%～25%,心率减慢 10%～20% 且对呼吸有抑制作用,应严密观察。3 岁以下小儿不宜应用异丙酚。

肌松药在小儿骨科麻醉中也已普及,常用药有琥珀胆碱 0.8～1 mg/kg、阿库溴铵 0.5 mg/kg、维库溴铵 0.08 mg/kg 和潘库溴铵 0.08 mg/kg,其中琥珀胆碱仅用于气管插管,后三种药可用于气管插管及术中肌松维持。琥珀胆碱静脉注射

30 s 即产生肌松,维持 3~6 min。如小儿静脉穿刺困难,可肌内注射 2 mg/kg,3~4 min 可产生满意肌松。小儿静脉注射琥珀胆碱易引起心动过缓及心律失常,术前注射阿托品可预防。静脉注射琥珀胆碱引起血钾升高甚至心跳停止,对有血钾增高(严重创伤、截瘫)或有神经肌肉疾病的患儿应禁用琥珀胆碱。阿库溴铵、维库溴铵对心血管无不良反应,维持时间为 20~30 min。泮库溴铵肌松维持时间为 40 min,用药后心率增快,应避免与氯胺酮合用,但伍用芬太尼可消除芬太尼的心率减慢作用。

小儿气管插管以静脉快速诱导应用肌松药插管为常用,对估计插管困难的患儿可在静脉注射安定、羟丁酸钠或面罩吸入全麻下,保持自主呼吸,进行气管插管。气管导管以内径为标准(mm),1 岁用 3.0~3.5 号导管,2 岁用 4 号导管,2 岁以上小儿按公式 $4.0 + \dfrac{年龄(岁)}{4}$ 计算导管型号。因有个体差异,应准备 3 根不同型号的导管供插管时选用。小儿气管短,插管后应进行双肺听诊,避免导管插入过深误入一侧支气管。

气管内插管需维持较深的麻醉,以免引起呛咳,插管时可产生应激反应,插管后可产生喉痛等并发症。为避免这些不良反应,可选用喉罩,对喉、气管不会产生损伤,气道可以保持通畅。喉罩只适用于仰卧位手术,对俯卧位或侧卧位手术患儿不能应用。

对 6 岁以上小儿,气管插管后可应用循环麻醉机进行扶助或控制呼吸,6 岁以下小儿可应用 Jackson-Rees 装置,该装置呼吸囊末端有活瓣可调节其开口大小,有利于控制呼吸。当活瓣全部开放时,该装置可在小儿自主呼吸时应用,为避免自主呼吸时呼出的二氧化碳被再吸入,氧流量应是患儿每分通气量的 2.5~3 倍。

2.部位麻醉

在适当的基础麻醉和辅助麻醉配合下,某些小儿骨科手术可在部位麻醉下完成。部位麻醉可以单独应用,也可与全身麻醉复合应用,可减少全麻药用量,并可用作术后镇痛。小儿常用的局麻药是利多卡因和布比卡因,其有关药理见表 4-3-2。布比卡因进入血液后与 2-1 糖蛋白酸结合,年龄越小,血中 2-1 糖蛋白酸越低,因此血中游离布比卡因多,易于产生毒性反应,1 岁以下小儿不宜用布比卡因。

表 4-3-2 应用于小儿的局麻药药理

局麻药	药效	起效	维持时间 /min	最大剂量 /(mg·kg⁻¹)	蛋白结合率/%	脂肪溶解度	消除率 /(L·min⁻¹)	消除半衰期 /min
利多卡因	1	快	60~90	8	70	2.9	0.95	96
布比卡因	4	慢	120~180	2	95	28	0.47	210

骨科小手术可应用局部麻醉,局麻药以 0.5% 普鲁卡因或 0.5% 利多卡因为常

用,一次注入最大剂量普鲁卡因不超过 15 mg/kg,利多卡因不超过 8 mg/kg,以免局麻药逾量中毒。

下肢手术中国内应用椎管内麻醉较多,5 岁以上小儿可应用蛛网膜下隙阻滞,5 岁以下小儿应用硬膜外或骶管阻滞。小儿蛛网膜下隙阻滞维持时间较成人短,可能与小儿脑脊液循环较快、代谢率较高有关。小儿腰麻可按体重、年龄或脊椎长度(自第七颈椎棘突至骶裂孔的长度,简称椎长)用药,其剂量见表 4-3-3。普鲁卡因作用时间短暂,仅 45 min,利多卡因阻滞平面易升高,影响呼吸和循环,均不适用于小儿腰麻,故常用药物为丁卡因和布比卡因,以年龄或脊椎长度给药,麻醉维持 150 min。小儿循环代偿功能良好,麻醉期间血压较平稳,但如果阻滞平面超过 T_6 脊神经,血压可能下降,呼吸也可部分抑制。小儿下肢手术腰麻阻滞平面在 T_{12} 以下,即可满足手术需要,但小儿难以忍受下肢麻木,术前应向患儿解释清楚,必要时可给辅助用药。小儿腰麻操作虽简单,但不能忽视麻醉管理,麻醉机及急救药物应准备在侧,术中要严密观察。

小儿硬膜外腔脂肪组织、淋巴管及血管丛较丰富,腔内间隙相对较小,注药后麻醉平面易升高。小儿硬膜外神经纤细,鞘膜薄,局麻药注入硬膜外腔后麻醉作用出现较早,药物浓度可相应降低。小儿骶管腔容积小,从骶管给药,可施行下肢手术。小儿硬膜外常用药物是 0.8%～1.5%利多卡因、0.1%～0.2%丁卡因、0.2%布比卡因或利多卡因、布比卡因(丁卡因)混合液,按体重给药,利多卡因 8～10 mg/kg、丁卡因 1.2～1.5 mg/kg、布比卡因 1.5～2 mg/kg,用混合液时剂量要相应减少。小儿硬膜外阻滞时辅助药用量要严格控制,术中要严密监测呼吸循环状况,以防意外(表 4-3-3)。

表 4-3-3　小儿腰麻药物及剂量

局麻药	浓度/%	体重剂量 /(mg · kg⁻¹)	年龄剂量 /(mg · 岁⁻¹)	脊椎长度 剂量/(mg · cm⁻¹)
普鲁卡因	3～5	2	8	1.5
利多卡因	2	2	8	1.2
丁卡因	0.3～0.5	0.2	0.8	0.12
布比卡因	0.25	0.2	0.6～0.8	0.12～0.15

小儿上肢手术可应用臂丛神经阻滞,特别适用于已进食而又必须进行急诊手术者。腋路法以腋动脉搏动为阻滞依据,适用于任何年龄的小儿,而肌间沟法需以针刺异感作为阻滞依据,只适用于能合作的小儿,但如果应用神经刺激器作为阻滞依据,则全麻小儿也可用臂丛阻滞。局麻药中 0.7%～1.5%利多卡因按 8～10 mg/kg 加肾上腺素 5 μg/mL 给药,药效可维持 1.5～2 小时。0.1%～0.15%丁卡因按 1.2～

1.5 mg/kg 给药,可维持 1.5 小时;0.25％布比卡因按 1.5～2 mg/kg 给药,可维持 2～3 小时。为减少局麻药中毒反应,麻醉前应肌内注射安定 0.2 mg/kg 或苯巴比妥钠2 mg/kg。

(四)麻醉期间监测和管理

小儿麻醉期间情况变化快,应密切监测病情以保证患儿安全。现代化仪器给临床提供了很多方便,但任何仪器都不能代替麻醉医生的临床观察,心前区听诊心音强弱、心率、心节律、呼吸音和皮肤色泽,可为临床麻醉提供重要信息。小儿麻醉期间应测血压,只要血压表袖带合适,新生儿也可测得血压。正确的袖带宽度应为患儿上臂长度的三分之二,袖带过宽测得血压偏低,过窄则测得血压偏高。

小儿麻醉期间易发生缺氧、二氧化碳蓄积及体温变化,故麻醉期间应监测脉搏血氧饱和度(SpO_2)、呼气末二氧化碳($ETCO_2$)和体温。SpO_2 测定可及时发现低氧血症,$ETCO_2$ 测定除可早期发现 CO_2 过高或过低外,还可及时发现气管导管滑出、恶性高热以及心跳停止等情况。体温监测对小儿也很重要,1 岁以下小儿麻醉期间体温易下降,1 岁以上小儿体温易升高。此外,心电图监测很有必要。尿量代表内脏血流灌注情况,中等以上手术应留置导尿管记录尿量。大手术可根据情况监测桡动脉压、中心静脉压以及肌松程度、血糖及电解质测定。

小儿麻醉期间输液输血是保证手术安全的重要措施,小儿细胞外液多,水代谢率高,不能耐受脱水。手术前禁食及手术创伤出血均有液体丧失,必须及时补充。小儿液体需要量随体重增长而有不同,可按表 4-3-4 计算小儿每小时需液量。

表 4-3-4　按体重计算小儿每小时需液量

体重/kg	每小时需液量/mL
＜10	kg×4
11～20	kg×2＋20
＞20	kg＋40

麻醉期间输液量应包括:①正常每小时维持量。②术前禁食所致的失液量。③麻醉引起的液体丢失量,随麻醉装置而不同,紧闭法呼吸道液体丧失少,半开放装置吸入冷而干燥的气体时失液多。④手术引起的液体转移及丢失量,手术及出血均有细胞外液丢失,骨科小手术每小时液体丧失 2 mL/kg,中等手术失液每小时4 mL/kg,大手术失液每小时 6～10 mL/kg。

麻醉期间损失的是细胞外液,故术中应输注乳酸钠复方氯化钠液(平衡液),平衡液所含电解质与细胞外液相近,输注时可补充血容量,维持血压,增加尿量,预防术后肾功能不全。平衡液不提供热量,小儿输液时应补充葡萄糖注射液,以预防低血糖,对禁食时间长的小儿输注葡萄糖液更有必要。输注葡萄糖可减少糖原分解及蛋白质消耗,预防酮中毒,但输注葡萄糖过多,可致高血糖,导致血浆渗透量过高及渗透性利尿,对患儿不利。目前认为按上述用量输注 1% 葡萄糖平衡液,可提供适宜的葡萄糖需要量。术中监测血糖,可指导输注葡萄糖液量。

小儿血容量少,不能耐受失血,新生儿失血 30 mL,相当于成人出血 400 mL。小儿术中输血除考虑失血量,还要考虑失血占血容量的百分比以及术前有无贫血。小儿血容量按 70 mL/kg 估计(新生儿按 85 mL/kg 估计)。凡失血量<10% 血容量,可不输血而仅输平衡液及血浆代用品(右旋糖酐、羟乙基淀粉、明胶制剂等);失血 10%～14% 血容量,应根据患儿情况输血输液;失血>14% 血容量,除输平衡液外,还应输血。输注平衡液与失血量之比是 3:1,输注胶体液与失血量之比是 1:1。输血时可输全血或红细胞液。对估计失血量较多的手术,术中应保证静脉通畅。

(五)术后管理

全麻患儿麻醉结束,应转送麻醉后恢复室。待反射恢复,吸除分泌物后拔除气管导管,如通气情况良好,SpO_2 95% 以上且循环情况稳定,则符合出恢复室条件时,可转送至病室。转送途中为防止舌下坠而致呼吸道阻塞,应将患儿头部转向一侧,以保持呼吸道通畅。

苏醒期应特别注意呼吸系统护理,由于全麻药、麻醉性镇痛药以及肌松药仍有残余作用,可导致通气不足,而舌下坠可引起上呼吸道阻塞,必要时应置入口咽通气道。苏醒期患儿应常规吸氧并监测 SpO_2。对气管内麻醉的患儿应注意有无喉痛、声音嘶哑或呼吸困难症状,应做对症处理。

麻醉后循环系统的处理应尽量维持血容量及心排血量正常,术后应给患儿适当输液,纠正其血容量。

对部位麻醉患儿术后应观察麻醉平面恢复情况,有无神经系统并发症、尿潴留、头痛、恶心呕吐等情况。

麻醉医生可按神智、呼吸、肢体运动、血压及皮肤色泽对小儿进行麻醉后恢复情况评分(表 4-3-5),以 10 分为满分,如达 10 分,表示患儿情况良好,可以不必做特殊观察及护理。

表 4-3-5　小儿麻醉后恢复情况评分

情况	评分
神智	
完全清醒	2
呼吸有反应	1
呼吸无反应	0

情况	评分
呼吸	
咳嗽或深呼吸	2
呼吸困难或受限	1
无呼吸	0
肢体运动	
有目的地运动	2
无目的地运动	1
无运动	0
血压	
术前水平±20%	2
术前水平±(20%~50%)	1
术前水平±50%以上	0
皮肤色泽	
红润	2
苍白、暗红或斑纹	1
发绀	0

　　小儿骨科手术后疼痛常较剧烈,术后疼痛不仅应激反应增高,而且由于疼痛,患儿常不敢深呼吸,从而影响呼吸功能,故小儿术后疼痛也应进行镇痛治疗。肌内注射给药本身引起疼痛,常不受患儿欢迎。对轻度术后疼痛可应用对乙酰氨基酚15~20 mg/kg 口服或用肛门栓剂 25 mg/kg。对乙酰氨基酚不抑制呼吸,也无成瘾性。中度及重度手术后疼痛可应用麻醉性镇痛药,常用药是哌替啶 0.5 mg/kg 或吗啡0.04 mg/kg静脉注射。单次静脉注射给药作用时间短,需重复用药,现常用输液泵静脉连续输注给药,吗啡按每小时 10~20 μg/kg 给药,可提供良好镇痛。麻醉性镇痛药可引起呼吸抑制,婴幼儿慎用为宜。对 6 岁以上患者可用自控镇痛(PCA)装置,根据疼痛按需给药。小儿术后疼痛也可应用硬膜外或骶管注入阿片类药及(或)局麻药镇痛。硬膜外注入布比卡因 0.8 mg/kg,术后可镇痛 6~8 小时;注入吗啡 0.04 mg/kg 加 0.9%氯化钠液至 10 mL,镇痛时间为 18~28 小时,用药后测定血压、脉搏、SpO_2、$ETCO_2$ 均在正常范围。但静脉注射或硬膜外注入阿片类药,均有产生呼吸抑制的可能,用药后应严密观察,如患儿出现过度镇静、嗜睡、呼之不应以及呼吸幅度下降等,应及时处理。应用面罩加压氧吸入,静脉注射纳洛

酮0.5 μg/kg,已产生呼吸抑制者更应及时处理。除呼吸抑制外,硬膜外注入吗啡还可产生尿潴留、恶心呕吐、抓痒等并发症。

二、法洛四联症患儿麻醉

法国医生艾蒂安·法洛描述了法洛四联症(TOF)。TOF 是最常见的发绀型先天性心脏病,大约每 3500 个新生儿中有 1 例 TOF,占所有先天性心脏畸形的 7%～10%。TOF 的病因多种多样,多达 25% 的患者存在染色体异常,以唐氏综合征和 22q11.2 微缺失综合征(DiGeorge 综合征)最为常见。家族中再发的风险率为 3%。

(一)解剖

在实际临床工作中,应更准确地描述为 TOF 合并肺动脉狭窄(TOF/PS),以区别于 TOF 合并肺动脉闭锁(TOF/PA)和 TOF 合并肺动脉瓣缺如(TOF/APV)。TOF 的主要特点包括:室间隔缺损、主动脉骑跨、右心室肥厚和肺动脉狭窄(漏斗部或瓣膜下、瓣膜、瓣膜上狭窄或多处同时存在)。最主要的畸形是右心室漏斗部发育不良和漏斗间隔移位导致右心室流出道(RVOT)狭窄。TOF 患者的漏斗隔向前方、上方和左方移位。RVOT 后壁由漏斗隔组成,漏斗隔移位常常导致 RVOT 狭窄。此外,漏斗隔移位还造成大型对位不良型室间隔缺损伴主动脉骑跨于室间隔(IVS)上方。流出道的隔束和壁束附着异常进一步加重了漏斗部狭窄。75% 的 TOF 患者既有漏斗部狭窄,又有瓣膜狭窄。少数患者存在多发性肌部 VSD。

肺动脉瓣几乎都是双瓣叶。在 TOF 疾病谱的一端,肺动脉瓣可能存在轻度的发育不良(瓣环缩小),瓣叶轻度融合;在 TOF 疾病谱的另一端,肺动脉瓣环可能非常小,瓣叶几乎完全融合。此外,肺总动脉及其分支肺动脉也存在程度不等的发育不良。

TOF 患者最常合并右位主动脉弓畸形,25% 的患者具有右位主动脉弓和呈镜像分布的弓部血管分支(无名动脉发出左侧颈总动脉和左侧锁骨下动脉,而右侧颈总动脉和右侧锁骨下动脉则独立发出)。

(二)病理生理

TOF 属于复杂分流,同时存在 VSD 心内分流和右心室流出道部分性梗阻。大多数 TOF 患者的右心室流出道存在固定性梗阻和动力性梗阻两种。固定性梗阻主要由漏斗部、瓣膜和瓣上狭窄引起,而动力性梗阻(肺动脉瓣下狭窄)则是由右心室漏斗部直径改变造成的。

动脉血氧饱和度可直接反映 TOF 患者的肺血流。典型的 TOF 患者具有导致右心室流出道严重梗阻的固定性成分和可变成分,RVOT 梗阻导致心内右向左分流和发绀。小部分 TOF 患者(Pink 型/红润四联症)在右心室流出道和肺动脉瓣水平上对肺血流的梗阻较小,血氧饱和度可接近正常。其中一部分患者存在左向右分流,可出现肺血流增多和充血性心力衰竭(CHF)症状。

(三)缺氧或发绀发作(Tet 发作)

TOF 患者出现缺氧发作可能是致命的。对每一位患者都要做好缺氧发作的准备,即使那些没有明显发绀的患者也不能例外;发绀患儿更容易发生缺氧发作,出生后 2～3 个月是缺氧发作的高峰期,缺氧发作时通常需要立刻进行外科干预。在 TOF 患者的术前准备过程中,麻醉医生通常冒着缺氧发作的巨大风险进行管理。

缺氧发作的病因尚不完全清楚,但漏斗部痉挛或收缩可能起到一定的作用。哭吵、排便、进食、发热和唤醒都可诱发缺氧发作。阵发性呼吸急促为首发症状。呼吸加深加快可导致发绀加重,患者可能发生晕厥、抽搐或死亡。缺氧发作时,心排血量减少,导致婴儿苍白无力。呼吸急促可维持和加重缺氧发作。呼吸急促增加呼吸做功和机体氧耗。低氧血症引起体循环血管阻力(SVR)的降低,进一步增加了右向左分流。呼吸急促也降低胸膜腔内压,增加了体循环静脉血回流。在漏斗部出现梗阻的情况下,这会导致右心室前负荷和右向左分流增大。因此,缺氧发作似乎与氧需增加有关,同时又伴随着 PO_2 降低、pH 和 $PaCO_2$ 升高。在麻醉状态下,呼气末二氧化碳进行性地轻微下降预示着缺氧发作即将发生,其表现早于 SaO_2 降低。在这种情况下,右心室的静脉血通过室间隔缺损流入主动脉,以维持心排血量。

缺氧发作的治疗措施如下。

(1)给予 100% 纯氧吸入。

(2)压迫股动脉或将患者置于膝胸位,暂时提高 SVR,降低右向左分流。如果已经开胸,用手法压迫腹主动脉或升主动脉,增加左心室射血阻力。

(3)静脉注射硫酸吗啡 0.05～0.1 mg/kg 镇静,抑制呼吸驱动和呼吸急促。

(4)输注晶体溶液 15～30 mL/kg。提高前负荷使心脏增大,有可能增加 RVOT 的直径。

(5)缺氧发作时,静脉输注碳酸氢钠可治疗严重的代谢性酸中毒。纠正代谢性酸中毒可使 SVR 趋于正常和减轻呼吸急促。在缺乏血气监测的情况下,缺氧发作期间给予 1～2 mEq/kg 的碳酸氢钠是合适的。

(6)相对大剂量的去氧肾上腺素 5～10 μg/kg 静脉推注或 2～5 μg/(kg·min)静脉持续输注可提升 SVR,降低右向左的分流。当存在严重的右心室流出道梗阻时,去氧肾上腺素引起的 PVR 增加对右心室流出道阻力的影响很小或无影响。有必要指出的是,尽管 α 肾上腺素能药物可以提升 SVR,减少非应激静脉的容量,可能相应增加了前负荷,但这并没有针对缺氧发作的内在病因进行治疗。

(7)绝对禁忌应用 β 肾上腺素能受体激动剂。因为该类药物会增强心肌收缩力,进一步加重漏斗部的狭窄。

(8)普萘洛尔 0.1 mg/kg 或者艾司洛尔 0.5 mg/kg 负荷剂量,然后以 $50\sim300$ $\mu g/(kg \cdot min)$ 静脉输注可通过降低心肌收缩力来减轻漏斗部痉挛。此外,减慢心率可改善心脏舒张期充盈压(前负荷增大),增加心脏的大小和右心室流出道的直径。

(9)对于气管插管患者,需特别注意平均气道压,同时避免过度通气。比较高的平均气道压将阻碍右心室射血和增大肺部 1 区(有通气,但无灌注的生理性无效腔),导致肺血流进一步减少。

(10)当无法进行急诊手术时,可采用体外膜肺氧合技术治疗顽固性缺氧发作。

(四)外科治疗

1.姑息性分流术

对于解剖结构复杂,就诊时无法行根治术的 TOF 患者,可实施姑息性分流术来增加肺血流。此外,有些医疗机构将 TOF 根治手术推迟到患儿 12～18 月龄再实施,如果在此之前出现发绀,则行姑息性分流术。

姑息性分流术包括构建体—肺动脉分流,本质上就是通过手术来构建一个PDA 分流。放置分流管道可能扭曲肺动脉的解剖,影响生长发育,导致后续的根治手术更加困难。大口径分流能明显增加肺血流,但患者发生肺动脉高压(PAH)的风险也随之增加。手术构建的分流如属于单纯的轻度限制性分流则比较理想。当发生肺血流近端梗阻时,这些分流将形成左向右分流,增加肺血流。姑息性分流术总结如下。

(1)Waterston 和 Potts 分流:Waterston 分流是将升主动脉和右肺动脉实施侧侧吻合,经右侧进胸路径完成手术,无须心肺转流。Potts 分流则是将降主动脉和左肺动脉实施侧侧吻合,经左侧进胸路径完成手术,无须心肺转流。Waterston 分流和 Potts 分流目前仅有历史意义,没有实际意义。因为很难确定这些分流口的确切大小。分流口过小会限制肺血流,而分流口过大则会造成肺过度灌注和充血,容易形成单侧肺动脉高压。这些分流可导致肺动脉扭曲变形,使后续的根治手术变得非常困难。此外,在行根治手术时,很难拆除这些分流。

(2)中央分流:中央分流是在升主动脉与肺总动脉或分支肺动脉之间建立人工管道。这一方法也常用于既往分流失败的患者。

(3)Blalock-Taussig 分流(BTS):根据最初的描述,BTS 是构建左或右锁骨下动脉与同侧的分支肺动脉的端侧吻合。目前,主要采用改良 BTS(MBTS)。在锁骨下动脉或无名动脉与分支肺动脉之间,应用 Gore-Tex 人工管道建立分流(婴儿的分流管道直径为 3.5～4.0 mm)。MBTS 一般构建在主动脉弓对侧,可经侧进胸或胸骨正中切口路径实施手术,可使用也可不使用心肺转流支持。

2.根治手术

目前,绝大多数 TOF 患儿在 2～10 月龄之间进行选择性根治术。部分医疗机构在这个时间段内尽可能推迟手术。确切的手术时机取决于缺氧发作出现的时间。如果存在较为有利的解剖结构,部分医疗机构选择在新生儿期完成 TOF 根治术。手术目的是通过切除肥厚梗阻的肌纤维束和用心包补片扩大和改善流出道,解除右心室流出道梗阻。在进行流出道扩大手术时,需将补片延伸过肺动脉瓣环,直到肺总动脉,除非肺动脉瓣环接近正常大小,肺动脉瓣仅轻度狭窄。跨瓣环补片容易造成肺动脉瓣关闭不全,所以应尽可能避免该方法。如果肺动脉狭窄延伸到左、右肺动脉分叉处,则可以将心包补片延伸过肺动脉分叉。最后关闭 VSD。对新生儿,常需要通过右心室切口切除右心室流出道的梗阻肌纤维束和缝置跨瓣环补片。对婴幼儿,可通过三尖瓣路径关闭 VSD。

对 TOF/PS 患儿,术中需特别注意是否合并冠状动脉畸形。大约 8% 的患儿存在左冠状动脉主干或左前降支起源于右冠状动脉。在这种情况下,经右心室切口扩大 RVOT 时可能伤及左冠状动脉。此时,必须使用心外管道(右心室到肺总动脉)来绕过流出道梗阻区域,以避免损伤冠状动脉。

(五)心导管介入治疗

TOF 修复术后可能残存肺动脉狭窄,可通过肺动脉导管球囊扩张治疗,必要时可植入血管支架。随着这些患者长大成人,可能会出现管道狭窄和瓣膜反流,常需要在右心室功能衰竭终末期之前进行干预。对狭窄管道实施球囊扩张,可将手术置换管道和(或)经导管置换肺动脉瓣的时间推迟数月或数年。

(六)麻醉管理

1.目标

(1)维持心率、心肌收缩力和前负荷,保证心排血量。维持正常的血容量对于防止反射性心率加快、心肌收缩力加强以及低血容量引起的 RVOT 动力性梗阻加重十分重要。

(2)避免增加 PVR：SVR 比值。右心室流出道梗阻越轻,这个问题就越重要。相对增高 PVR 和相对降低 SVR 均将增加右向左分流,导致肺血流减少,引起或加重发绀。

(3)应用降低 PVR 的通气措施,但必须谨慎采用,确保平均气道压最低,避免造成肺血流的机械性梗阻。

(4)维持或增高 SVR。这对右心室流出道严重梗阻的患者特别重要。因为此时降低 PVR 对分流的大小和方向影响轻微或无影响。

（5）积极治疗缺氧发作。

（6）维持心肌收缩力。特别是在右心室流出道严重梗阻的情况下，抑制心肌收缩力可导致右心室与后负荷不匹配，明显减少肺血流。以动力学成分为主的漏斗部梗阻患者例外。适当降低这些患者的心肌收缩力，可松弛漏斗部肌肉，减轻右心室流出道梗阻。

通过外科手术构建分流来增加肺血流时，麻醉医生将面临一些额外的管理问题：

（1）侧进胸手术时，为更好地暴露手术视野，需要单侧肺完全萎陷，由此导致的肺不张可能严重影响氧合和 CO_2 的排出。手术过程中可能需要间断性肺复张。实施肺复张时，应与外科医生密切合作。在实施前面提到的分流手术时，均需部分阻断肺总动脉或肺动脉分支来建立远端吻合口。这可增加肺的生理性无效腔，影响氧合和 CO_2 的排出，增加动脉与呼气末 CO_2 之间的压力差。

（2）在肺动脉阻断之前，应通过调节机械通气降低 PVR 和增加左向右分流来增加肺血流。

（3）在构建 Waterston 分流、Potts 分流和中央分流时，需要用部分钳夹阻断主动脉。这将导致左心室后负荷增加，最终影响左心室的收缩功能。

（4）所有姑息性分流术均增加左心室容量负荷。分流手术引起的左心室容量负荷增加与肺血流的增加平行。从构建分流到最终完成根治手术期间，由于右心室流出道梗阻并未完全解除，右心室体部和漏斗部仍将保持进行性肥厚。分流术后可能需要正性肌力药物支持，确保体循环和分流管道的灌注。

（5）姑息性分流是轻度限制性的简单分流。保持 SVR 和降低 PVR 对维持分流术后患者的肺血流特别重要。

（6）随时准备治疗缺氧发作。

2. 麻醉诱导与维持

无论采用何种麻醉诱导方式，建立静脉通路后应立即静脉给予 5% 白蛋白或 0.9% 氯化钠注射液 10～15 mL/kg 积极扩充容量。这对麻醉诱导前已长时间禁饮食（NPO）的患儿尤其重要。这是防止和治疗动力性 RVOT 梗阻最有效的一线治疗方案。

尽管静脉诱导是合理的选择，但因为 PVR 和 SVR 平行降低，大多数婴幼儿和儿童能够耐受七氟醚面罩吸入诱导。诱导时应避免体循环低血压，如果发生应立即纠正。当右心室流出道梗阻严重时，体循环低血压很可能引起或增加右向左分流，因为麻醉引起的 PVR 下降对降低右心室流出道阻力几乎没有影响。去甲肾上腺素 0.5～1.0 μg/kg 可以恢复已降低的 SVR。

氯胺酮麻醉诱导对 TOF 患者比较有效。氯胺酮对 TOF 患者的 Qp∶Qs 无明显影响。应用芬太尼或舒芬太尼诱导与维持麻醉,可保持血流动力学的稳定,减轻刺激引起的 PVR 增加。应用芬太尼或舒芬太尼、肌肉松弛药、苯二氮䓬类药物或吸入麻醉药维持麻醉是合适的。

(七)体外循环后的管理

1.目标

(1)维持与年龄相符的心率(最好是窦性心律)。体外循环(CPB)后的心排血量可能更多地依赖于心率的变化。如果出现交界性异位心动过速(JET),就需要实施心房起搏。

(2)通气干预降低 PVR。

(3)可能需要正性肌力药物支持右心室功能。多巴酚丁胺 5.0~10 μg/(kg·min)或多巴胺 5.0~10 μg/(kg·min)在这一阶段比较有用,因为这两种药物在提供强效正性肌力支持的同时并不增加 PVR。也应考虑应用米力农负荷剂量 50 μg/kg,维持剂量 0.5~1.0 μg/(kg·min),因为米力农同时具有提供正性肌力、改善心肌舒张功能以及降低 PVR 的作用。

(4)在心排血量足够的情况下,如果患者的心室收缩或舒张功能良好且房间隔留孔的话,PaO_2 维持在 40~50 mmHg 是可以接受的。

(5)应最大程度降低平均气道压。在正压通气时,吸气相使右心室后负荷增加,导致右心室射血阻力增加。右心室后负荷增加的程度与平均气道压直接相关,而平均气道压是由吸气峰压、呼吸频率(RR)和吸:呼(I:E)比值决定的。

TOF 根治术后,很多因素可导致右心室收缩和舒张功能受损:

(1)右心室切开和缝置右心室流出道补片,造成右心室游离壁的节段性运动障碍。

(2)对 TOF 等右心室肥厚的患者,在主动脉阻断期间很难对右心室进行缺血保护。

(3)应用跨瓣环补片扩大 RVOT 时,可导致肺动脉反流,进一步增加右心室的容量负荷。

(4)远端肺动脉狭窄或发育不良或右心室流出道残余梗阻将增加右心室的压力负荷。

(5)残余室间隔缺损(VSD)将增加右心室的容量负荷。

TOF 患者可能很难耐受残余 VSD,临床上最可能表现为伴有中心静脉压、左心房压和肺动脉压升高的低心排综合征。TOF 根治术后,RVOT 梗阻可完全或几乎完全解除。PVR 可能比较低,肺血管床顺应性非常好。残余 VSD 可能导致大量心内左向右分流,造成左、右心室立刻承受比较大的容量负荷。由于患者术前长期存在压力超负荷,右心室向心性肥厚,而且顺应性差,对右心室急性容量负荷增加的耐受性可能非常差。肺动脉瓣关闭不全将会额外增加容量负荷,进一步加重右心室功能不全。任何远端肺动脉狭窄、高平均气道压和高 PVR 均将加重反流和随后的右心室容量负荷。

当 TOF 根治,没有残余缺损,肺内分流量最低时,SaO_2 应为 100%。对于婴儿和小体格儿童,特别是那些因跨瓣环补片修补导致肺动脉瓣关闭不全,和因心室切口和(或)广泛右心室肥厚导致右心室限制性舒张功能受限的患儿,外科医生可能会通过保持 PFO 开放或在房间隔水平开一小窗(3~4 mm)作为单向减压阀。当存在右心室功能不全时,就可以产生心内生理性的右向左分流,并以降低体循环氧饱和度为代价来提高体循环的心排血量。部分未经氧合的静脉血则直接进入左心房。患者从术后到右心室功能改善的数天里,40~50 mmHg 的 PaO_2 和 70%~80% 的 SaO_2 是可以接受的。

TEE 对评估残余缺损、心室功能以及通过房间隔开窗分流的方向极具价值。血流动力学和血氧饱和度资料可用于识别和量化测定心内残余分流。

2.术后交界性异位心动过速

术后交界性异位心动过速(JET)是发生在先天性心脏病术后早期的一过性快速性心律失常。在 TOF 纠治术后,JET 的发生率可高达 20%。JET 可能与术中为暴露 VSD 和 RVOT 而牵拉三尖瓣时损伤房室结区有关。

JET 的典型临床表现为房室交界区节律略高于窦房结节律,是唯一的窄波型快速性心律失常且心房率低于心室率(A∶V<1∶1)。心房逆行激动较为少见(10%),可见 p 波倒置,A∶V 为 1∶1。这两种情况下,房室丧失同步性(心房驱血作用丧失)。心率低于 160~170 次/min 时,患者可能耐受良好这种心律失常,然而存在舒张功能受限时,很可能无法耐受任何 JET 心率。JET 心率大于 170 次/min 时,将出现血流动力学不稳定,术后病死率增高的状况。

心脏电复律和腺苷对 JET 无效。应用略快于交界性心律的心房起搏,使 A-V 同步,这种治疗方法对心率低于 160 次/min 的 JET 有效,高于 160 次/min 的房性起搏心率不可能改善血流动力学,因为过快的起搏心率缩短了心室舒张期充盈时间,A-V 再同步作用被抵消。

超过 30% 的患者发生心房内折返性心动过速,约 10% 的患者发生严重的室性心律失常。心源性猝死的总体发生率约为每年随访病例的 0.2%。TOF 患者最常见的致心律失常机制包括:手术瘢痕和形成能够导致大折返的狭长通路引起的正常传导通路障碍。

(八)非心脏外科手术

TOF 纠治前、后,患者可能需要接受其他非心脏手术。术前评估应该包括:定量评估患者的左、右心室功能,肺动脉瓣反流,三尖瓣反流,体—肺循环血流比;充分了解 TOF 的修复情况以及有无大型主—肺动脉侧支血管(MAPCAs)。影像学资料包括出生后 10 年的心脏超声图像和从 10 岁以后开始进行的心脏 MRI 检查资料,以判定右心室容量负荷与功能不全程度以及肺动脉反流的程度。

患者发生室性心律失常和心源性猝死的高危因素包括年龄较大,经历多次心脏手术,QRS 间期延长,存在左心室收缩和(或)舒张功能不全的证据。

(梅　喜)

第一节　老年患者麻醉前准备和并存症处理

一、麻醉前准备

(一)完善各项检查

对老年患者心血管的检查和心功能评估要详细。须检查心电图、X 线片、眼底变化、血压、肾功能、肺功能、肝功能、血常规等。

(二)治疗各种异常

对全身情况异常的老年患者,必须重视,慎重处理。最大限度地改善疾病引起的生理改变。老年人全身情况异常表现如下。

1.心电图

心肌劳损、心肌梗死、心房颤动、左束支传导阻滞、频发室性期前收缩、二至三度房室传导阻滞、肺性 P 波。

2.X 线片

心胸廓比>50%。

3.眼底变化

Keith-Wagener Ⅲ 度以上。

4.血压

血压>160/100 mmHg,依世界卫生组织(WHO)标准属于Ⅱ~Ⅲ期高血压者。

5.血浆胆固醇

血浆胆固醇>7.5 mmol/L,动脉硬化指数>5。

6.肺

(实测肺活量÷预测肺活量)×100%<85%;憋气试验<30 s;合并哮喘;动脉血氧饱和度(SaO_2)<80%,再饱和时间明显延长者。

7.肾

肾血浆流量(RBF)225 mL/min 和肾小球滤过率(GFR)40 mL/min 以下;酚磺肽

排泄试验(PSP)15 min＜15％,2 小时＜40％;血清尿素氮(BUN)＞856 mmol/L。

8.贫血

血红蛋白＜90 g/L;血清总蛋白 59 g/L,肝功能不正常;血清蛋白＜29 g/L。

9.其他

既往有脑血管意外、糖尿病、心肌梗死及心肾功能衰竭病史者。

(三)无须处理的异常

麻醉前可以不处理的异常或非绝对禁忌的并发症如下。

1.单纯性高血压

单纯性高血压不合并有脏器功能障碍。

2.单纯心室肥厚

单纯心室肥厚不合并有脏器功能障碍。

3.心电图轻度改变

一般心律失常或 ST、T 波改变等。

(四)心功能处在最佳状态

麻醉前患者心功能要处于最佳状态时施行手术和麻醉。必须在术前和内科、外科共同会诊治疗,病情不能确定者,必须请心脏专家会诊,以提高手术安全性。

1.心电图(ECG)改变

ECG 多导联低电压。

2.室性期前收缩

频发的多源性室性期前收缩。

3.心房颤动

心房颤动并心室率增加。

4.传导阻滞

完全性左束支传导阻滞。

5.房室传导阻滞

二至三度房室传导阻滞、有 Q 波并伴有明显的 ST 段降低和 T 波改变者。

6.心肌梗死

3～6 个月以内患有心肌梗死者;近期患心肌梗死者的择期手术,应延期到 6 个月以后进行。

7.肺性 P 波

ECG 上可见肺性 P 波。

8.右心衰竭

右心负荷增加或右心衰竭应推迟手术。

9.微循环障碍

微循环淤血等。

10.急症

凡急症手术,手术不允许延迟时,应在心血管内科医生协助下,共同维护心脏功能,以降低手术病死率,特别是心肌梗死患者。

(五)麻醉危险因素评估

对于潜在的各种危险,如心绞痛、心肌梗死、心力衰竭、低血钾等。如不及早发现,不迅速纠正,就有引起并发症甚至死亡的威胁。麻醉前检查应仔细,对即将手术的老年人的麻醉危险性作出判断评估。

1.年龄

对老年人施行麻醉时,年龄本身就是一个危险因素。年龄越大,手术麻醉危险性越大。

2.心脏并发症

老年人进行 ECG 检查,应做运动和缺氧负荷试验,以明确心脏情况。老年人围术期死亡,50%以上是由于心脏疾病。

3.心脏代偿功能

老年人心脏代偿功能,应以能负担日常生活的活动量,而无心悸、胸闷、肝大和下肢水肿症状者,为可耐受手术和麻醉。随年龄增长,易存在心脏舒张功能障碍。

4.术前用洋地黄的适应证

①充血性心力衰竭;②阵发性室上性心动过速;③心房颤动伴有心室率快者;④有心肌梗死史者。

5.合并高血压

老年人高血压更为常见,过去认为老年人施行手术麻醉时,舒张压增高需要治疗,现已认识到收缩压高同样具有危险性,麻醉前应用降压药治疗,如有高血压危象、心力衰竭、心肌梗死和脑血管意外可能时,不宜过分强调手术前两周停药。手术前要反复多次测量血压,了解基础血压情况,手术中、后,维持患者血压平稳。

6.合并动脉硬化

老年患者常有动脉硬化,以动脉硬化指数表示硬化程度。总计最高指数为16,指数＞5 为重度动脉硬化。①指数为 1 的项目:既往有动脉硬化病史;现有动脉硬化病史;血压 170/100 mmHg 以上;心电图异常(ST 及 T 波);血浆胆固醇＞7 mmol/L;肾功能差;心胸廓比＞50%;主动脉屈曲延长;末梢动脉钙化影。②指数为 2 的项目:主动脉钙化影;腹主动脉钙化影。③眼底动脉硬化程度:眼底动脉硬化Ⅰ、Ⅱ、Ⅲ度,动脉硬化指数分别为 1、2、3。

7.高血压诊断标准

国际卫生组织(WHO/ISH)高血压分期标准,按靶器官受损程度分期。

Ⅰ期:血压>140/100 mmHg;眼底无变化;ECG 示高 R 波,X 线检查心脏扩大;肾无变化。即无心、脑、肾等器官损害征象。

Ⅱ期:血压>160/110 mmHg;眼底小动脉变细,粗细不匀,有明显的交叉现象,所谓铜、银线动脉;ECG 示高 R 波,并有 ST、T 改变,左心室劳损、肥厚或扩大,T 波倒置不足 0.5 mV;可见轻度肾功能变化,有蛋白尿或血肌酐浓度升高。具有上述一项者即可诊断。

Ⅲ期:血压>180/120 mmHg;眼底出血或渗血,眼底局部麻痹的病灶性脑出血或高血压脑病脑症状,眼底絮状白斑;ECG 示心左室劳损,T 波倒置 0.5 mV 以上,X 线检查示心脏扩大,有心绞痛、心肌梗死、左心衰症状;尿常规、PSP 肾功能测定结果证实有明显的肾功能损害。具有上列中一项者即可诊断。

(六)呼吸系统准备

进行排痰和呼吸训练,戒烟和应用抗菌药物、止咳祛痰药。屏气试验>30 s、肺功能近正常。

(七)纠正内环境紊乱

患者如有营养不良、水电解质紊乱、血容量不足及贫血等,麻醉前尽可能予以纠正,如少量多次输血或输平衡液。若高血压已被控制,术前两周停药为宜,利尿药一般在术前 3 天停用。但用利尿药后,应防止低血钾,若有低血钾应予以纠正。

(八)麻醉前用药

老年患者麻醉前用药剂量应减少。

1.阿托品

阿托品不可缺少,麻醉中可重复应用。

2.东莨菪碱

东莨菪碱易引起谵妄,一般不用。可用格隆溴铵代替。

3.阿片类

因抑制呼吸不宜随便应用。

4.镇静药

对镇静药用量应酌情减少。阿米妥、咪达唑仑和苯海拉明这三种药不仅安全而且效果好。

二、老年患者并存疾病的处理

麻醉前需要全面评估患者的身体状况,包括将施行手术治疗的疾病和其他并存疾病,了解各系统的功能状态,使患者的身体状况在麻醉前能调整达到最佳状态,以预防围术期并发症和减少手术麻醉的风险。对老年患者而言,可用普通日常活动的代谢当量(metabolic equivalent,MET)衡量评估日常功能。1 MET 相当于体重 70 kg 的成年男性静息状态下每分钟的氧耗量即 1 MET=3.5 mL/(kg·min)(耗氧量)。静息时无不适是 1 MET;自行穿衣,进食和上厕所为 2 MET;在室外或室内散步为 3 MET;以每小时 4000 m 左右的速度走 200~500 m 平路,或能做轻便家务如擦灰尘和洗碗碟为 4 MET;能上一二层楼梯或登小山坡约为 5 MET;以每小时 6.4 千米的速度走路约为 6 MET;能短程小跑为 7 MET;从事较重活动如拖地板或搬家具为 8 MET;参加保龄球、跳舞等中度体育活动为 9~10 MET;参加剧烈体育活动如游泳、打网球、踢足球、打棒球则超过 10 MET。临床上可以通过询问患者的日常活动能力来估计其心脏功能状态。通常分为优良(7 MET 以上)、中等(4~7 MET)、差(4 MET 以下)。

(一)冠心病

冠心病是老年患者中常见的并存症。应确认患者既往的心肌缺血、心绞痛或心肌梗死发作史,以及冠脉介入手术如溶栓、血管成形、支架或冠状动脉旁路移植术史,过敏史和目前的服药。还应当包括运动试验结果、24 小时动态心电图检查和冠状动脉造影等。麻醉医生应该关注围术期心肌缺血的防治和对预后的影响。术中心肌缺血与心率过快关系最大,其次与血压波动、冠状血管痉挛有关。术后医院内心肌梗死常与术后血流动力学紊乱、疼痛等其他应激反应,及其激活的凝血机制改变有关。围术期心肌缺血者其术后的心肌梗死、肺水肿,以及病死率均增加。冠心病患者,确保充足心肌氧供的关键就是保持适当的心率、收缩压、血红蛋白含量和氧饱和度。

对冠心病患者还应全面了解患者术前用药情况并考虑其对麻醉手术的影响。如麻醉前用 β 受体拮抗药、钙剂、硝酸盐、钙通道阻滞剂、阿司匹林、他汀类药物治疗以及运动和饮食疗法等情况。β 受体拮抗药通过减慢心率、控制动脉收缩压及心肌收缩力来降低心肌耗氧量,并通过延长心室舒张期时间,增加心内膜下及梗死心肌组织的灌注来增加氧供而起作用。钙剂常能有效地加强心肌收缩力。硝酸盐主要使全身静脉扩张,减少左心室舒张末期容量和心肌需氧量,静脉滴注使冠状血管扩张,抑制冠状血管痉挛,改善依靠侧支循环灌注的心肌血液供给。钙通道阻滞剂可以减慢心率、降低心肌收缩力和传导速率,以及周围血管和冠状血管的张力。钙通道阻滞剂与 β 受体拮抗药同时使用时,若再使用吸入麻醉药,可出现叠加的心肌抑制作用。术前服用洋地黄者应详细了解其用药情况和血清钾情况,尤其是长时期应用利尿药患者。洋地黄用药期间低钾血症易发多源室性期前收缩和室上速等异常心律,影响心脏功能。最近美国心脏病学院杂志(ACC)刊登文章,研究者纳入 122000 例患者,多数为男性,平均年龄为 72 岁。接受地高辛治疗 3 年者较相同年龄组死亡风险增加超过20％。结论为地高辛增加房颤患者死亡风险。

对于有冠脉支架的患者,必须了解支架的放置时间、类型以及位置。近期放置支架的患者,会增加围术期出血和再狭窄的风险。抗凝和抗血小板治疗增加出血危险。4周内行支架植入的患者禁止进行择期手术。不建议手术前预防性地放置支架,因为这并不能改善心脏病患者非心脏手术的预后。对于放置药物支架不足1年的患者,不推荐进行择期手术,因为围术期停用抗血小板药物会增加血栓的风险。氯吡格雷、噻氯匹定等抗血小板药物常规术前7天停用,考虑到不同人群对氯吡格雷反应不同,如有可能应监测血小板功能以决定何时停药。ACC/AHA指南中强调了围术期不需要停用阿司匹林。

术前过度紧张可通过交感系统兴奋而增加心肌耗氧量。因此,冠心病患者术前用药很有必要。对心功能正常者可应用吗啡5～10 mg、东莨菪碱0.3 mg以提供良好的镇静作用,紧张者可加用苯二氮草类药物。心功能欠佳的患者术前药宜减量慎用。通过与患者融洽的术前交流,亦可减轻其焦虑。理想的麻醉前用药应使患者进入手术室呈嗜睡状态,无焦虑、紧张、表情淡漠、对周围漠不关心的状态;心率<70次/min,血压较在病房时低5％～10％,无胸痛、胸闷等心血管症状。必要时给予吸氧、投以适量的β受体拮抗药、钙通道阻滞剂或硝酸甘油口服。长期服用的药物应当坚持服用至术晨,避免因撤药引起心动过速、异常高血压及冠状动脉痉挛,但应注意这些药物与麻醉药协同作用可能引起的严重低血压。全麻诱导要尽量避免冠脉灌注压降低和心肌耗氧量增大。气管插管时维持适度的麻醉深度,同时保持血压平稳。也可以根据诱导中的具体情况,辅以局麻药或血管活性药物。麻醉期间须进行连续心功能监测。

(二)心律失常

缓慢性心律失常特别是合并有眩晕、晕厥史的患者,需要安装起搏器。一般心动过缓患者,如心率<50次/min,术前可先考虑作阿托品试验,采用阿托品0.02～0.04 mg/kg,在1 min内静脉注射完毕,记录Ⅱ导联心电图2、3、4、5、10、15、20 min的心率。阳性标准为用药后心率≤90次/min,可辅助诊断窦房结功能低下或病态窦房结综合征。伴有前列腺肥大和青光眼的老年患者禁忌阿托品试验。

术前体检若室性期前收缩>5次/min,则应考虑与围术期心脏并发症相关,需要关注其潜在的心脏器质性疾病可能,并进行抗心律失常治疗。预激综合征患者应当尽量避免使用交感神经兴奋物质和其他血管活性物质释放,避免心动过速的发生。对于频繁发作的预激综合征,如果不能以药物有效控制,应先行预激综合征射频消融治疗。

心房颤动作为老年患者常见的持续性心律失常,发病率随年龄的增长而升高。对有阵发性心房颤动伴快速心室率的患者,控制心室率异常重要,同时还需防止左房血栓脱落,改善预后,提高生存率。

(三)高血压

术前询问病史时,应该了解患者高血压的严重程度和持续时间、目前用药以及是否有并发症。高血压患者总血容量减少、脱水或失血时容易发生低血压。而且肾功能不全、充血性心力衰竭、脑血管意外的发生率增高。高血压伴冠心病的患者在血压波动时容易发生心内膜下心肌缺血。手术麻醉前需要评估平时的血压波动和药物控制程度。虽然血压恢复正常时再行择期手术较好,但是由于患者的脑血流自主调节功能已经发生改变,保持心、脑灌注相对稳定所需的平均动脉压要比正常生理值高出 $20\sim30$ mmHg,血压过度降低会影响这些重要器官的灌注。所以应针对不同个体作出是否延迟手术的决定,评估术前血压升高的严重程度,是否合并心肌缺血、心室功能不全和脑血管或肾脏并发症,以及外科手术性质等。抗高血压药物应持续应用至术晨,但必须注意常用降压药物对麻醉期血流动力学的影响,利尿药不仅可进一步减少高血压患者的血容量,还可引起低钾血症,中枢作用降压药可减少麻醉药的用量,解交感药可减弱循环系统对失血和麻醉抑制的代偿能力,以及应用β受体拮抗药可消除低血容量、麻醉过浅和高碳酸血症时的心率加速反应。平时血压越高,麻醉中血管扩张或心肌抑制时越容易引起低血压,且其程度越严重,在浅麻醉下气管插管或受其他刺激时也容易血压升高。总之,高血压患者围术期的血压容易波动。当术前舒张压高达 $100\sim110$ mmHg 时应暂停手术,并及时控制血压。

(四)心脏起搏器

有许多老年患者体内携带起搏器或植入型心律转复除颤器(ICD)。与一般心脏起搏器不同,ICD 主要是针对室性快速心律失常,而不是严重的心动过缓或心脏停搏。其释放出的能量比心脏起搏脉冲高出百万倍。目前的 ICD 系统不仅识别和治疗快速的心律失常,也具有支持性抗心动过缓起搏功能。对于这些患者,术前需仔细评估其心率调控装置,是起搏器还是 ICD,该装置具体型号、安装原因、目前状态及其他相关信息。

术前充分准备,可以提高患者的安全性。在和心内科医生仔细沟通后,还需要判断手术过程中是否存在电磁干扰,以及是否需要重新设置心率调控装置,停止某些特殊程序,或将装置转换至非同步模式等,术中最好是保持麻醉平稳,使得心脏调控装置不需要启动。

(五)慢性阻塞性肺疾病

慢性阻塞性肺疾病(COPD)患者最易发生围术期肺部并发症。通常以肺功能测定中的呼气流速来判断 COPD 的严重程度。例如成人第 1 秒用力呼气容量(FEV_1)<2 L,或第 1 秒用力呼气容量占肺活量之比(FEV_1/FVC)<65% 为中度

危险；若 $FEV_1 < 1$ L，$FEV_1/FVC < 45\%$，最大通气量（MVV）小于预计值的 50%，动脉血 CO_2 分压 > 45 mmHg，则表示存在严重 COPD，手术麻醉风险极大。

COPD 的治疗包括应用 β-肾上腺素能药物、副交感神经阻断药，全身应用或吸入糖皮质激素和白三烯拮抗药等。上述药物可能与麻醉药物发生相互作用，如果使用不当既不能发挥最大疗效，还会出现不良反应。所以，术前评估应了解患者的用药方案及疗效。长期应用激素治疗者，术前要减低用量；长期服用茶碱和吸入支气管扩张药物的患者应一直服用至术晨。术前积极治疗呼吸道感染与戒烟可减少呼吸系统并发症的发生。C 反应蛋白和白细胞升高及咳痰的患者应延期手术。麻醉前发现 COPD，应用支气管扩张剂喷雾治疗，以及麻醉前数小时和术后 48 小时内使用适量的肾上腺皮质激素，可减少围术期支气管痉挛或哮喘的发作。这类患者在静息时通常感觉尚好，故必须检查运动时的情况或进行肺功能测定，以了解支气管痉挛的真实程度。尽管 COPD 患者术前治疗效果并不佳，但还是应该进行干预，纠正低氧血症、缓解支气管痉挛、排出分泌物和控制感染，以减少术后并发症的发生。焦虑可引起呼吸频率的增加，导致肺的过度通气，所以术前用药应包括小剂量的抗焦虑药物。术后注意监测动脉血气、吸氧，应用支气管扩张剂和皮质激素治疗，帮助排痰，避免液体过负荷等。

（六）限制性肺病

患者的呼气速率保持较好，就能有效地咳嗽排痰，对麻醉与手术的耐受力较好。术前呼吸功能的临床评估、肺功能测定和动脉血气分析三方面能了解患者术前的呼吸情况。如果神经肌肉疾病和胸壁疾病影响呼吸和咳嗽能力，则增加麻醉风险。一般来说，肺活量在预计值的 $50\% \sim 75\%$、最大吸气压在 $15 \sim 30$ cmH_2O、MVV 在预计值的 $50\% \sim 75\%$，其术后呼吸系统并发症的危险为轻、中度；如果肺活量低于预计值的 50%，最大吸气压低于 15 cmH_2O、MVV 低于预计值的 45%、$PaCO_2$ 超过 45 mmHg，则发生术后肺不张、呼吸功能不全和脱机困难等问题的概率很高。

对限制性肺病患者，麻醉前准备的关键：首先，是改善肺功能，增加呼吸储备能力，包括术前戒烟至少 4 周，行抗炎排痰治疗，进行深慢呼吸的协调训练等；其次，针对原发病，加强如重症肌无力的特殊术前准备以及困难气道的处理。

（七）脑血管疾病

老年患者常有不同程度的脑血管疾病，从渐进性的颈动脉疾病到短暂脑缺血发作，再到明显的卒中和多发性脑梗死性痴呆。必须认识到脑血管疾病的患者常同时合并高血压、糖尿病。因此，这类患者手术麻醉前应对其神经系统、心血管系统和肾功能进行详尽的评估。对于卒中，应该明确卒中的类型、神经功能缺损的表现、残留损害的程度。常见血栓性卒中患者中，多为动脉粥样硬化，并同时伴有高血压、高脂血症、糖尿病、冠状动脉疾病和肾损害。出血性卒中一般是由于高血压、动脉瘤破裂或动静脉畸形。

必须警惕心血管疾病和脑血管疾病同时存在的情况，对于潜在的心血管疾病也要进行处理。心律失常时，心排血量减少可影响脑血流量与脑组织的血液供应。卒中或潜在的脑血管疾病，在老年患者中可能表现为术后精神状态的改变或谵妄。

手术麻醉期间应尽力使血压维持在术前水平，力求减少波动。对于症状性椎—基底动脉疾病的老年患者，围术期要重点关注头颈部的位置，颈部的位置在加剧缺血损伤的过程中起着重要作用。因为颈部过度伸展会减少和减慢脑血流，从而加重缺血性损伤。

术前还需要询问患者是否使用抗凝药和抗血小板药物，以及那些会引起术中低血压或体位性低血压的药物。许多老年患者在非出血性卒中或短暂性脑缺血发作（TIA）后，可能接受长时期的华法林或抗血小板治疗。尽管术前停止这些治疗的风险很小，但术前应该检查凝血功能和出血时间，以确定这些抗凝治疗的作用是否已经逆转。术毕止血明确后，再考虑恢复使用抗凝药物。除了利尿剂外，绝大多数药物治疗均应持续使用至术前。

（八）帕金森病

帕金森病患者声带和声带上肌肉受累后出现不自主运动的状况，易出现分泌物堵塞、肺不张、误吸和呼吸道感染。麻醉医生须做好喉痉挛和术后呼吸衰竭的准备。其次，有可能发生心肌易激惹、心律失常，晚期可见体位性低血压和晕厥，这可能与疾病和（或）药物治疗有关。常用治疗药物有左旋多巴和多巴胺受体激动剂、单胺氧化酶抑制剂、抗胆碱能药和金刚烷胺。左旋多巴越过血—脑屏障后由多巴脱羧酶转化为多巴胺，体内多巴胺增多后，其大脑以外的作用有可能成为不良反应。

患者术前常规服用的抗帕金森病药物，围术期不应停药。因为，停药造成的上呼吸道功能障碍与梗阻可能导致呼吸窘迫和衰竭。区域麻醉和全身麻醉相比有明显优势，可不用全身麻醉药和神经肌肉阻滞药，避免术后出现恶心呕吐，以及误吸的发生。适当情况下也可采取区域麻醉和全身麻醉联合的方法。手术麻醉时间过长时，术中可给予左旋多巴。麻醉苏醒期，帕金森病患者可能出现四肢强直伸展，甚至全身强直。帕金森病患者还易发生术后思维混乱和幻觉，应该避免使用可能会促发或加剧帕金森病的药物，如吩噻嗪类、丁酰苯类和甲氧氯普胺等。

帕金森病患者术前服用左旋多巴的，吸入麻醉药氟烷可使心脏致敏，造成心律失常，而七氟烷等新型吸入麻醉药则没有影响，但低血压的问题仍不容忽视。低血压主要是由于血容量减少、去甲肾上腺素的消耗、自主神经功能紊乱以及其他药物联合作用产生的。对于静脉麻醉药氯胺酮，因为其较强的交感神经作用，故对帕金森病患者是禁忌使用的。

大多数帕金森病患者属于高龄，常采用多种药物联合治疗。同时，还要接受许多其他疾病的治疗。仔细的术前评估，根据麻醉时间制定药物使用方案，避免应用加剧帕金森病程的药物，术中按需给予多巴胺，这些措施对减少术后并发症和病死率至关重要。

（九）糖尿病

糖尿病发病率随年龄增加而增加，60 岁以上可达 4.3％，为总发病率的 6 倍，表现为多尿、多食、多饮、体重减轻、疲乏无力、视力模糊、伤口愈合延迟和容易感染。高血糖可对全身多个器官产生影响，并发症也较多，主要有心血管、肾脏、胃肠道、神经系统以及眼部等多系统的病变，而且感染和足部溃疡的发生率较高。有研究表明，80％的糖尿病患者死于心血管疾病，其围术期并发症及病死率较非糖尿病患者高 5 倍左右，因此糖尿病患者的围术期处理至关重要。

术前麻醉评估应注意糖尿病的类型、血糖控制情况、目前正在使用的降糖药和相关疾病用药；糖尿病的并发症，以及糖尿病关节僵直综合征等。糖化血红蛋白水平可以帮助鉴别围术期发生高血糖危险的患者，特别是对于 30％～50％的并不知道自己是 2 型糖尿病的患者。糖尿病患者围术期的发病率与术前靶器官的损伤有关。术前应重点检查心血管、呼吸和肾脏功能。X 线和心电图检查能发现心脏和肺的异常，肾功能不全首先表现为蛋白尿，其次表现为血肌酐升高。糖尿病患者麻醉前必须常规检查颞下颌关节和颈椎的活动度以评估是否为困难气道。

糖尿病引起的自主神经病变使胃肠动力降低，容易引起误吸，术中、术后循环与呼吸衰竭的风险增加。所以，术前可给予甲氧氯普胺促进胃排空。肺炎或麻醉药、镇痛药、镇静药对呼吸和自主神经节律的影响是引起呼吸、循环骤停的主要原因。评估窦性心律失常的程度和心率变异性可以准确评价自主神经病变的程度。自主神经病变的患者还会出现体位性低血压、静息状态心动过速、夜间腹泻和多发性周围神经病变。重度患者对低氧的反应降低，对有呼吸抑制作用的麻醉药物如阿片类药物特别敏感。

控制血糖有利于抗感染和伤口愈合，但围术期血糖管理的首要目的是防止低血糖的发生。低血糖会带来更严重后果，如大脑功能的维持就完全依赖于葡萄糖供应能量。因此，为了确保糖尿病患者的安全，围术期需要不断监测血糖，同时适当给予葡萄糖和胰岛素，使血糖保持正常或稍高的水平。

糖尿病患者围术期葡萄糖和胰岛素的用量，并无公认的最佳方案。目前认为，单纯饮食控制或口服降糖药控制血糖者，进行小手术时可维持原来治疗，手术当日停用口服降糖药；而大、中手术或感染等强应激状态下，如果患者术前正在服用口服降糖药而不是使用胰岛素，那么口服降糖药可持续应用到手术当日。磺脲类和二甲双胍类半衰期长,须术前 24～48 小时停止使用,待术后患者可以口服用药时再开始使用。术前已使用胰岛素者,小手术可维持原来治疗方案;强应激状态时,应提前 2～3 天调整胰岛素用法用量。这类患者应尽可能安排上午手术,空腹不超过 8 小时。糖尿病患者的麻醉过程中可静脉滴注葡萄糖 5～10 g/h,同时每 4～5 g 葡萄糖加入 1 U 的胰岛素,当血糖超过 14 mmol/L 时静脉注射胰岛素 5～10 U。以保证机体正常的能量代谢需求,避免产生胰岛素抵抗。围术期无论采用何种方法调控血糖水平,持续监测血糖都是最重要的。

在麻醉方法选择方面,区域神经阻滞麻醉可以抑制应激反应,减少应激性高血糖的发生。但对于有明显周围神经并发症的患者应慎重考虑。手术时让患者保持清醒的最大优点是有利于发现和防治低血糖,而对抑制应激反应则不利。全身麻醉有助于抑制应激反应,在诱导用面罩加压通气时应特别当心胃内容物反流与误吸。

（十）骨关节病

骨关节病在老年人中极为普遍,退行性骨关节病变、类风湿关节炎也不少见。颈椎病妨碍颈部活动、颞下颌关节和环状杓状关节病变妨碍张口与声门暴露,给气管插管带来困难。此外,老年患者肥胖者居多,颈部短而粗,头不易后仰,旋转幅度也受限,牙齿常有松动脱落或参差不齐或全口义齿等均可造成气管插管困难,对困难气管插管患者应做正确评估和充分准备。

（陈　佳）

第二节　麻醉特点及方式

一、麻醉选择和实施

老年患者麻醉选择总的原则:根据患者情况和手术要求选用简单、安全、效果确切的麻醉方法。

（一）局部麻醉和神经阻滞

局部麻醉和神经阻滞麻醉对全身干扰小,适用于老年人的短小手术,机体功能恢复快,便于早期活动。但老年人对局麻药的耐量降低,需要根据患者的具体情况恰当定量,并注意局麻药毒性反应。根据不同部位选择不同的阻滞麻醉,如颈丛神经阻滞适用于颈部手术,臂丛神经阻滞适用于上肢手术,腰丛神经和坐骨神经阻滞适用于下肢手术。麻醉时须掌握操作技巧,尽量避免发生并发症。另外也可考虑与全身麻醉联合应用,以减少麻醉药的剂量,如颈丛阻滞与全麻复合。使用喉罩通气更能发挥局部麻醉和神经阻滞麻醉与全身麻醉联合应用的优点。

（二）椎管内麻醉

1.硬膜外阻滞麻醉

椎管内麻醉可保持患者清醒,同时镇痛和肌松良好、应激反应低,还有助于改善凝血功能和减少下肢静脉栓塞。老年患者硬膜外阻滞麻醉的最大优点是术后中枢神经系统和呼吸系统的并发症较少,且对患者的血液系统、内分泌系统、免疫系统的影响较小。老年患者硬膜外阻滞的适应证:下腹部以下手术(如疝修补术)、会阴肛门手术、髋关节手术及下肢手术等。老年患者硬膜外阻滞的特点包括:①临床资料表明,年龄对局麻药在硬膜外间隙扩散有一定影响,20～30 岁每阻滞 1 个神经节段约需 2％利多卡因 1.5 mL,而从 20～40 岁硬膜外阻滞所需药量随年龄增加而逐渐减少,至 70～80 岁每阻滞 1 个神经节段所需的药量较 20～30 岁年龄段几乎减少一半,这是由于老年人椎间孔狭窄致药液经椎间孔向椎旁间隙扩散减少,以及老年人的硬膜变薄使药液易透过硬膜等因素导致老年人的硬膜外间隙较成人狭窄、椎管比较狭小,因此老年人对局麻药的用量减少。②老年人的脊椎韧带已经产生钙化和纤维性变,椎管穿刺可能较年轻人困难,直入法难以成功时,旁入法可以达到目的。③老年人硬膜外麻醉时血流动力学改变比全麻明显。尤其是高血压老年患者施行中胸段硬膜外阻滞时更易出现低血压,注药前需先开放静脉输液,平卧后注入极小量试验剂量,以后分次小量追加维持量,直至获得满意的阻滞平面,适当延长给药间隔时间。术中要求麻醉效果确切、氧供充分、镇痛完善、心血管系统功能稳定。④局麻药液中肾上腺素浓度不宜过高,以 1：40 万为宜。

2.蛛网膜下隙阻滞麻醉

老年人脊麻后头痛发生率低,对下肢和肛门会阴部手术,采用细针(25～26 G)穿刺作蛛网膜下间隙阻滞,仍有一定可取的优点。脊麻操作相对简便,起效较快和效果确切。老年患者由于脊髓及神经系统的退行性改变,神经元总数减少,蛛网膜绒毛增大及椎旁间隙变窄,脑脊液(CSF)的理化特性直接影响着局麻药的扩散。与年轻人相比,老年人 CSF 压力较低,CSF 比重较高,增龄所致的体内水分和细胞外液的减少,导致老年人 CSF 容量减少,压力降低,故局麻药容易在蛛网膜下隙扩散,少量的局麻药就可以获得满意的阻滞效果。常用布比卡因或罗哌卡因,如适应证掌握恰当,局麻药剂量适中(一般比青壮年减少 1/4～1/3),麻醉平面可控制在 T_{10} 以下,对血流动力学的影响不会很大。硬膜外阻滞联合蛛网膜下隙麻醉也适用于老年患者的下肢及下腹部的手术麻醉,效果确切,只要阻滞平面控制得当,对老年患者循环和呼吸的影响较小,可满足较长时间手术的要求,留置硬膜外导管可用于术后镇痛。

（三）全身麻醉

全身麻醉的优点是术中麻醉医生拥有对患者呼吸道的有效控制,从而能从容地调整麻醉深浅,易于保持患者循环状态的稳定性。缺点是气管插管、拔管等操作会引起患者循环系统的剧烈波动,患者易发生心肌缺血、高血压等危象。虽然老年患者对镇痛药物的耐受性下降,但由于心血管系统的退行性改变,使老年患者对伤害性刺激的心血管药反应较年轻人更剧烈,所以在老年患者麻醉中必须注意配合足够的镇痛药物才能减轻心血管的反应,从而减少可能发生的心脑血管并发症。老年人对静脉麻醉药的代谢分解及排泄延缓,为防止苏醒延迟,医生宜尽量选用短效药物。

1.全麻诱导

(1)诱导用药:老年人循环时间较长,静脉麻醉诱导时作用出现相对延缓,加上老年人对药物敏感性的个体差异大,诱导用药宜从小剂量缓慢静脉注射,少量递增,严密观察。切勿操之过急,导致药物过量而发生低血压。同时密切观察心率和血压变化。静脉诱导药的剂量:① 咪达唑仑 $0.02\sim0.03$ mg/kg,丙泊酚 $1\sim1.5$ mg/kg,或依托咪酯 $0.2\sim0.3$ mg/kg 或氯胺酮 $1\sim1.5$ mg/kg。氯胺酮剂量过大也可引起低血压。据研究 BIS=50 时,对循环功能抑制程度为丙泊酚>硫喷妥钠>咪达唑仑>依托咪酯。所以依托咪酯是老年患者较好的全麻诱导药。应用依托咪酯进行全麻诱导,比应用异丙酚时的低血压发生率明显减少。即使是心脏病患者,依托咪酯 $0.2\sim0.3$ mg/kg 对血流动力学和心肌功能的影响也很小,这是依托咪酯最大的优点。联合用药(阿片类药、咪达唑仑等)时,丙泊酚靶浓度显著降低。另外老年患者靶控输注全麻应用分级诱导,降低初始血浆靶浓度(如 $0.5\sim1$ $\mu g/mL$),每隔 $1\sim2$ min 增加血浆靶浓度 $0.5\sim1.0$ $\mu g/mL$,直至患者意识消失后行气管插管,诱导过程密切观察和维持血流动力学平稳;②肌松药宜选择中短时效的顺阿曲库铵、维库溴铵和罗库溴铵;③芬太尼的剂量应根据心率和血压而定,一般用 $3\sim5$ $\mu g/kg$。此外,也可用静吸复合麻醉诱导,如对呼吸道刺激较小的七氟烷(浓度<1 MAC),与适当剂量的上述药物配合,使诱导期血流动力学更稳定,减轻气管插管后的心血管反应。

(2)诱导时气道管理:老年人的气道管理常较困难,牙齿松动脱落较多,牙槽骨萎缩,面罩密合度较差,必要时可用纱布或特制颏部支撑器填高或放置口咽通气道来改善面罩通气。松动的牙齿需要用丝线缚牢,极度松动的牙齿和体积较小的义齿宜事先取出,以免脱落堵塞呼吸道或造成损伤。体积较大而固定较好的义齿不妨保留在口腔内,有利于保持较大的口腔空间。老年人颞下颌关节活动障碍和颈椎僵硬者较多,易致喉镜暴露和气管插管困难,事先要有所了解,必要时做好盲探插管或用纤维支气管镜引导插管的准备。颈椎病患者,颈部不可过度伸展,防止基底动脉受压导致脑部供血不足。环状软骨加压时,避免压迫颈动脉,以防止动脉内斑块脱落。

（3）诱导时循环调控：患者入手术室后测量 CVP，如 CVP 低于正常值，麻醉诱导前应适当增加补液，全身情况较差或血容量不足的老年患者应减少诱导用药剂量，避免或减轻诱导后的低血压。高血压和心肌缺血患者，应预防喉镜操作引起的心动过速和血压升高，具体办法有事先在患者喉头做表面麻醉，静脉注射少量利多卡因或芬太尼抑制过度心血管反射或用少量艾司洛尔等调控。

2.体位安置

老年人常有骨质疏松、脊柱后凸的状况，长期卧床或肢体活动受限者往往关节挛缩或强直，做过人工关节置换手术者关节活动度也常受限。安放体位时应事先了解患者的关节活动度，操作时宜动作轻柔，肢体外展、外旋等不可过度，以免造成损伤。此外，老年人皮肤弹性减退，皮下结缔组织减少，受压点要注意加垫。枕头高低要适当，以免影响脑部血流。最好在清醒时先试放手术体位，以确保患者能较好的耐受。翻身后应注意监测心率和血压。

3.麻醉维持

常用单纯静脉维持或静吸复合麻醉，胸腹部大手术也可用全麻复合硬膜外阻滞。静吸复合麻醉，可吸入＜1 MAC 的七氟烷或异氟烷，同时持续输注丙泊酚。镇痛可用芬太尼或短效的瑞芬太尼持续输注，医院应用于老年患者麻醉维持瑞芬太尼的剂量为 $0.05\sim0.15\ \mu g/(kg\cdot min)$，按心率、血压及手术刺激强弱调节输注速度，可达到麻醉满意和血流动力学稳定的目的。手术即将结束前，宜先停止吸入麻醉药，再停瑞芬太尼，丙泊酚可持续输注到拔管。应用丙泊酚和瑞芬太尼维持麻醉，老年患者术后能很快清醒。但应注意瑞芬太尼剂量略大，可发生心率减慢。另外停药后还可出现超敏痛，可在手术结束时静脉注射小剂量芬太尼。

4.恢复期处理

老年患者麻醉后恢复期易发生各种并发症，有研究显示：84000 例非心脏手术，17％术后发生呼吸系统并发症，肺炎占 3.6％，呼吸衰竭 3.2％。另一项调查288 例老年普外科手术后 175 例发生肺不张、高血压、低血压、低氧血症、高碳酸血症、谵妄和精神障碍等。因此，必须严密监测和防治，区域（部位）麻醉实行短小手术，病情稳定者可送回病房。椎管内麻醉后病情不稳定或麻醉平面较高以及全麻患者均应送麻醉后恢复室监护。老年患者麻醉后恢复过程应注意：①老年患者较年轻人苏醒慢，在麻醉后恢复室中停留时间较长（一般在 1.5 小时以上）。②老年人肌松药和麻醉性镇痛药的作用时间延长，应重点注意加强呼吸功能和肌松药作用监测，以免发生呼吸抑制意外。③患者完全清醒，呼吸和循环功能稳定后才能拔除气管导管，拔管过程需注意监测 SpO_2、心率和血压，及时处理低氧血症、高碳酸血症、低血压和心动过速或过缓。④应加强老年患者术后镇痛监测和管理，调节和控制麻醉性镇痛药的剂量，可合用非甾体抗炎药，以免剂量太大而发生嗜睡或呼吸抑制。⑤老年危重患者术后送 SICU，在运送过程中应给患者吸氧并监测脉搏及血氧饱和度。

（四）全身—硬膜外联合麻醉

对老年人胸腹部手术，在加强监测的条件下，联合应用全身麻醉和硬膜外麻醉能取长避短，减少全身麻醉药和局麻药的用量，有利于保持各系统功能的稳定，特别是呼吸功能的稳定，减少围术期低氧血症的发生。手术结束后保留硬膜外导管可做术后镇痛。

二、麻醉管理

（一）充分给氧

诱导前预氧合，必需氧流量为 10 L/min，面罩吸氧 5～10 min，术中保持气道通畅，充分供氧，严防缺氧和二氧化碳蓄积。

1.辅助呼吸

保留自主呼吸者，除吸氧外，进行辅助呼吸，很有必要。

2.避免过度换气

全麻下使用肌松药，不仅能控制呼吸，而且优点很多，但呼吸通气量不宜过大，以防过度换气引发的并发症，如胸膜腔内压增高，心排血量下降、血压下降，冠脉血流量减少，脑血流量降低等不良反应。

3.防止误吸

及时吸除气道分泌物。

4.保证吸氧效果

老年人面部凹凸不平，面罩下加压给氧易漏气，宜用纱布垫塞密封。

5.减少对气道的刺激

因老年人气道反射活动降低，应尽可能减少对气道的刺激。

（二）维持循环稳定

老年人心血管调节功能差，易发生严重的血压波动。麻醉中要监测血压、维持血压的稳定，避免血压忽高忽低。保持心率及心律的稳定也很重要。

1.血压升高

静脉注射氟哌利多或咪达唑仑等镇静，血压过高时，用乌拉地尔（压宁定）25 mg 缓慢静脉注射，有效地降低血压，而不发生低血压。也可用尼卡地平，作用时间短，作用持续 10 min。若高血压依然难以控制，可静脉输注硝普钠或硝酸甘油降低血压。合并动脉硬化、高血压病的患者，应用氯胺酮、咪达唑仑和丙泊酚等诱导时，因血压过高，易合并心、脑血管意外，应注意预防，保证安全。

2.低血压

要预防低血压,发生即处理。①补足血容量:老年患者常合并有血容量不足,麻醉在静脉输液、输血后再施行。手术一开始即输注平衡盐液或右旋糖酐,然后输血浆或全血等,及时补充术中失血失液。要严格掌握输液速度和用量,以防逾量导致心力衰竭。对于术中大出血的患者,大量输血中还应静脉注射小剂量的毛花苷C(1~2 mg),以改善心肌功能。②静脉注射50%葡萄糖注射液:老年人血管硬化,失去弹性,术中出现低血压时静脉注射50%葡萄糖注射液100~200 mL,升压效果确切而安全。③用血管升压药:使用要慎重,必要时给予多巴胺 2~10 μg/(kg·min)静脉输注,为避免血压波动范围太大,升压药应由小量开始,给药速度要加以控制,不要使血压升得过高,以防发生心、脑血管意外。④使用激素:适当地用氢化可的松100 mg或地塞米松5~10 mg静脉注射,以提高机体的应变能力,对产生表面活性剂的Ⅱ型肺细胞有保护作用,减少血管活性物质的释放,同时减少血小板的凝集作用和白细胞的黏着性,减少肺部并发症和预防弥散性血管内凝血。

(三)有效地纠正酸中毒

老年人对水电解质紊乱代偿调节功能差,急症患者单靠平衡盐液中的碳酸氢钠是不足以得到纠正的。

(四)CVP测定和留置导尿管

有条件时进行CVP测定,结合血压、尿量作为输液和治疗用药的重要依据,否则老年人不能耐受失血和输液过多,输液和用药常有困难。对于创伤大、时间长的大手术或危重患者要放置导尿管,以监测输入量和肾功能情况。

(五)纠正心律失常

麻醉中监测心电图以便随时发现心律失常、心肌缺氧等,并根据具体情况及时处理。

1.室性期前收缩

用利多卡因 50~100 mg(1~2 mg/kg)快速静脉注射,之后继续输注(1~4 mg/min),以保持血液中有效浓度。

2.房室传导阻滞

选用阿托品或异丙肾上腺素静脉输注。

(六)防治心肌梗死

冠心病患者,尤其术中有低血压和缺氧者,应警惕心肌梗死的发生。凡有不明原因的低血压、呼吸困难,尤其是端坐呼吸心律失常和心力衰竭等,应怀疑心肌梗死,有条件时应急查心肌钙蛋白等,或从心电监测或做心电图确诊后,及时积极处理。

（七）拔管时机

用肌松药时,术终患者充分恢复肌力,呼吸恢复满意,咳嗽反射出现或待患者完全清醒时,拔除导管。应待患者保护性反射已恢复,血压、脉搏及呼吸都已正常,甚至意识恢复后,送回 PACU、ICU 或病房进行麻醉后处理,防止到 PACU 后病情恶化。

（八）麻醉后妥善处理

老年人外科治疗的效果,与麻醉后管理有直接关系。麻醉后持续监测,预防急性脑部症状、气道梗阻、低血压和急性呼吸衰竭等并发症。术后吸入较高浓度的氧（80%～100%）,可减少术后恶心呕吐、心动过速、心肌梗死、感染和认知功能障碍的发生。必要时行机械呼吸支持,保持术后有效的镇痛,争取顺利恢复。

（陈　佳）

第三节　老年患者常见手术的麻醉

一、大血管及其腔内手术

（一）手术风险

血管手术本身围术期病死率很高（＞5%）,但并非所有类型的手术均属高危手术。依据新版指南,开放性主动脉手术与下肢搭桥手术围术期致残率和病死率最高,属高危手术。择期开腹行腹主动脉瘤（AAA）修补术后病死率随年龄增加而升高,60～80 多岁,病死率从 2.2% 升至 7.3%。尽管围术期致残率和病死率在总体上呈持续下降趋势,但 AAA 破裂行急诊修补术后,病死率仍高达 20%～40%。

随着支架技术的进步,超过 60% 的肾下 AAA 目前采用血管腔内动脉瘤修补术（EVARs）处理,越来越多胸主动脉瘤（TAAA）的处理也采用该术式或开放联合腔内术式,该趋势方兴未艾。EVARs 短期的发病率和病死率似乎较低,但长期病死率与 AAAs 相当。相对于切开修补术而言,EVARs 围术期不良事件风险低于 3%,属中危手术,为老年患者首选,尤其 80 岁以上。

AAA 不论采取何种术式,均有其并发症。一方面,开放术式应激程度高、恢复慢、住院时间长、需后期处理的切口疝及小肠梗阻高发。另一方面,EVARs 也有其全身并发症:心、肺、肾等脏器功能不全、栓塞性疾病和脊髓缺血损伤。除此之外,还有内漏（指支架堵塞瘤囊不完全）与开放术式不存在的、独特的移植物相关并发症。移植物相关并发症:早期包括同侧肢体血栓形成、意外堵塞主要供血动脉（如肾动脉、肠系膜动脉）导致相应脏器缺血、医源性动脉损伤;晚期包括内漏、支架移位、肢体晚期血栓或骨折、支架织物分离或撕裂。鉴于此,强烈建议应长期随访

EVARs 患者,保证手术效果。

有些研究报道,因严重肢体缺血而接受腘下动脉搭桥术的老年患者,围术期病死率高于年轻的成年患者,虽尚未得到其他研究的充分证实,但这类血管手术应列为主要的心脏不良事件(MACE)的高危手术。

不论有无症状,颈动脉内膜剥脱术(CEA)对颈内动脉闭塞性疾病患者疗效确切。尽管早期有报道超过 80 岁高龄患者接受 CEA 30 天内病死率有所上升,但近期观察结果并不支持。据估计在接受 CEA 的患者中,年龄超过 75 岁的患者近9%,而早期报道超过 80 岁的患者就占了 10%,似乎有出入。值得指出的是,现有资料表明 CEA 并不额外增加患者致病率与病死率,即使年龄超过 80 岁。近期有个综述回顾了年龄超过 80 岁接受 CEA 的 2564 例患者结果,30 天内脑卒中/病死率为3.5%。近来另一研究结果为 2.3%,小于 80 岁患者为 2.1%。以支架替代CEA 术式,对超过 80 岁颈动脉闭塞性疾病患者不可取,原因在于支架患者脑卒中发病率高(12.1% vs 3.2%)。总的来说,当前资料说明老年患者接受 CEA 围术期风险低于 5%,属中危手术。

(二)围术期管理

任何患者(不分年龄)围术期管理的通用流程都是首先确认围术期不良事件的风险,然后通过有创和无创检查方法量化风险,最后经各种干预措施尽可能改善患者预后。这个流程包括了特殊监测技术[如中心静脉压监测(CVP)、肺动脉导管监测(PAC)、经食管超声心动图(TEE)、连续动脉血压或无创心排血量监测]、围术期治疗药物的调整以及术后强化处理。酌情推迟手术、使用特殊麻醉方法或心血管药物也可能改善预后。因合并冠状动脉疾病(CAD)的患者很常见,术前选择有适应证的患者(罕有)行冠脉重建,可能有益。

1.风险评估

多年来,为预测非心脏手术术后主要不良心脏事件(MACE),提出了很多风险评估指标。目前,在北美地区备受推崇最常用的是改良心脏危险指数(RCRI),最近的 AHA 指南推荐以此进行风险评估。RCRI 风险评估依据六个危险因素:①缺血性心脏病史;②充血性心力衰竭;③糖尿病;④脑血管病;⑤肾功能不全;⑥腹股沟以上的主动脉手术。每个危险因素 1 分,MACE 风险随分值升高而增加。RCRI的预测价值已被许多研究证实,但欧洲对此也作了些修订,将年龄作为一个独立的危险因素。医生需要注意的是:①指数没有针对老年患者。虽两两比较分析提示年龄对每个因素的危险性均有所增益,但 RCRI 并未将年龄作为 MACE 的一个危险因素。最近的一项研究表明年龄超过 80 岁可能是围术期 MACE 发生率较高的一个独立危险因素。②合并 CAD、脑血管疾病(CVD)、糖尿病及肾功能不全患者虽不难确认,但无症状者占了很大比例,如早期收缩性或舒张性心力衰竭容易被忽视。不论有无症状,术前心脏彩超提示存在心衰的血管手术患者高达 50%,无症状的舒张性心力衰竭患者围术期 MACE 也多见。

众所周知,老年患者储备能力明显下降,更容易发生 MACE。虚弱指数(表 5-3-1)可预测非手术人群预后,对围术期风险评估有一定作用。最近有个研究提到,在 RCRI 基础上结合虚弱指数,预测力可提高 8%～10%。因虚弱指数为 RCRI 带来的预测增益难以量化,在推荐其作为老年患者常规评估工具以前,需要大样本对照支持研究,以综合权衡其在围术期管理中的成本—效益比、物力、一次评估时间(约 10 min)及其临床意义。

表 5-3-1　虚弱指数

检测项目	内容
消瘦(体重减轻)	指无意减肥情况下,过去 1 年内体重下降超过 4.5 kg
握力减退(乏力)	以手持握力计测定,量值应根据性别和体重质量指数调整
疲惫	通过对有关目标和动机问题的反应确定
体能下降	通过询问闲暇时间活动情况确定
步速减慢	通过让患者行走 4.6 m 的速度测定

2.术前访视

询问病史的一个重要目的是要通过患者或其陪护了解并存病的严重程度、病程和体能受限情况,重点掌握是否伴有临床危险因素:高危(不稳定型冠脉综合征、失代偿性心力衰竭、严重心律失常与严重瓣膜病);中危(稳定型心绞痛、心肌梗死史或病理性 Q 波、代偿性心力衰竭或心力衰竭史、糖尿病及肾功能不全);低危(控制不良的高血压、左束支传导阻滞、非特异性 ST-T 改变和卒中史)。CAD 病史或心肌梗死后心电图异常意味着围术期隐匿性心肌缺血概率增加。心肌缺血、心律失常和左室功能障碍常见有心绞痛、呼吸困难、运动耐力受限和周围水肿等表现。静息时 CAD 患者可有无不适,为此要着重评估患者对各种体力活动的反应,如平路步行或登楼梯。要提醒的是,在无严重肺疾患的情况下,运动耐力受限虽能准确反映心储备低下,但很多有严重血管疾病患者因跛行也表现出耐力受限,注意鉴别。若登上 2～3 层楼梯而无不适,说明心储备尚可。评估患者有无早期充血性心力衰竭(CHF)很重要,若有,在麻醉、手术、体液置换和术后疼痛等应激作用下,有可能导致严重 CHF。

心肌梗死病史对术前评估意义较大。急性心肌梗死后择期手术一般应延迟 4～6 周。围术期再梗死率受手术距上次心肌梗死发生的时间影响,急性心肌梗死(1～7 天)、近期心肌梗死(8～30 天)及不稳定型心绞痛患者围术期心肌缺血、再次心肌梗死,甚至心源性死亡的风险很高。

明确患者是否曾接受过支架植的入等冠脉成形术也很重要。支架植入(药物洗脱支架或裸金属支架)后,为使植入血管长时间畅通,须常规进行抗血小板治疗,预防冠脉急性血栓形成。经皮冠脉介入治疗(PCI)方式不同,择期非心脏手术时机不同,植入裸金属支架患者应推迟至 6 周后手术,药物洗脱支架推迟至 6～12 个月后,以待支架部分内皮化以及最终抑制糖蛋白 I b/Ⅲa 受体的各种抗血小板治疗疗程完成。重要的是,应请心内科医生就患者心脏支架情况、围术期抗凝和抗血小板治疗方面的处理进行会诊。

从病史上,应注意归纳相关非心脏并发症情况。晕厥史有可能反映脑血管病、癫痫发作或心律失常。咳嗽一般是肺问题而非心脏问题。尽管 CAD 患者常诉端坐呼吸与阵发性夜间呼吸困难,但呼吸困难是源于心功能不全还是慢性肺疾病不易鉴别,有长期吸烟史患者一般应是慢性阻塞性肺疾病。此外,还应掌握 DM 和肾功能不全的(肌酐＞176.8 μmol/L)病史。

3.心血管药物的调整

许多接受血管手术的 PVD 患者都在服用 β 受体拮抗药、硝酸酯类药、钙通道阻滞剂、他汀类药、抗血小板药与 ACEI 等心血管药物。手术当日利尿剂应停用,抗凝药则参考心内科专家意见,其他药物多数患者一般继续服用,尤其 β 受体拮抗药、他汀类药和硝酸酯类药。术前 1 天是否停用 ACEI 和 ARB 类药一直争议不断,长期服用 ACEI 的全麻患者术中可出现长时间低血压,对于术中出血多等存在大量体液转移患者,有人建议术前停用 1 天。ACEI 引起的低血压一般对补液或拟交感神经药有反应,若无效并出现顽固性低血压,可使用加压素或其长效衍生物特利加压素。

抗血小板药物是治疗急性冠脉综合征的重要组分,CAD 和 PAD 患者也需长期使用。阿司匹林不可逆性抑制环氧化酶,防止血小板活化,应继续服用。氯吡格雷和噻氯匹定不可逆性与血小板表面 ADP 受体结合,导致糖蛋白Ⅱb/Ⅲa 受体变形能力下降,阻止血小板进一步活化。支架植入患者不可轻易停用上述抗血小板药,过早停药可引起围术期急性血栓形成和致命性的心肌梗死,但神经阻滞以及闭合腔内手术如颅内手术,应停双联抗血小板药,因氯吡格雷和噻氯匹定可增加围术期严重出血风险,情况危急甚至需要输注血小板。

4.体格检查

老年患者血管手术的术前体格检查需注意左心力衰竭征象。颈动脉杂音可能提示之前未发现的 CVD。体位性低血压则可能是降压药导致自主神经自调功能低下引起。周围水肿一般是左心衰竭晚期表现,也可能是静脉功能不全所致。颈静脉异常搏动与周围水肿一样可反映右心衰竭。心尖部闻及 S3 奔马律提示左心功能不全和早期肺水肿。应注意评估上呼吸道、气管插管条件与外周静脉位穿刺点。若选用区域麻醉或神经阻滞,注意检查相应区域皮肤是否有破损与感染,解剖标志是否便于辨认。严重骨性关节炎、脊柱侧后凸畸形或肌挛缩患者不宜选用区域麻醉。

老年患者术前做心电图检查十分必要。特殊检查如超声心动图或铊成像术结果要妥善存留,对治疗至关重要。

5.铊成像术

双嘧达莫-铊试验与应激超声心动图相似,都是模拟运动状态下冠脉扩张情形,适用于运动受限患者。核素扫描成像上的充盈缺损区或"固定缺损"区提示心肌缺血、梗死的部位及范围。铊闪烁成像仅限用于不能运动的患者,此类患者围术期心脏并发症风险难以通过临床因素准确评估。

6.超声心动图

术前经胸或 TEE 对左室功能不全的诊断和瓣膜病的评估有价值。在输注双嘧达莫、多巴酚丁胺或阿托品(药物应激)期间,通过分析室壁运动,可准确评估CAD,特别是无心肌梗死史患者。药物应激试验假阳性率低,阴性预测价值高。在心肌灌注方面,多巴酚丁胺应激超声心动图结果可与铊闪烁成像结果相比对(如缺更有价值资料),前者尚可提供瓣膜功能方面的额外信息。

7.术中及术后处理

血管手术患者麻醉诱导与维持的主要挑战在于预防心肌缺血。术中管理的目标是:①尽量提高心肌氧供与降低氧耗,预防心肌缺血;②严密监测缺血和心力衰竭;③一旦发生缺血/梗死,及时处理。理论上,可通过维持心肌氧供与氧耗间的平衡达到上述目标,但很多因素均可干扰此平衡,导致术中不良事件发生,如持续性心动过速、收缩性高血压、交感神经兴奋、低氧血症,或舒张压过低等。血管手术患者围术期心肌损伤与心率变化密切相关。此外,因低碳酸血症可致冠脉收缩,应注意避免医源性过度通气、$PaCO_2$ 过低。

AAA 切开修补术多采用全麻,但 EVAR 可在全麻、区域麻醉或局麻下完成。CEA 可选全麻或区域麻醉,早期研究认为区域麻醉下行 CEA 效果较好,但并未得到随后的大样本研究(GALA 试验)结果肯定,可以认为全麻与区域麻醉无明显差别。对于下肢搭桥术患者的预后来说,神经阻滞与全麻同样也无明显差异。有鉴于此,有理由认为:就预防心肌缺血而言,维持心肌氧供与氧耗间的平衡比选择特定的麻醉方法、麻醉药(异氟醚、地氟醚、七氟醚和阿片类药)及肌松剂更为重要。吸入麻醉药对心肌有预处理作用,特别是七氟醚,建议使用。长时间吸入氧化亚氮可能会致围术期心肌缺血,但当前资料尚不足以就其使用做出明确推荐,关键是避免心率和血压长时间过度波动,一般推荐波动范围最好控制在平时的 20% 以内。问题是术中心电图出现心肌缺血时,多数情况下血流动力学是稳定的,而且心肌缺血和功能障碍也不是仅局限于病变血管支配范围,与 CAD 的严重程度和病变血管的分布关系不大,这就说明了麻醉医生要预防这类缺血几乎无可能性,集中精力、加强监测,尽早发现并及时处理心肌功能不全才是最重要的。

到目前为止,没有研究证实各种特殊监测方法对预后有何不同。10 年前盛行的右心导管检查也缺乏大的随机研究来肯定可改善患者预后。术中 TEE 推荐用于长时间 S-T 段明显改变或血动学严重紊乱患者。建议老年患者使用无创心排血量监测。

老年血管手术患者输血指征等围术期液体管理方法同样也没有明确的推荐意见。因合并严重的动脉粥样硬化、心室颤动、舒张功能不全和隐匿性 CAD 等,老年患者对低血容量和高血容量耐受力差,低血容量带来严重低血压和脏器灌注不良,而高血容量则可引起充血性心力衰竭。即便是年轻患者,也不再认为水过多危害不大,因这种情形下患者预后较差。老年患者血红蛋白和血细胞比容高一些,血细胞比容应高于 22 mg/dL,最好为 27 mg/dL 左右。

老年血管手术患者术后处理目标与术中一致。术后所需监测措施取决于患者的合并症及术中情况。行开腹 AAA 修补术后的老年患者,常需转至 ICU 进行机械通气,相对简单的 EVAR 术后,则可在手术室拔管后将患者送至普通病房。转入 ICU 的患者,镇静药可选右美托咪定,谵妄发生率低于苯二氮䓬类药,有利于早期恢复。

二、脊柱外科手术

(一)术前评估

对于老年患者脊柱外科手术的术前评估最主要的考虑应该是这是一个侵袭性的外科手术。正如上一节所讨论的,对患者颈部和背部疼痛进行的外科手术种类繁多。这些术式有不同的手术时间以及失血量。麻醉医生了解预计手术方式后,可以更准确地在术前评估患者的危险因素。我们将采用一个老年特定的系统分析方式评估这些因素。

1.用药

最近的调查数据显示,超过 90% 的 65 岁以上的患者每周至少使用 1 种药物,40% 使用 5 种或更多的药物,12%～19% 使用 10 种或更多的药物。多重用药通常与如下因素有关:需要脊柱手术的患者往往有慢性疼痛的症状,如果可以尝试保守治疗则不选择手术,以免服用多种药物。对于这些脆弱的患者来说,慢性疼痛急性发作使问题更加复杂。麻醉医生应在术前了解患者的疼痛问题,尤其是和疼痛治疗相关的多种药物。最理想的情况是,麻醉医生与患者的疼痛治疗医生共同评估或预见困难的情况并适当参考疼痛医学。有了这些信息,麻醉医生就可以告知患者和家属在术后恢复期可能会有怎样的情况。

2.心脏评估

ACC/AHA指南已精简非心脏手术患者的心脏评估过程。大多数老年脊柱手术患者在非急诊手术中的风险类别不需要进一步的心脏评估。大多数运动耐量受限的患者,通常是由于他们的颈部或背部疼痛,所以需要进一步评估,心脏检查的任何结果都可能改变治疗的方案。麻醉医生在获得完整的病史后,可按照ACC/AHA指南确定是否需要进一步评估,然后与患者、外科医生、初级保健医生/心内科医生共同谈话。心脏支架置入术重要的是要确定何时放置支架,用什么类型的支架,以及支架的位置。心内科医生应当参与术前方案制定,提供这方面的信息,包括任何最近残余心肌是否存在危险的检查记录。置入冠脉支架的患者行脊柱手术,术前讨论应该由患者、外科医生和心脏病专家共同参与谈话,以确定适当的时机和干预的类型。药物涂层支架置入1年以内的患者不适合择期手术,因为围术期停用抗血小板药物会增加血栓的风险。围术期抗血小板药物的使用是非常复杂的。基于当前的研究结果,术前氯吡格雷至少停药7天,噻氯匹定停药14天。然而,由于患者对氯吡格雷反应差异较大。因此,可通过使用针对血小板功能的检测结果,决定是否可以缩短停药时间。然而,大多数脊柱外科医生担心在围术期应用阿司匹林会增加硬膜外血肿的风险,许多医生甚至在术后4周内不允许重新应用抗血小板药物。

3.呼吸系统的注意事项

接受脊柱外科手术的老年患者的气道管理可能是极具挑战性的。这些患者可能有手术部位以外的关节炎,并可能表现为如类风湿关节炎等疾病的终末阶段的系统性疾病症状。老年患者颈椎不稳可能是最具挑战性的气道管理病例。幸运的是,许多新的气道管理设备非常实用,能够为颈椎固定的患者提供更好的喉镜视野。然而,医生必须了解如何依据效果和颈椎运动来使用它们。随着对患者病情以及对临床应用和设备功能的了解,我们可以选择更好的技术。

患者的风险根据手术的水平和手术的预计创伤程度,随术式和预先存在的并发症而不同。例如一个节段的减压术可能只有一个2 cm切口和极少的失血。相比之下,胸段脊髓减压术可能需要行侧开胸术以及伴随大量失血。在后一种情况下,麻醉医生必须随时进行单肺通气,并实施适当的术前和术后监护。而在更复杂的情况下,则需要考虑术后重症监护和机械通气。

患者肾功能的评估极为重要,尤其是对于手术创伤大的患者,因为在肾脏将进行大量的体液转移和血液置换。正常情况下,随着人体的正常老化,肾功能会逐渐下降,老年患者随着肌肉组织的减少,正常或轻度升高的肌酐水平甚至可能导致肾功能障碍。即将实施脊柱融合术的患者术前须进行常规尿液检查排除尿路感染和潜在的菌血症是特别重要的。

对老年患者的认知功能及其对围术期结局的影响一直存在争议。短期内接受重大手术的老年患者有谵妄的风险,这可能增加病死率。对持续而长期的术后认知功能下降的研究结果更加不明确。然而,通常来讲,老年患者即使认知能力有短时间的下降,也需要成熟的监护设备。表现为轻度认知功能障碍的高风险的患者,需要进行术前老年患者相关咨询,可改善预后。谵妄的干预方案,主要采取非药物治疗的办法(例如:环境因素、睡眠-觉醒周期维护)已经取得重大成功。

最后,虽然失明不一定是老年脊柱患者术后的特异性并发症,但许多老年脊柱患者有围术期失明的风险,应引起重视。这些危险因素包括手术时间长、需要大量的输血和俯卧位时间过长等。合并血管病变和有吸烟史的患者,风险可能会进一步增加。在高危患者中,应考虑进行分期手术以缩短手术时间和减少出血量。将时间较长的手术分期进行,也可减少术后气道并发症的风险。

(二)术中注意事项

1.体位

脊柱手术患者通常采用俯卧位。因为给予适当的支撑和填充,俯卧位更有利于机械通气。但不正确的俯卧位可能会导致严重的并发症。此外,在骨质疏松的老年患者中,特别是那些颈椎不稳定者,摆放俯卧体位时应特别注意,不应注意最终体位,在摆放过程中也应格外注意。

麻醉诱导之前,患者可以自行调整,采取舒服的仰卧位。诱导插管后,借助辅助设备使患者保持颈部在同一直线上翻滚尤为重要。虽然也可以用临时垫和填充物在标准的手术台给手术上给患者摆放舒适的俯卧位,但目前已经能够买到有许多其他种类的手术床及床架。专用的设备和手术台提供了更多的选择。例如,杰克逊手术台,可以使患者在仰卧位诱导后,固定在手术台上,旋转到俯卧位。在摆放体位的过程中,头部和颈部的稳定性是至关重要的,可以用多种方式完成,如Mayfield头固定器,Gardner-Wells钳或专用的塑料泡沫。

不管使用何种设备,摆放俯卧位的总体目标是一样的,患者的颈部应该保持在中间位置。在俯卧位摆放中不再使用马蹄头枕,因为它会影响眼睛的外眼角,这可能与术后失明相关。同样,麻醉医生应避免将俯卧位患者的脸转向一侧,因为已证实这与术后失明和脑卒中相关。

除了注意头部和颈部,麻醉医师也必须意识到对老年患者来说,采取俯卧位时上肢、下肢和躯干也同样易受损害。既往的肩部手术或创伤的老年患者俯卧位手臂的摆放也极具挑战性。患者手臂的位置通常是由手术的节段和术中成像设备如透视(C臂)或CT引导下成像的使用来决定的。一般情况下,接受颈椎手术的患者将其手臂固定在他们身体两侧。外科医生有时用肩带将肩部下拉以提高常规透视时下部颈椎、上部胸椎的视野，同时能够使颈部轮廓清晰（去除皮肤褶皱），便于后颈部伤口的切开和关闭。必须注意避免肩和臂丛神经的过度牵引，因为这会导致术后神经系统问题的发生。神经监测有助于评估颈部和臂丛神经的位置在整个手术过程中是否舒适。术中可以根据检测仪监测到的臂丛神经的张力来确定拉肩的力量是拉紧还是放松。在一般情况下，腰椎手术患者的上肢通过手架放置在与躯干成90°的位置。通常，肩膀以最小的肩关节屈曲和内旋5°～10°固定。最后，应该在患者肩部上端、上胸部和髂嵴垫体位垫，使腹部自然下垂。这个位置有利于静脉回流，并且在机械通气时使膈肌有充足的移动空间。腿要屈膝，臀部拉伸（重建腰椎前凸），使融合或弯曲扩大减压术的棘突间距增加。所有骨质隆起部位，以及周围神经易受压缩部位（例如，肘部尺神经，腓总神经在腓骨小头）均应用泡沫垫好。

2.监测

脊髓术中监测已成为脊柱外科手术的标准。有如下几种方式可以单独或联合使用：体感诱发电位（SSEP）、运动诱发电位（MEP）、肌电图（EMG）。这些可以分别持续评估术中的背侧柱、前脊髓和神经根。诱发电位监测的禁忌证包括植入心脏起搏器，植入除颤器（虽然在高风险的情况下，该抗心律失常功能可以被禁用，就可以监测诱发电位），颅内植入金属物（动脉瘤夹等），癫痫，颅内压增高，颅骨凸性缺陷。这些都是相对禁忌证，必须权衡手术过程中的风险，以及突发心律失常、热损伤的风险。

麻醉医生必须掌握如何选择监测方式，因为麻醉方式对不同的监测有不同的影响。体感诱发电位（SSEP）和运动诱发电位（MEP）对吸入麻醉药敏感，而 MEP 和 EMGs 对肌松药物敏感。尽管最初的研究表明，<0.5 MAC 值吸入剂仍然允许足够的监测信号，但最近的一项研究却表明，老年糖尿病和（或）高血压患者则不符合此种情况。通过对神经监测信号的基线建立临床预测和麻醉技术的关联，麻醉医生可以预见具备挑战性的状况，并使用这些知识来选择最合适的麻醉方案。

我们需要建立与麻醉技术相容的术中监测（IOM），以获得优化的监测信号。这很重要，因为从吸入麻醉药的相对快速消散过渡到相对起效慢的稳定的血药浓度可能需要比几分钟长的时间，而这一过程与诱导剂量的时间并无关联。预测到了检测的困难，麻醉医生应选择在诱导后的恰当时间开始输注维持剂量以达到良好的效果。例如，在注射丙泊酚时加入氯胺酮和使用右美托咪定减少丙泊酚和阿片类药物的用量。如需使用吸入性药物（例如，异丙酚不足，患者存在既往不良反应，全凭静脉麻醉药物维持，致使费用较高），则必须与监控团队沟通。如卤代麻醉药或氧化亚氮单独使用。如果基线信号不可用，那么风险收益分析应该与监控团队和外科医生讨论。如果监测是强制性的，则需要停止用药；如果信号不出现，那么外科医生必须决定如何在没有监测的情况下继续手术。在任何情况下，不论采取哪种技术在整个手术过程中都应维持监测达到基准信号，以避免在手术的关键部分损失信号。老年糖尿病和（或）高血压患者，可能会增加全凭静脉麻醉的费用。

老年患者接受脊柱外科手术的几项挑战可通过术中全凭静脉麻醉管理和神经检测同时解决。此方案可使患者在不使用肌松药的情况下保持不动，有稳定的麻醉状态及与麻醉相容的监测措施，并可维持适当的血压避免失明、神经监测信号的损耗，以及维持重要器官的灌注压。手术后宜快速苏醒，以方便神经系统检查，这一步骤也非常重要。丙泊酚对老年患者的心脏抑制作用原因非常复杂，这与年龄和疾病导致药代动力学和药效学的改变有关。正常老化的过程使肌肉质量逐步减少和身体脂肪逐步增加，最终导致体内水分含量减少。水溶性药物分布体积的减少，可以导致较高的血药浓度；相反，脂溶性药物分布体积增加可以降低血浆药物浓度。这些分布体积的变化可能影响消除半衰期。如果一个药物的分布体积扩大，除非其清除率也增加，否则其消除半衰期将延长。此外，随着年龄的增加肾脏和肝脏功能下降，对药物的清除率下降，进一步延长了许多药物的作用时间。药物的分布和消除也受到血浆结合蛋白的影响。白蛋白往往与酸性药物结合（例如巴比妥类、苯二氮䓬类、上传激动剂），随着年龄的增长，其水平通常会下降。事实上，靶控输注泵（TCI）已将年龄作为计算的一部分。然而，这些泵不常使用，所以麻醉医生必须在整个手术过程中，通过临床判断滴注麻醉药物。年龄对药物代谢的影响可能会进一步加剧与肾脏或肝功能不全和个体差异有关的疾病。

处理后的脑电图监测，虽然没有一个固定的指标，但对确定使患者达到遗忘效果的合适注射剂量有所帮助。研究表明，七氟烷和异丙酚对伤害性刺激导致活动的影响不同。在BIS值等效下降时，七氟烷抑制的眨眼反射超过丙泊酚，表明这些麻醉药在脑干水平不同时的药效学特性。如果患者在手术结束时及时被唤醒，麻醉医生了解他们正在使用的维持遗忘的药物的背景相关半衰期是非常重要的。背景是指输液的持续时间；背景相关半衰期是指一次输注后药物血浆浓度下降50%的时间。选择药物血浆浓度降低50%的时间，是因为药物浓度降低50%时可能是大部分静脉催眠药应用后开始恢复的时间。在较长的脊柱外科手术中，我们可以应用上述认识，在适当的时间里逐渐减少静脉药物的用量，该时间通常为手术完成前40 min。在关闭手术切口时，通常可以停止神经检测，此时如需要再次监测则可使用吸入麻醉药。

静脉注射药物异丙酚对心脏的抑制作用，在心脏射血分数下降或有某些瓣膜病变的患者身上可能特别明显。随着年龄的增长，心肌硬度逐渐增加，使得老年患者更依赖于前负荷。如果麻醉医生已经确定患者的血管内容量状态和血容量充足，则可使用血管活性药物以确保重要的器官灌注充足并维持神经监测信号。事实上,对于未使用肌松药的患者来说,可能更需要使用血管活性药物维持恒定的深度麻醉状态,以避免在手术的关键步骤中(如安装仪器)再次注射麻醉药的风险。"充足"的术中血压在脊柱手术中可能是一个有点复杂的问题。而脑和脊髓在平均动脉压 50～150 mmHg 的生理范围内有自动调节血流的能力,局部因素(如椎管狭窄)可能有助于急性或慢性血流量减少。这可能会导致一些患者即使在全身血压"安全"的情况下,也容易出现局部缺血。例如,在脊柱手术过程中,牵拉脊髓可能加重低血压,如果没有神经监测则无法判断全身性低血压是否在可接受的范围。

对患者肾功能的认识和手术过程的了解,可以明智地决定如何输液。目标包括避免贫血,因为它与俯卧位患者术后失明有关。贫血也会影响神经监测信号,但一般只有在血细胞比容低于 20% 时才会出现。

(三)术后管理

老年脊柱手术患者的术后监护与年轻患者相比既有相似性也有差异性。适当的术后监护水平的选择(如术后病房与 ICU)取决于老年患者术前并发症情况及手术方式。值得注意的是,老年脊柱手术患者术后并发症与已经存在的并发症、住院天数和在 ICU 的天数存在显著相关的因素,而与手术类型、时长,或输血需求和住院并发症之间没有相关性。这意味着那些术前病情重的老年患者,可能需要更高水平的术后监测。例如颈部手术术后气道风险增加。多级颈椎前路融合是术后气道肿胀和再插管的危险因素,这些患者可能需要持续气管内插管或密切观察监测。长时间俯卧位手术、体液转移、多成分输血等因素均需采取一段时间的术后插管和监测措施。

(陈　佳)

| 第六章 | **麻醉在舒适化医疗中的应用** |

第一节　无痛胃肠镜诊疗的麻醉

一、无痛胃镜

（一）概述

无痛胃镜就是在进行胃镜诊疗前，静脉注射一种或几种高效安全的麻醉药物，患者随即进入睡眠状态，然后实施诊疗。患者在整个诊疗过程中全身放松，无任何痛苦。检查结束后迅速苏醒，对检查过程无记忆，休息 20 min 左右便可在家人陪同下自行回家。与传统的局部麻醉下行胃镜诊疗相比，无痛胃镜有以下优点：①患者在检查过程中无意识和痛苦，更愿意接受检查或复检，有利于早期发现病变和更好地治疗疾病；②减少因患者紧张、应激引起的相关并发症，保障患者安全；③医生在操作时无干扰，不必分心照看患者情况，压力更小，可以从容仔细地完成检查，有利于保证诊疗质量；④使小儿等不合作患者接受胃镜检查成为可能。

（二）适应证

（1）不能耐受检查的患者，评估检查过程的刺激性可能使其出现危险，如有轻、中度器质性疾病的患者。

（2）不能配合检查的患者，如小儿或老年人。

（3）对检查焦虑恐惧的患者。

（4）要求对检查过程完全无感觉的患者。

（三）禁忌证

1.相对禁忌证

有以下情况者，麻醉风险大，为门诊无痛胃镜检查的相对禁忌证：

（1）肥胖症伴有呼吸、循环系统症状的患者，容易在麻醉后出现呼吸道梗阻，继而加重呼吸系统和循环系统的损害。

（2）预计麻醉后可能有中重度上呼吸道梗阻的患者。

（3）中重度贫血的患者，可能因减少药物与血浆蛋白的结合而增大药效，从而造成麻醉过量。

（4）肝肾功能中重度损害的患者，可能影响药物代谢造成苏醒延迟。

（5）疑食管—气管瘘的患者，胃液和胃内容物可能反流进入肺部，全身麻醉后抑制呛咳反射难于发现反流，容易造成患者窒息。

（6）肝硬化高度怀疑合并食管静脉曲张者，入胃镜后容易损伤曲张的食管静脉而大出血，全身麻醉后血块容易流入肺部堵塞呼吸道。

（7）绝大部分内镜检查室的设施和人员配备都比不上手术室完善，婴儿或有大出血可能的患者还是送至手术室进行检查比较安全。

（8）无人陪护的门诊患者、妊娠或哺乳期妇女。

经验丰富的麻醉医生，在术前充分了解了患者情况，制订了完善的麻醉计划，有齐全的监护抢救设备和药物，也可为以上情况的患者进行无痛胃镜麻醉。无人陪伴的门诊患者要求麻醉的，麻醉后留院观察时间应该适当延长，嘱其乘坐公共交通工具回家。

2.绝对禁忌证

有以下情况者，列为无痛胃镜检查的绝对禁忌证：

（1）重症器质性疾病的患者：哮喘急性发作，呼吸运动耐受性差，呼吸衰竭不能平卧，呼吸道有急性化脓性炎症伴高热；心血管功能或血流动力学不稳定，如未得到控制的低血压、高血压、心绞痛，近期（3～6个月）发生的急性心肌梗死，严重心律失常；严重心脏瓣膜病；严重的上腔静脉阻塞综合征，主动脉瘤；尿毒症，血尿素氮高于30 mg/dL，血肌酐高于3 mg/dL（活检时可发生严重的出血）；未排除心肌梗死的患者。

（2）预计麻醉后可能有重度上呼吸道梗阻并有困难气道史的患者。

（3）贲门失弛缓症的患者，入镜时呕吐率很高，麻醉后容易造成反流误吸。

（4）鼻咽癌化疗后吞咽呛咳的患者，一旦反流极易造成误吸。

（四）麻醉评估

根据麻醉前访视结果，将病史、体格检查和实验室检查资料，联系检查或手术的情况，进行综合分析，可对患者的全身情况和麻醉手术耐受力作出比较全面的估计。应该着重关注排除疾病如冠心病、肝硬化、贲门失弛缓症、食管气管瘘等。

（五）术前准备

1.胃镜检查术前准备

严格禁食禁饮，在空腹时进行检查，否则胃内存有食物不仅影响观察，并且会增加呕吐误吸的危险。如患者有胃排空延迟或幽门梗阻则应延长禁食时间。

2.常规麻醉准备

如有消化道出血或食管静脉曲张等可能大出血疾病的患者，应先行中心静脉穿刺或保证通畅的静脉通路。

3.检查体位

左侧卧位。

(六)常用的麻醉药物

无痛胃镜诊疗使用的麻醉药物要求起效快、恢复快、无蓄积作用、可控制性强,且无心、肺损害等不良反应。常用的药物有苯二氮䓬类药物、麻醉性镇痛药和静脉麻醉药等。表面麻醉(表麻)药物有利多卡因、丁卡因等。

1.咪达唑仑

咪达唑仑是目前最常用的苯二氮䓬类镇静催眠药,随剂量增加有镇静、催眠、抗焦虑、抗惊厥、抗癫痫及中枢肌松作用,有可靠的顺行性遗忘作用。具有起效快、苏醒快、对呼吸循环扰乱少的特点。咪达唑仑呼吸抑制作用与剂量呈相关性,小剂量(0.075 mg/kg)静脉推注不影响机体对 CO_2 的通气反应,0.1 mg/kg 的给药剂量无明显呼吸抑制作用。患者用药后呼吸频率、潮气量和每分通气量均有一定程度的降低,主要表现为呼吸幅度减小、频率变慢或出现舌根下坠、血氧饱和度降低。咪达唑仑对血流动力学影响轻微,表现为心率轻度增加,平均动脉压、体循环阻力、左室充盈压、每搏输出量均轻度下降。可安全地用于低心排血量患者。低血容量患者用此药后由于充盈压和体血管阻力下降,血压可显著下降。

2.丙泊酚

丙泊酚是一种短效的静脉麻醉药,静脉注射后分布广泛,并迅速从机体消除(总体消除率 1.5~2 L/min),主要通过肝脏代谢,形成丙泊酚和相应的无活性的醌醇结合物,该结合物从尿中排泄。麻醉诱导起效快、苏醒迅速且功能恢复完善、术后恶心呕吐发生率低,适用于门诊内镜诊疗麻醉。丙泊酚通过激活 GABA 受体-氯离子复合物,发挥镇静催眠作用。临床剂量时,丙泊酚增加氯离子传导,大剂量时使 GABA 受体脱敏感,从而抑制中枢神经系统,产生镇静、催眠效应,其麻醉效价是硫喷妥钠的 1.8 倍,起效快、作用时间短,以 2.5 mg/kg 静脉注射时,起效时间为 30~60 s,维持时间 10 min 左右,苏醒迅速、醒后无宿醉感。能抑制咽喉反射,有利于插管,很少发生喉痉挛。对循环系统有抑制作用,进行全麻诱导时,可引起血压下降,心肌血液灌注及氧耗量下降,外周血管阻力降低,心率无明显变化。丙泊酚可使血压下降,其降压程度在有些患者中超过基础血压的 40%,用于年老体弱、心功能不全患者时血压下降尤为明显,此时剂量应酌减,静脉注射速度应减慢。丙泊酚对呼吸也有明显的抑制作用,可抑制二氧化碳的通气反应,表现为潮气量减少,清醒状态时可使呼吸频率增加,静脉注射常发生呼吸暂停,对支气管平滑肌无明显影响。注射丙泊酚时患者常有疼痛感,加入 1 mg/mL 的利多卡因可缓解注射痛或选择开放近端较粗的静脉以减轻注射痛。

3.芬太尼

芬太尼是阿片受体激动剂,镇痛效价约为吗啡的 100 倍,静脉注射后 30 s 起效,峰效应时间为 5～10 min,作用时间 30～60 min。其镇痛效价高,单次小剂量静脉注射维持时间短,对呼吸系统和心血管系统抑制作用小的特点,使其适用于门诊胃镜诊疗的麻醉。

4.瑞芬太尼

瑞芬太尼是超短强效的 μ 阿片受体激动药,它具有起效快、作用时间短、恢复迅速、无蓄积作用等优点。瑞芬太尼的镇痛作用具有剂量依赖性,且有封顶效应,当瑞芬太尼血浆浓度达到 5～8 μg/L 时,作用达到顶峰,再增加剂量并不能增强其镇痛效应,反而会加重其对呼吸循环的抑制作用。临床麻醉镇痛剂量的瑞芬太尼对循环交感神经末梢无影响,其对局部血管紧张度的直接影响可能是造成低血压的主要原因。瑞芬太尼对呼吸的抑制常在给药后短暂的几分钟内达到最强,6 min 左右基本恢复,15 min 左右完全恢复。

5.氯胺酮

氯胺酮为非巴比妥类静脉麻醉药,该药药效是先阻断大脑联络路径和丘脑向新皮层的投射,故意识还部分存在,痛觉消失明显且完全,随着血药浓度升高从而抑制整个中枢神经系统。作用快速但短暂,能选择性地抑制大脑及丘脑,静脉注射后约 30 s(肌内注射后 3～4 min)即产生麻醉,但自主神经反射并不受抑制。麻醉作用持续 5～10 min(肌内注射者 12～25 min)。一般并不抑制呼吸,但可能发生短暂的呼吸频率减缓和潮气量降低,尤以静脉注射较快时容易发生。注入后可引起一定程度的血压上升和脉率加快,并可能引起喉痉挛。高血压并有脑出血病史者,高血压患者收缩压高于 160 mmHg(21.3 kPa)或舒张压高于 100 mmHg(13.3 kPa)者,青光眼以及严重心功能代偿不全者禁用,麻醉恢复期有少数患者出现恶心或呕吐,个别患者可呈现幻梦、错觉甚至幻觉,有时伴有谵妄、躁动现象,为减少此种不良反应,需避免外界刺激(包括语言等),必要时静脉注射少量短效巴比妥或安定类药物。

6.依托咪酯

依托咪酯是快速短效静脉麻醉药,起效快、代谢迅速,有遗忘作用,无镇痛作用,对心血管影响很小,适用于年老或体弱的患者。不良反应有抽搐、恶心、呕吐、注射部位疼痛,可联用芬太尼达到较佳麻醉效果。术中存在肢体抖动问题。

(七)麻醉处理

患者取左侧卧位,以利于口腔分泌物流出而防止误吸。实施麻醉前给予患者生命体征监测及低流量吸氧,观察生命体征,一切平稳后可以开始实施麻醉。

静脉全身麻醉的基本程序如下：

（1）缓慢静脉注射咪达唑仑1～2 mg。

（2）缓慢静脉注射芬太尼0.03～0.05 mg。

（3）缓慢静脉注射丙泊酚，按照1～2 mg/kg计算剂量，前面半量注射速度可稍快一些，然后根据患者意识状况缓慢追加剂量。

（4）检查患者浅表反射消失，即可开始内镜诊治操作。

（5）在内镜诊治过程中，若患者逐渐苏醒或出现保护性动作而影响内镜诊治操作，可随时追加丙泊酚，以使患者安静为原则。

（6）在患者整个麻醉过程中，麻醉医生和内镜操作人员应随时观察患者的生命体征，一旦出现异常现象，应随时做出相应的处理，必要时暂停甚至终止内镜诊治操作。

（7）内镜诊治操作结束后，继续关注患者生命体征，保持吸氧直至患者苏醒。

（8）患者苏醒后（一般以能被叫醒为准），可以转送至复苏室，继续心电监护，必要时继续吸氧，直至患者完全苏醒，患者无明显不适时才能被允许离开内镜中心。

（八）并发症的预防及处理

1.呼吸抑制

接受胃镜诊疗的患者有时会出现呼吸抑制，一般多为轻度，可能原因为：①药物作用，如丙泊酚对呼吸有明显的抑制作用，可抑制患者对二氧化碳的通气反应。静脉注射时可发生呼吸暂停。②内镜部分压迫呼吸道，引起通气障碍或患者因紧张而屏气。值得注意的是，芬太尼、瑞芬太尼和丙泊酚均有呼吸抑制的不良反应，合用时要注意适当减少用量，缓慢推注，避免严重呼吸抑制的发生。术中需要密切注意患者的呼吸和脉搏血氧饱和度。如发现患者有呼吸抑制，应暂停检查，给患者吸氧并采用面罩手控辅助呼吸，呼吸抑制多为一过性，待患者呼吸恢复正常，血氧饱和度回升至95%再继续检查。如患者持续呼吸抑制，应停用麻醉药物，吸氧并面罩手控辅助呼吸，必要时可进行气管插管或插入喉罩辅助呼吸直至患者呼吸恢复正常。

近年来出现了一种新型的内镜检查面罩，中央以一层硅橡胶膜覆盖，中间有一小孔，允许纤维支气管镜或胃镜等内镜单向进入，而在侧面延伸出一个管道可连接麻醉呼吸回路，能有效提高吸氧的效率，必要时也可经此面罩加压给氧或者进行吸入全身麻醉。

2.舌后坠

部分患者麻醉诱导后会出现舌根后坠，影响患者的呼吸，也影响胃镜的置入。可轻轻托起患者的下颌，使患者呼吸道通畅，帮助胃镜进入。

3.喉痉挛

麻醉较浅时喉头应激性增高,受到刺激可诱发喉部肌肉群反射性收缩,发生喉痉挛,如处理不及时会危及患者的生命安全。保持足够的麻醉深度并轻柔地操作胃镜可预防喉痉挛的发生。检查中需要密切观察患者,一旦发生喉痉挛要及时处理,并立即停止检查,随之加深麻醉,吸氧并采用面罩加压手控辅助呼吸,待患者恢复平静自主呼吸时继续检查。如喉痉挛持续不能缓解,必要时可静脉注射短效肌松药并行气管内插管,手控或机控辅助患者呼吸,给予地塞米松 10 mg 或甲强龙 40 mg 缓解喉头水肿,静脉持续输注镇静药维持患者睡眠状态,可继续检查。检查结束后观察患者至符合拔管标准后可拔出气管导管。

4.血压下降

丙泊酚可使外周血管阻力下降、心肌抑制、心排血量减少及抑制压力感受器对低血压的反应,从而引起血压下降。丙泊酚对循环功能的抑制呈剂量依赖性,并与注射速度呈正相关,因此应适当控制注射速度。如检查中患者血压比基础血压降低 30%,可静脉注射麻黄素 5～10 mg。检查时掌握好入镜的时机,可避免低血压的出现。

5.心律失常

胃镜经过咽部及通过幽门时,患者常出现心率减慢,胃镜插入时刺激食管、胃,可通过胃迷走神经反射引起冠状动脉痉挛,造成心肌一过性缺血、缺氧,引起心律失常。胃镜检查时,呼吸受阻,使心肌供氧减少。原有心肌缺血,慢性肺疾病以及检查时紧张、焦虑、憋气、挣扎的患者都有可能诱发心血管事件。此时操作内镜,动作要轻巧,避免过多刺激。注意心电图变化,严重心律失常应立即停止胃镜检查。如出现心率减慢至 55 次/min,不合并血压降低,给予静脉注射阿托品 0.2～0.25 mg,如合并血压下降,则给予静脉注射麻黄素 5～10 mg。必要时可应用抗心律失常药物,如利多卡因、胺碘酮等。

6.恶心和呕吐

术后恶心呕吐(PONV)可使患者恢复延迟甚至必须在门诊留观。影响术后恶心呕吐发生的因素很多,包括患者的体型、健康状态、性别、是否怀孕、月经周期、麻醉药和镇痛药、低血压和年龄等。PONV 的危险因素主要有:年轻、女性、早期妊娠、有晕动病病史、曾经有过术后恶心和呕吐、月经期、糖尿病、焦虑、胃内容量增加、肥胖、极度焦虑等。可静脉注射止呕药如托烷司琼 2 mg。

7.反流误吸

患者检查前均应禁饮禁食,检查时采用侧卧位,且胃镜在检查过程中可负压吸引胃中的液体,故胃镜检查中出现反流误吸的概率很低。幽门梗阻的患者可能胃内排空延迟造成胃内有较多液体或食物残渣,使反流误吸的危险增大。患者在静脉全麻的情况下,喉头反射迟钝,不一定能观察到呛咳的动作,麻醉医生需要特别注意。患者在检查过程中如出现呛咳和反流,应保持患者侧卧位或把患者推至半俯卧位,立即使用吸引器吸出胃液。如血氧饱和度下降,常规处理后不能回升,应果断行气管插管,机械控制呼吸,行支气管镜检查并给予肺泡灌洗,防止出现吸入性化学性肺炎。

8.穿孔

食管或胃穿孔是胃镜检查的严重并发症之一,其后果严重,最主要的症状是剧烈的胸背部疼痛,纵隔气肿和颈部皮下气肿,而后出现胸膜渗液和纵隔炎。胃和十二指肠发生穿孔会出现腹痛、腹胀、发热等继发气腹和腹膜炎的表现。检查中,患者处于静脉全麻状态,可能会掩盖主要症状。如患者麻醉苏醒后诉腰背疼痛,应警惕是否发生了上消化道穿孔。

9.出血

患者原有食管胃底静脉曲张等病变,伴有出血性疾病,活检损伤黏膜内血管等均有可能导致出血。出血可经内镜给药,如使用去甲肾上腺素生理盐水、凝血酶等,亦可采用镜下激光止血、注射药物等手段。保守治疗无效后需行手术止血。检查中如出现大出血,应行气管插管,保证呼吸道通畅,维持患者呼吸。

二、无痛结肠镜

(一)概述

结肠镜主要用于:①原因不明的便血或持续便潜血阳性者;②慢性腹泻原因未明者;③钡剂检查疑有回肠末段及结肠病变需明确诊断者;④有低位肠梗阻及腹块不能排除肠道疾病者;⑤需切除结肠息肉,止血,乙状结肠扭转或肠套叠复位者;⑥结肠癌术后,息肉切除术后需要定期进行内镜随访者;⑦大肠肿瘤的普查。

结肠镜的检查通路如下:肛门—直肠—乙状结肠—降结肠左曲—横结肠—结肠右曲—升结肠—回肠末端,以盲肠开口处为结束标志。通路经过的消化道黏膜都可以加以检查,有需要可以进行结肠镜下肠息肉摘除。

肛门皮肤黏膜敏感性高,进肠镜时会造成疼痛。另外结肠镜检查需要用气体膨开肠道内腔,膨胀和推进肠镜时,会造成肠道的机械性牵拉,使接受检查的患者觉得肚子疼痛不适,部分患者疼痛剧烈而不能继续耐受检查。检查过程中的痛苦还会造成患者血流动力学的剧烈波动,严重的可能导致心血管系统或神经系统的并发症从而危及患者生命安全。过去是采用局麻药涂抹在肠镜表面或者直接局麻药塞肛进行肛门表面麻醉。20世纪90年代后,除了表面麻醉(表麻)外,还给接受结肠镜检查的患者注射镇静和镇痛药物。但肠道牵拉造成的疼痛还是不能很好解决。21世纪初,随着新型静脉全麻药丙泊酚的出现,麻醉医生开始采用丙泊酚为接受结肠镜检查的患者进行静脉全身麻醉。随着各种新型短效麻醉药物的问世、麻醉方法的不断研究完善,现在结肠镜检查真正能做到无痛、舒适、安全。无痛结肠镜检查的优点有:①患者在检查过程中无痛、舒适,更愿意接受检查或复检,有利于患者早期发现病变和更好地治疗疾病;②更好地保障患者安全,减少因患者紧张、应激引起的相关并发症;③有利于保证诊疗质量,使操作医生压力更小,可以从容仔细地完成检查;④使小儿等不合作患者可以接受肠镜检查。

(二)适应证

(1)评估检查过程中的刺激对其可能产生危险的患者。

(2)不能耐受检查痛苦的患者。

(3)不能配合检查的患者,如小儿或老年人。

(4)对检查有焦虑恐惧情绪的患者。

(5)要求对检查过程完全无感觉的患者。

(三)禁忌证

1.相对禁忌证

有以下情况者,为门诊无痛结肠镜检查的相对禁忌证:

(1)肥胖症伴有呼吸、循环系统症状的患者。

(2)中重度贫血的患者。

(3)肝功能中度以上损害的患者。

(4)预计麻醉后可能有中重度上呼吸道梗阻的患者。

(5)无人陪护的门诊患者或妊娠期、哺乳期妇女。

2.绝对禁忌证

(1)伴有严重心肺功能不全、严重心律失常、休克、腹主动脉瘤、急性腹膜炎、肠穿孔以及肝肾功能不全失代偿期的患者。

(2)预计麻醉后可能有重度上呼吸道梗阻并有困难气道史的患者。

(四)麻醉评估

常规麻醉前评估,制订麻醉方案。

(五)术前准备

1.肠镜术前准备

检查前1~2天进食低脂、细软、少渣的半流质饮食,检查当日禁食,检查前禁饮4小时。清洁肠道,服泻药致泻,如未泻而行清洁灌肠,即使高位灌肠3~4次,也常于右侧结肠尤其升结肠积有粪便,影响进镜与观察病变。泻药可选蓖麻油或硫酸镁,忌用液状石蜡。液体石蜡不但不能满意导泻,且可使肠镜弯角部橡胶外皮老化、易于破损,液体渗入镜头内会损坏肠镜。

2.麻醉前常规准备

因为患者做肠道准备需要喝大量的水,麻醉前应注意患者最后一次喝水的时间,严格控制禁饮时间以保证患者安全。

3.检查体位

左侧卧位。

(六)常用的麻醉方法

结肠镜检查的麻醉方法与胃镜检查类似,一般采用清醒镇静麻醉及非插管静脉全麻等方法。

1.清醒镇静麻醉

很多患者在进行肠镜检查时都要求镇静,并且要求对检查过程无记忆。清醒镇静是指通过药物或非药物或联合使用两种方法,在意识水平进行浅抑制,保留患者自主呼吸,维持呼吸道通畅和对躯体刺激和语言指令做出反应的能力。深度镇静是通过药物或非药物或者联合使用两种方法,产生的一种可控的意识抑制状态,保护性反射的部分丧失,不能对语言指令做出有意识的反应。对不适合进行门诊全麻的患者,可以在表麻下辅以镇静的状态下进行。常用于成人镇静的药物有:苯二氮䓬类减少焦虑和产生遗忘,阿片类用于止痛,小剂量的静脉全麻药用于镇静。为减轻肠镜刺激产生的疼痛,常合用镇静药物与阿片类药物。一般静脉给予咪达唑仑 0.05～0.07 mg/kg 及芬太尼 0.5～1 μg/kg,辅以肛管表麻。小儿常用氯胺酮,能提供镇静、镇痛和遗忘作用,可以通过静脉、口服、直肠、肌内注射给药。一般肌内注射 2 mg/kg,口服氯胺酮 5 mg/kg,与口服咪达唑仑的起效时间相似,但是口服咪达唑仑的患儿离院时间早于氯胺酮。应注意的是,氯胺酮常引起口腔和呼吸道分泌物增加,术前应加用抗胆碱药,抑制腺体分泌。

肠镜检查行清醒镇静麻醉时,可在插入肠镜前用 1％～2％丁卡因或 4％～8％利多卡因用棉球塞入肛管内 2～3 min,以麻醉肛管敏感神经,减轻镜身对肛管刺激产生的不适及疼痛。

镇静时必须对生命体征进行适当的监测,特别注意氧饱和度监测。镇静时所用的药物都可能导致呼吸抑制而缺氧,患者应常规吸氧。应经常与患者对话以监测患者的镇静水平和意识状态。

2.非插管静脉全麻

无痛肠镜检查最常用的麻醉方法是非插管静脉全麻,常用药物为丙泊酚、芬太尼、瑞芬太尼等。患者入室后,常规监测氧饱和度、心电图、无创血压等指标,开放静脉通道,鼻导管吸氧。采用丙泊酚静脉麻醉,单次推注或用微量泵静脉持续泵注,可复合芬太尼等短效阿片类药物,待患者入睡、睫毛反射消失后开始进镜检查,待结肠镜到达回盲部后停药。值得注意的是,结肠镜检查在进镜时一般要经过几个移行部位,分别是直肠-乙状结肠移行部、乙状结肠-降结肠移行部、脾曲、肝曲及回盲部等。当进镜到达这些部位时,刺激相对比较大,常常需要加深麻醉,到达回盲瓣后退镜,退镜过程中刺激相对较小,可以逐渐减轻麻醉。

丙泊酚由于起效快、清除快、可快速再分布到外周组织,苏醒迅速,时量相关半衰期较短,因此丙泊酚常采用 TCI 的给药方式。

3.临床常用的麻醉方法

(1)单纯丙泊酚麻醉:丙泊酚 2～2.5 mg/kg 诱导剂量,20～50 s 内匀速静脉推注,待患者入睡、睫毛反射消失、呼吸平稳后开始进镜检查,如检查时间较长,出现睫毛反射或超过 10 min 者,可以追加丙泊酚 0.3～0.5 mg/kg。

(2)丙泊酚复合芬太尼麻醉:芬太尼 1 μg/kg 静脉推注,30 s 后缓慢推注丙泊酚 2.0～2.5 mg/kg,待患者入睡、睫毛反射消失、呼吸平稳后开始进镜检查,必要时追加丙泊酚 0.3～0.5 mg/kg。

(3)丙泊酚复合舒芬太尼麻醉:舒芬太尼 0.1～0.2 μg/kg 静脉推注,30 s 后缓慢推注丙泊酚 1.0～2.0 mg/kg,待患者入睡、睫毛反射消失、呼吸平稳后开始进镜检查,必要时追加丙泊酚 0.3～0.5 mg/kg。

(4)丙泊酚复合瑞芬太尼麻醉:静脉缓慢注射瑞芬太尼 0.6～0.8 μg/kg,接着缓慢推注丙泊酚 1.0～2.0 mg/kg,必要时可追加瑞芬太尼 20～30 μg 或者丙泊酚 0.3～0.5 mg/kg。

(5)丙泊酚微量泵持续输注:丙泊酚 2～2.5 mg/kg 静脉注射,待患者入睡后静脉持续输注丙泊酚 2～10 mg/(kg·h),待结肠镜到达回盲部后停药。

(6)单纯丙泊酚靶控输注麻醉:检查时,将患者年龄、身高、体重输入 TCI 系统,设定丙泊酚血浆靶浓度为 4～6 μg/mL,待结肠镜到达回盲部后停药。如检查过程中患者有体动,可提高靶浓度 1～2 μg/mL 或者静脉单次追加 0.5 mg/kg。

(7)丙泊酚靶控输注复合芬太尼麻醉:单次静脉注射芬太尼 1 μg/kg,复合丙泊酚靶控输注,血浆靶浓度设为 3～5 μg/mL。如检查过程中患者有体动,可提高靶浓度 1～2 μg/mL 或者静脉单次追加丙泊酚 0.5 mg/kg。待结肠镜到达回盲部后停药。

(8)丙泊酚靶控输注复合舒芬太尼麻醉:单次静脉注射舒芬太尼 0.1～0.2 μg/kg,复合丙泊酚靶控输注,血浆靶浓度设为 3～5 μg/mL。如检查过程中患者有体动,可提高靶浓度 1～2 μg/mL 或者静脉单次追加丙泊酚 0.5 mg/kg。待结肠镜到达回盲部后停药。

(9)丙泊酚复合瑞芬太尼靶控输注麻醉:丙泊酚靶控输注,设定血浆靶浓度 3～4 μg/mL,复合瑞芬太尼靶控输注,设定血浆靶浓度为 2～3 ng/mL。如检查过程中患者有体动,可提高丙泊酚靶浓度 1～2 μg/mL 或者静脉单次追加丙泊酚

0.5 mg/kg。待结肠镜到达回盲部后停药。

（10）单纯依托咪酯或依托咪酯联合芬太尼麻醉：依托咪酯是短效静脉麻醉药，起效快，作用时间短，对呼吸和心血管系统无明显抑制，苏醒迅速，无镇痛作用，患者术中无记忆，对于老年或合并心血管系统疾病的患者尤为适用。不良反应有抽搐、恶心、呕吐、注射部位疼痛，联用芬太尼可达到较佳麻醉效果。可采用依托咪酯 $0.3\sim0.5$ mg/kg 缓慢推注或者合用芬太尼 $1\sim2$ μg/kg 后缓慢推注依托咪酯 0.3 mg/kg，患者意识消失后开始检查，必要时可追加依托咪酯 0.1 mg/kg。需要注意的是，单独应用依托咪酯，有 60% 的患者发生肢体不自主运动，可能会影响检查，延长患者离院时间。

（七）并发症的预防及处理

无痛结肠镜诊疗的并发症较少见，但可能是严重且致命的，其总的并发症发生率为 0.35%。

1.呼吸抑制

丙泊酚对呼吸有明显的抑制作用，可抑制患者对 CO_2 的通气反应。静脉注射时可发生呼吸暂停。合用芬太尼、瑞芬太尼等阿片类药物可能会加重呼吸抑制的不良反应，要注意适当减少用量，缓慢推注，避免严重呼吸抑制的发生。术中须密切注意患者的呼吸和脉搏氧饱和度。如发现患者有呼吸抑制，应吸氧并采用面罩手控辅助呼吸，呼吸抑制多为一过性，待患者呼吸恢复正常，氧饱和度回升至 95% 再采用鼻导管吸氧。如患者持续呼吸抑制，应停用麻醉药物，吸氧并面罩手控辅助呼吸，必要时可气管插管或插入喉罩辅助呼吸至患者呼吸恢复正常。

2.舌后坠

部分患者麻醉诱导后会出现舌根后坠。可轻轻托起患者的下颌，使患者呼吸道通畅。

3.心血管系统并发症

丙泊酚可使外周血管阻力下降、心肌抑制、心排血量减少及抑制压力感受器对低血压的反应，从而引起血压下降。丙泊酚对循环功能的抑制呈剂量依赖性，并与注射速度呈正相关，因此应适当控制注射速度。如检查中患者血压比基础血压低 30%，可静脉注射麻黄素 $5\sim10$ mg。

结肠镜检查时牵拉肠系膜，可造成迷走神经兴奋引起心率减慢，如出现心率减慢至 55 次/min，不合并血压降低，给予静脉注射阿托品 $0.2\sim0.25$ mg，如合并血压下降则给予静脉注射麻黄素 $5\sim10$ mg。如发生严重心律失常应立即停止检查，对症处理。

4.恶心和呕吐

术后恶心和呕吐可使患者恢复延迟甚至必须在门诊留观。影响术后恶心和呕吐发生的因素很多,包括患者的体型、健康状态、性别、是否怀孕、月经周期、麻醉药和镇痛药、低血压和年龄等。危险因素主要有:年轻、女性、早期妊娠、有晕动病病史、曾经有过术后恶心和呕吐、月经期、糖尿病、焦虑、胃内容量增加、肥胖、极度焦虑等。可静脉注射止呕药如托烷司琼 2 mg。

5.反流误吸

患者在检查过程中如出现呛咳和反流,应保持患者在侧卧位或把患者推至半俯卧位,立即使用吸引器吸出胃液。如血氧饱和度下降,常规处理后不能回升,应果断行气管插管,机械控制呼吸,并予肺泡灌洗,防止出现吸入性化学性肺炎。

6.穿孔

结肠镜操作过程中出现的结肠穿孔可能是由结肠镜对肠壁的机械损伤、气压伤或直接由于治疗所致。穿孔的早期症状有持续性腹痛和腹胀,后期症状主要由腹膜炎所致,包括发热和白细胞升高,胸腹平片发现膈下有游离气体。CT 检查优于立位平片,因此,对怀疑有穿孔,而胸腹平片检查又没有发现有游离气体的患者,应考虑腹部 CT 检查。诊断性和治疗性结肠镜穿孔发生率差别不大。检查中,患者处于静脉全麻状态,可能掩盖其主要症状。如患者麻醉苏醒后诉腹痛、腹胀,应警惕是否有肠道穿孔。离院前必须确认患者无腹胀、腹痛。

7.出血

结肠镜诊治后出血属于下消化道出血范畴,其发生后可能需要输血、住院、重新行结肠镜或手术。出血可能在息肉摘除后很快发生,也有可能在操作后很长一段时间才出现。出血部位可以通过内镜检查或红细胞核素扫描确定。如检查中出现大出血,麻醉医生应做好液体管理,按照患者实际情况输血补液,严密监测心率和血压,做好抢救的准备。

8.肠道准备相关的并发症

在老年人、肾功能不全或淤血性心力衰竭的患者中,肠道准备致泻可能引起致命性水、电解质紊乱。检查前,麻醉医生要做好相关的麻醉风险评估,检查中密切监测患者,出现情况对症处理。

（戴　荆）

第二节　术后镇痛

一、术后疼痛

疼痛是一种不愉快的感觉和情绪反应,伴随着现存的或潜在的组织损伤。外科手术引起组织损伤,皮肤感觉神经纤维兴奋,肌肉组织中的神经纤维末梢也因受到损伤或牵拉而兴奋,引起反射性肌肉挛缩,产生疼痛。引起术后疼痛的主要原因有:①手术操作造成神经纤维末梢切断、受损,受损部位释放炎症因子或化学性递质(如缓激肽、K^+、组胺、前列腺素、白三烯等)刺激感觉神经终末感受器产生疼痛。②局部受损的神经其远端发生非特异性变性,神经元电活动增加,神经末梢发芽,产生痛觉过敏,痛阈降低,即使弱小的阈下刺激也能产生疼痛。

手术后疼痛给患者带来巨大痛苦,造成心理上恐惧,精神上抑郁,延缓患者康复。积极的术后镇痛治疗可以消除或减轻患者的痛苦,促进患者康复,缩短住院时间。术后镇痛治疗也是建立无痛医院的重要组成部分,可以提高患者对医院的信任度和忠诚度,提高就诊率和复诊率,改善医患关系,促进医院发展。

由于手术创伤、内脏器官损伤、引流物的刺激等所导致的术后疼痛,是人体受到伤害性刺激后的一种反应。这种疼痛表现为锐痛,程度剧烈,尤其是在术后 48小时内,不仅给患者带来精神上的打击,还将影响全身各系统的功能,导致一些严重的并发症发生。

二、术后疼痛对机体的影响

(一)对心血管系统的影响

术后疼痛刺激可引起机体内源性活性物质释放,使心率增快,血压升高,增加心脏负荷,增加心肌耗氧量,导致心肌缺血,这些变化对于正常人可能无危险,但对于有心血管方面基础疾病的患者将产生严重的后果。疼痛刺激引起交感神经末梢和肾上腺髓质释放儿茶酚胺,儿茶酚胺与 α 受体和 β 受体结合,加快心率,升高血压,增加外周阻力,增加心肌氧耗;伤害性刺激引起下丘脑视上核和室旁核神经元分泌血管升压素,促进肾对水的重吸收,增加血容量;血管升压素可作用于血管平滑肌的血管升压素受体,引起血管平滑肌收缩;肾上腺皮质释放的醛固酮、皮质醇的保钠排钾作用可引起机体内水钠潴留,增加心脏前负荷,甚至发生充血性心力衰竭。疼痛刺激激活肾素-血管紧张素-醛固酮系统,释放的血管紧张素 II 可引起全身血管收缩而产生相应的生理学效应。

(二)对呼吸系统的影响

疼痛可使呼吸变浅变快,呼吸肌僵硬,通气量减少,常延缓术后呼吸功能的恢复。疼痛可使胸腹部肌肉肌张力增高,降低肺顺应性,通气功能下降,造成缺氧和二氧化碳蓄积,甚至发生肺不张。上腹部和胸腔手术对肺功能的最明显影响是由于膈肌功能失常,胸壁顺应性降低和疼痛限制吸气功能而导致的功能残气量降低。研究发现,在腹部手术后 FRC 至少降低 20%,在 24～48 小时达到最低水平,直到 1 周左右才恢复到正常水平。在大手术或高危患者中,术后疼痛可能导致功能残气量的明显减少(仅为术前的 25%～50%),早期缺氧和二氧化碳蓄积可刺激每分通气量代偿性增加,但长时间的呼吸做功增加可导致呼吸衰竭。疼痛常限制患者的咳嗽,使呼吸道分泌物的排出受限,增加术后肺部感染和肺不张发生的风险。

(三)对神经内分泌系统及代谢的影响

术后疼痛对患者的精神和心理状态产生不良影响,可使患者心情烦躁、忧虑、情绪低落,长期慢性疼痛还可致患者精神抑郁;情绪过度紧张,烦躁等又加重疼痛。术后疼痛、创伤所致的应激反应,可引起一系列神经-内分泌激素释放,如儿茶酚胺、皮质醇、血管紧张素Ⅱ、抗利尿激素、肾上腺皮质激素、促肾上腺皮质激素、生长激素和胰高血糖素等的释放。另外,术后疼痛对机体的代谢也产生较大影响,应激反应可降低睾酮和胰岛素的分泌,抑制代谢;皮质醇、胰高血糖素等可产生胰岛素抵抗,蛋白质和脂肪的分解可提供糖原异生的基质,增加糖原异生而产生高血糖。

(四)对胃肠道及泌尿系统的影响

疼痛时交感神经兴奋,反射性抑制内脏平滑肌与胃肠道功能,使平滑肌张力降低,肠蠕动减慢,导致术后恶心、呕吐、腹胀。疼痛可降低膀胱肌张力,增加尿潴留及泌尿系统感染等并发症的发生率。

(五)对免疫系统的影响

术后疼痛可致淋巴细胞减少,白细胞增多,网状内皮细胞处于抑制状态,单核细胞活性下降。抑制细胞及体液免疫功能,增加围术期感染的概率。术后疼痛可引起血清免疫抑制性激素增高,而免疫增强性激素、淋巴细胞、CD3、CD4减少。

(六)对凝血功能的影响

术后疼痛应激激素的分泌,使机体处于高凝状态,凝血酶原、纤维蛋白原增高,血小板的黏附功能增强,纤溶功能降低。这对老年、肿瘤、烧伤等术前本身存在高凝状态或有心脑血管疾病的患者极为不利,可能导致血栓形成,甚至危及生命。

(七)其他影响

手术创伤、疼痛可致间质水肿及水/电解质平衡紊乱,机体调节体液平衡能力降低。术后疼痛增加患者痛苦,使患者畏惧必要的功能锻炼,拒绝早期下床活动,延长恢复时间。部分术后疼痛如不处理可发展为慢性神经病理性疼痛,将对患者精神及心理上产生持久的不良影响。疼痛使交感神经兴奋,增加机体耗氧量,对缺血脏器有不良影响。

三、术后镇痛的一般原则

术后镇痛是设法减轻或消除因手术创伤引起的患者急性疼痛。一般原则如下:

(1)根据手术部位和性质,对估计术后疼痛较为剧烈的患者,在麻醉药物作用未完全消失前,应主动预防给药。

（2）应首先采用非麻醉性镇痛药和镇静药联合应用,尽量避免或少用麻醉性镇痛药。

（3）应从最小剂量开始,肌肉途径给药,一般不从静脉途径给药。

（4）应用镇痛药物前,应观察和检查手术局部情况,以明确疼痛的发生原因。

（5）应用镇痛药物,其用药间隔时间应尽量延长,以减少用药次数,用药时间应短,通常镇痛药物的应用不应超过 48 小时。

四、术后镇痛的方法与途径

（一）口服用药镇痛

（1）一般认为对手术后中、重度急性疼痛的患者不宜采用口服镇痛药物。口服给药难以筛选给药剂量,且起效慢,而且需要患者胃肠道功能正常才能奏效。

（2）习惯上对住院患者都采用注射给药,然后再酌情经口服追加。

（3）非阿片类和阿片类镇痛药均可采用单独口服或口服和注射联合用药的方式。

（4）常用口服镇痛药物包括对乙酰氨基酚、布洛芬、双氯芬酸、美洛昔康、塞来昔布、可待因、曲马多、羟考酮、氢吗啡酮,以及对乙酰氨基酚与曲马多或羟考酮的口服复合制剂或上述药物的控释剂、缓释剂。

（5）虽然新的给药途径(如皮肤或口腔黏膜给药)已逐步应用于临床,但经口服途径给药,目前仍较常用。

（二）静脉注射镇痛

（1）单次间断静脉内注射麻醉性镇痛药时,血药浓度易于维持恒定,起效迅速。然而,与肌内注射比较,由于药物在体内快速重新分布,单次静脉注射后作用时间较短,故需反复给药。

（2）常用药物有氟比洛芬酯、酮咯酸、氯诺昔康、哌替啶、吗啡、芬太尼和舒芬太尼。

（3）连续静脉泵注血药浓度也很少波动,连续泵注前一般需注射一次负荷量的药物,如今患者自控镇痛方法的应用,更发挥了静脉持续镇痛的优势。

（三）肌内注射镇痛

（1）与口服给药相比,肌内注射镇痛药物起效快,易于迅速产生峰作用。其特点在于:注射部位疼痛,易造成患者对肌内注射的恐惧,恐惧可能会对血药浓度产生波动从而影响镇痛效果。

（2）注射部位的药物吸收取决于药物的脂溶性以及局部组织的血液灌注量。

（3）肌内注射吗啡或哌替啶之后,患者血浆药物浓度的差别可达 3～5 倍,药物的峰作用时间为 4～108 min。这些因素可导致某些患者镇痛不全或并发症的发生。

(4)当肌内注射大剂量的阿片类镇痛药(如吗啡)后,血药浓度波动可分别产生镇痛、镇静及镇痛不全等效应。尽管如此,肌内注射药物在术后镇痛中应用仍较广泛。

(四)皮下注射镇痛

(1)术后应用皮下注射镇痛药镇痛能起到良好的镇痛效果。

(2)安依痛,为苯基哌啶类药,镇痛作用开始快而维持时间短,皮下注射 $10\sim20$ mg 5 min 起效,维持 2 小时。其不良反应与哌替啶相似,有呼吸抑制作用,成瘾性较轻。

(3)美沙酮为人工合成的镇痛药,属二苯甲烷类,其化学结构中有左旋体及右旋体,前者较后者效力强 $8\sim50$ 倍,常用其消旋体,强度为吗啡的 2 倍。皮下注射 10 min 后可在血浆中出现,85% 与血浆蛋白结合,反复给药可有蓄积作用,血浆半衰期为 2 小时。其镇痛效应较强,甚至超过吗啡,其剂量 $7.5\sim10$ mg 镇痛效能与哌替啶 100 mg 相当,持续时间长达 $4\sim6$ 小时。

(五)神经阻滞镇痛

1.肋间神经阻滞

胸腹部手术后的疼痛可以通过阻滞支配切口区域及其相邻的上下各一条肋间神经而达到有效的镇痛。肋间神经阻滞不能阻断来自内脏或腹膜的深部疼痛。为解除深部疼痛还需配合应用镇痛药。肋间神经阻滞后,患者能进行深呼吸,并能有效地咳嗽排痰。

2.臂丛神经阻滞

臂丛神经阻滞对上肢术后痛很有效,可置管分次或连续注射,尤其在断肢再植手术后应用,既可镇痛又可解除血管痉挛,效果满意,操作简便。

3.椎旁阻滞

除头部外,身体其他部位疼痛均可采用椎旁神经阻滞来解除。此法可阻滞除迷走神经以外的所有(包括来自内脏的)疼痛感觉纤维。椎旁神经阻滞必须按操作规程进行,否则可能将局麻药误注蛛网膜下隙,有发生气胸的危险,为保证患者的安全,应备好抢救复苏设备。

(六)椎管内注药镇痛

1.硬膜外间隙给药

(1)经硬膜外间隙给药镇痛的优点是不良反应少,效果确切。

(2)药物注入硬膜外间隙后可能以椎旁阻滞、经根蛛网膜绒毛阻滞脊神经根,以及通过硬膜进入蛛网膜下隙等方式产生脊髓麻醉作用。

(3)硬膜外间隙镇痛的给药方式有连续硬膜外间隙注药和间断分次硬膜外间

隙注药两种方法。常用的局麻药以罗哌卡因、布比卡因和左旋布比卡因为主,自控镇痛泵的出现,使连续硬膜外间隙注药镇痛变得更加方便和安全。

(4)硬膜外间隙镇痛的药代动力学。

1)亲水性阿片类镇痛药吗啡无论应用于硬膜外或蛛网膜下隙均通过脊髓产生镇痛作用,被视为椎管内注药的标准用药,硬膜外给药后 90 min 左右,脑脊液中的吗啡浓度达高峰值,仅有少量脂溶性非离子化的成分存留于硬膜外腔,而脑脊液中高浓度的吗啡易于向头侧扩散,从而产生平面广泛的镇痛作用。

2)采用硬膜外吗啡镇痛时,决定镇痛平面的主要因素不是药物注射部位的高低,而是吗啡的用量。

3)硬膜外单次注药首选吗啡,腹部手术后推荐剂量 1.5~2 mg,低于该剂量时镇痛效应降低,剂量增加时不良反应发生率增加,而镇痛效应无明显增强。

4)亲脂性药物如芬太尼起效快(5 min),维持时间短(2~4 小时),趋向于产生阶段性镇痛作用,这可能是由于亲脂性药物与脊髓上的脂质结合的原因。所以当选用亲脂性药物时,硬膜外穿刺置管位置应选择相应的手术切口神经分布的区域。

(5)镇痛方法。

1)一般术前或麻醉前给患者置入硬膜外导管,并给予试验剂量以确定硬膜外导管位置,术中亦可开始连续注药。

2)最常用的药物是吗啡(0.1 mg/mL)或布比卡因(1 mg/mL)的溶液或芬太尼(10 μg/mL)加上布比卡因(1 mg/mL),术中开始微量泵连续硬膜外给药(4~6 mL/h)。

3)如手术需 3~4 小时以上,则术中连续硬膜外给药可以在术后产生满意的镇痛作用,如短小手术(1~2 小时)则需先单次硬膜外注射上述溶液 5~10 mL 以缩短镇痛作用的起效时间。也可以先单次硬膜外注射 0.5% 布比卡因或芬太尼(50~100 μg)或吗啡(2~5 mg)。

(6)并发症及处理。

1)常见不良反应主要与所用药物种类有关,和阿片类药物相关的有瘙痒、眩晕和尿潴留;和局麻药有关的有低血压、感觉改变及尿潴留。

2)大部分不良反应可通过减慢输注速度、改变药物种类及药物剂量来缓解。必要时给予抗组胺药物、小剂量纳洛酮拮抗及导尿处理。

3)硬膜外镇痛的严重并发症包括:意外的蛛网膜下隙注药、呼吸抑制、硬膜外血肿或感染。为减少这些并发症的发生,应注意以下几点:①采用低浓度的局麻药(如 0.1% 布比卡因)与阿片类镇痛药合用。②每日检查硬膜外导管的置入部位,一旦疑有与硬膜外导管有关的感染征象,立即拔除导管,终止镇痛。③术中需肝素化的患者,置入导管应在肝素化至少一小时前进行。④应每小时观察患者的呼吸频率和镇静状态,对于年老、体弱的患者,应特别注意呼吸抑制的危险。

2.蛛网膜下隙镇痛

(1)蛛网膜下隙给药镇痛一般以阿片类药物和局部麻醉药为主。可采用单次注射给药或放置导管持续给药。

(2)单次蛛网膜下隙注射阿片类镇痛药可提供长时间的镇痛作用,其起效时间与所给药物的脂溶性呈正相关,而作用时间长短取决于药物的亲水成分。

(3)单次注药的缺点在于,药物剂量难以筛选,需反复给药增加了感染的机会,同时需较长时间的监测。

(4)持续蛛网膜下隙给药镇痛效果彻底、对血流动力学影响很小,但对无菌操作要求更为严格。

(5)蛛网膜下隙镇痛常见的并发症有:呼吸抑制、尿潴留、皮肤瘙痒以及恶心、呕吐等。与硬膜外镇痛时相似,但发生率较高。

(七)患者自控镇痛术

1.患者自控镇痛(PCA)

PCA是一种由患者根据自身疼痛的剧烈程度而自己控制给予(医生)预设剂量镇痛药液的镇痛方法,有效地把电脑技术与连续给药的优点结合在了一起。传统的给患者镇静镇痛法由医护人员给予适量的镇静镇痛药物,此方法的给药量和时间往往与患者主观要求不同步,患者的不适和痛苦往往难以得到及时的用药处理。

2.PCA的分类

患者自控镇痛法满足了患者的要求。根据给药途径和参数设定不同,分为经静脉患者自控镇痛(PCIA)、患者自控硬膜外镇痛(PCEA)、经皮患者自控镇痛(PCSA)、神经丛患者自控镇痛(PCNA)等。

3.PCA的基本原理

(1)只有患者才知道自己疼痛和不适的严重程度,患者根据疼痛的严重程度,通过按压PCA泵上的键钮即可自行注射一定剂量的镇静药或阿片类药物以达到镇痛目的。

(2)为了预防过量,这种注射装置设计了一个特别锁定装置,首次给药发挥作用后的一定时间,患者才能给下一次剂量。换言之,PCA仪在单位时间内给药的次数和时间是有限度的,所以不会发生药物过量。

(3)医生根据患者的具体情况,调整镇痛药的剂量。新型PCA泵能够连续给药,并能记录单次给药时间、次数、启动尚未给药的次数以及单位时间内给药的总量等。

(4)与传统的给药方式比较,PCA的优点:围术期镇静镇痛效果好,用药总量少,不易药物过量,较少引起呼吸抑制,患者可根据自己疼痛不适的严重程度调整

PCA泵给药剂量,使患者有一种参与感,对PCA治疗易于接受。

4.PCA的药代动力学基础

传统的肌内注射给药是一种难以预测药效的给药方法,不同患者肌内注射标准剂量阿片类药物后最大血药浓度可相差5倍以上,达到峰浓度的时间可相差7倍之多。与之比较,PCA可维持较为稳定的血药浓度,患者根据体验自行用药以获得满意的镇痛效果。

5.不同类型PCA的特点

(1)不同类型PCA的特点在于单次给药量、锁定时间和选用药物有所不同。

(2)经静脉患者自控镇痛(PCIA)常用药物有吗啡、芬太尼、非甾体抗炎药等,操作简单、起效快、疗效好、适应证广。缺点是用药针对性差,对全身影响较大。

(3)患者自控硬膜外镇痛(PCEA)适合胸背以下区域性疼痛的治疗,常采用局麻药与阿片类镇痛药联合应用,以提高疗效,减少药物的毒性反应。但其操作技术和无菌要求较高。

(4)经皮患者自控镇痛(PCSA)适用于没有静脉通路或在家进行疼痛治疗的患者,常用药物是吗啡。

(5)神经丛患者自控镇痛(PCNA)目前此方法应用越来越多,外周神经阻滞镇痛可用于臂丛神经阻滞、股神经阻滞等。特别适合四肢手术后的镇痛。

(6)目前PCA应用范围较为广泛,主要用于手术后疼痛治疗、分娩镇痛的治疗、烧伤和创伤疼痛的治疗、神经性疼痛的治疗、心绞痛的治疗、癌痛的治疗等。

6.PCA用药导致的不良反应及处理

(1)恶心、呕吐:引起恶心、呕吐的主要因素有术前用药、麻醉操作、术中术后用药、手术种类和部位及空腹与否等,与PCA所用药物引起恶心、呕吐的不良反应相仿。对恶心、呕吐的处理十分重要,因为它和疼痛一样痛苦。只有有效地控制恶心、呕吐,才能使患者消除对PCA的疑虑。常用的减少恶心、呕吐倾向的方法包括避免长时间禁食、缺氧及使用镇吐药物。

对恶心、呕吐者需及时对症治疗,只要患者接受PCA治疗,就应定时随访,当患者主诉有恶心时就应给予药物治疗,最好根据对患者的观察制定一个恶心评分的标准,不要轻视恶心、呕吐的症状和治疗的必要性。

常用的镇吐药有甲氧氯普胺、普鲁氯哌嗪、昂丹司琼等,主要作用于大脑中的化学受体触发中心,甲氧氯普胺还能加速胃的排空。在患者第1次有恶心感时应选用甲氧氯普胺10 mg静脉单次注射。当恶心、呕吐发作时可肌内注射甲氧氯普胺,必要时每6小时10 mg。如果甲氧氯普胺效果不好,可以改用普鲁氯哌嗪,每小时肌内注射12.5 mg。普鲁氯哌嗪可能引起术后噩梦。当阿片类药加量时,可以单次静脉追加镇吐药的剂量。5-HT受体拮抗药昂丹司琼是较为理想的镇吐药,用于 PCA 术后镇痛患者,其镇吐效果较为理想。

(2)呼吸抑制:阿片类药能降低正常人的呼吸频率和幅度。对于疼痛患者,疼痛刺激会导致过度通气。然而,呼吸幅度的增加也会加重患者的疼痛。所以在胸科或腹部手术后,患者往往表现为呼吸频率加快,呼吸运动幅度降低,导致患者肺部感染率增加。新的镇静药、麻醉药、肌松药在术后短期内的残余作用已引起人们足够的关注,尤其是与阿片类药合用对呼吸的影响较为明显。另外,上呼吸道不同程度梗阻带来的后果也应引起关注,尤其是这种情况和呼吸中枢受抑制等因素叠加起来时,甚至轻度打鼾,在术后也可能造成严重后果。在接受大手术的高危人群中,低氧血症通常在术后第 2、3 天晚上最为严重。呼吸频率作为观察呼吸抑制与否的常规指标不够灵敏,应采用脉搏血氧饱和度(SpO_2)监测。对术前或术中有呼吸问题的患者,可以使用 PCA 但需要严密监护。及时给予吸氧,保持呼吸道通畅。若呼吸困难未缓解,可用纳洛酮 $0.2\sim0.4$ g＋5％葡萄糖氯化钠注射液 20 mL 缓慢静脉注射或用静脉滴注维持 $3\sim5$ mg/(kg·h),必要时停止 PCA。就阿片类镇痛药对呼吸的抑制作用而言,PCA 比其他镇痛方法要小,可能是因为 PCA 能减少血药浓度的波动,并且能根据疼痛程度调控血药浓度水平。

(3)内脏运动:PCEA、PCIA 中阿片类药能引起便秘和尿潴留,并可导致进一步的危险,如胃内容物的反流和误吸,甚至影响肠吻合术伤口的愈合。使用哌替啶的患者吻合口裂开的发生率比较低,可能和其解痉作用有关。甲氧氯普胺能促进胃肠运动,所以恶心症状减轻的同时也可能减轻胃潴留。良好的护理能及时发现患者便秘等症状,从而能及时处理。

(4)血压下降:术后 PCIA 患者或 PCEA 患者测镇痛平面过高(T_4 以上),合并低血压,应暂停 PCA,给予吸氧,密切观察,防止血压过低对患者心、脑功能造成影响。患者血压恢复正常后,缓慢恢复 PCIA 或 PCEA。

(5)尿潴留:多见于 PCEA 患者。吗啡可使输尿管平滑肌张力增加,膀胱括约肌收缩,并且由于 PCA 镇痛效果完善,患者对尿意感觉明显降低。术后耐心向患者解释,使患者在精神松弛情况下术后 $3\sim5$ 小时内完成首次排尿。对排尿困难者可进行导尿术,尿管一般留置 $2\sim3$ 天。膀胱壁受副交感神经控制,该神经对局麻药很敏感,低位硬膜外阻滞了骶副交感神经,术后尿潴留较常见,多见于下肢骨科手术患者中,一般术后 5 小时出现。

(6)皮肤瘙痒:瘙痒是吗啡诱发组胺释放而引起的不良反应,主要表现为荨麻疹和痒疹。处理措施为停药或减量,并给予抗组胺药及局部涂搽炉甘石洗剂。

(7)硬膜外导管脱落:硬膜外镇痛效果确切,临床使用较多。有时因出汗或身体移动出现导管脱落,导致镇痛失败,根据具体情况终止或重新做硬膜外穿刺或更换静脉镇痛,导管与泵管连接脱落者,若使用时间较长时可终止镇痛,对于尚余大部分药液而接头无明显污染者,可消毒接头和导管后继续使用。为了减少导管中途脱落,应指导患者活动及注意事项。

(8)压力性损伤:PCEA 应用丁哌卡因阻断了痛觉,并使周围血管扩张,患者术后翻身少,骶尾部长时间受压可引起局部软组织红肿,甚至溃烂造成压力性损伤。据报道有剖宫产患者术后 3 天出现了骶尾部皮肤红肿和坏死,患者后来尽量减少平卧,并使用 25% 硫酸镁溶液湿敷后病情好转。另有患者也出现骶尾部皮肤坏死,其坏死的皮肤形状为直径 3 cm 的圆形,皮肤表面干燥,经抗菌药物抗感染,嘱患者多下床活动,红外线灯照射创面等处理,13 天后坏死的表皮逐渐脱落痊愈。骶尾部红肿、压力性损伤多见于剖宫产术后的患者中,主要与限制性体位造成局部受压,使骶尾及臀部浸渍在潮湿环境中过久等因素有关。

(9)腿麻:腿麻可能是 PCEA 局麻药浓度偏高、阻滞下肢运动神经所致,可往泵内注射 0.9% 氯化钠注射液适当降低丁哌卡因浓度。1 例剖宫产术后用 0.2% 丁哌卡因硬膜外镇痛患者,诉自左大腿至小腿外侧条索状疼痛,检查镇痛平面为 $T_{10} \sim L_4$,双腿能活动,左腿感觉除痛觉减退外无明显异常反应,诊断是硬膜外穿刺置管时机械刺激脊神经所致,镇痛结束后好转。

(10)锥体外系症状:出现该症状多为中青年患者,主要是镇痛药配方常含氟哌利多。氟哌利多属丁酰苯类抗精神病药,通过阻滞边缘系统、下丘脑和黑质系统等部位的多巴胺受体而产生安定和抗精神病作用以及镇吐作用,常被作为镇痛药配方之一,目的是减少阿片类药引起的恶心、呕吐反应。由于阻滞黑质系统的多巴胺受体,该部位兴奋性递质乙酰胆碱在功能上处于相对优势,从而产生肢体震颤、肌张力增高、运动减少、静坐不能等锥体外系症状。术后镇痛治疗中,一旦发生锥体外系症状,应停止使用含有氟哌利多的镇痛处方,症状一般可自行缓解或消失,必要时可使用地西泮肌内注射或静脉注射,亦可用苯海拉明、氨茶碱等治疗。为了避免锥体外系反应让患者及其家属对术后镇痛产生恐慌,镇痛药配方应尽量不用氟哌利多。

(11)中枢系统其他反应:睡眠能使患者保持良好的精神状态,加快其恢复,这对术后患者十分重要,但也是最容易被忽视的方面。大手术后的患者经常诉说他们术后通常要经历一段痛苦的时期:24～48 小时常常是昏昏沉沉或难以入睡或因为药物作用而恍恍惚惚。阿片类药有影响正常睡眠模式的可能,使快相睡眠消失,患者如果在 48 小时内没有快相睡眠,就会变得疲劳、困倦,同时经常伴有呼吸紊乱,中枢性呼吸暂停的发作及一段时间的低氧血症。有报道称术后第 3 天心肌梗死发生率的增加与此有关。临床上接受 PCA 治疗的患者能得到更好的睡眠模式,这可能和最佳用药量及减轻患者的焦虑有关。更有趣的是,一旦患者入睡,阿片类药的血药浓度就会稳定地下降(这一点曾经被引证为 PCA 理论上的缺点),将减少由阿片类药介导产生的睡眠结构紊乱。

众所周知,镇静是阿片类药的一个不良反应,在使用 PCA 以前,主要靠静脉或肌内注射进行术后患者镇痛,患者大多镇静过度却仍诉说疼痛,PCA 可以避免这个问题。这也说明减少血药浓度的波动可提高镇痛效果。芬太尼的镇静作用很弱,可以在那些不易入睡的患者中使用。

幻觉、欣快感、焦虑甚至惊厥、抽搐,在一定条件下可由许多阿片类药引起,当用部分激动药如喷他佐辛(镇痛新药)时,常常可以见到这些表现。目前还没有发现因为使用 PCA 而出现这些反应的证据。显然,对某些较敏感的患者,这些现象也许是药物反应,在排除了其他因素之后,可以给患者镇静药,如小剂量地西泮。

7.PCA 的管理

(1)急性术后疼痛能引起机体的应激反应,加剧组织分解代谢,严重影响患者术后康复和生存质量。

(2)PCA 镇痛疗效的满意与否与 PCA 整个运作过程关系密切,合理管理显得非常重要,这正是急性疼痛服务小组(APS)工作的重要内容。

(3)PCA 使用过程中的常见问题包括:①源于患者的问题,如对阿片类药物心存恐惧,不理解或不会正确使用 PCA 泵,以及错误操作等;②仪器或管路故障;③源于操作者(医护人员)的问题。

(4)随着麻醉医生为主体、护士辅助管理的术后镇痛管理模式在术后镇痛的管理上的完善和规范,术后镇痛效果确切,患者总满意度高。然而,还有许多影响术后镇痛效果的因素,需要麻醉医生、手术医生和护士的共同配合才能达到高质量的 APS。

(八)超前镇痛

(1)超前镇痛目前的定义为阻止外周损伤冲动向中枢的传递及传导的一种镇痛治疗方法,并不特指在"切皮前"所给予的镇痛,而应指在围术期通过减少有害刺激传入所导致的外周和中枢敏感化,以抑制神经可塑性变化,从而达到创伤后镇痛和减少镇痛药用量的目的。

(2)对术前已有炎症和疼痛的患者,术前应给予镇痛和抗炎措施当无疑问,至于术前无痛的一般手术患者,术前即给予镇痛措施,无法确定是否比麻醉药或术中给予的麻醉性镇痛药的镇痛性更强,是否更有助于抑制外周和中枢敏化,是否比手术结束前或手术后患者尚未感到疼痛时即开始给予镇痛药,能有更好的阿片作用,仍存在大量争论和互相矛盾的报道。

(九)多模式镇痛

多模式镇痛是指联合应用作用机制不同的镇痛药物或不同的镇痛方法实施镇痛。由于其作用机制不同而互补,镇痛作用可相加或协同;同时每种药物的剂量减少,不良反应相应降低,从而达到最大的效应/不良反应比。

1.镇痛药物的联合应用

阿片类药物或曲马多与对乙酰氨基酚联合应用;对乙酰氨基酚和阿司匹林联合应用;阿片类或曲马多与阿司匹林联合应用;阿片类与局麻药联合用于 PCEA;氯胺酮、可乐定等也可以与阿片类药物联合应用。

2.镇痛方法的联合应用

主要指局部麻醉药(切口浸润、区域阻滞或神经干阻滞)与全身性镇痛药(阿片类或曲马多或阿司匹林)的联合应用,患者镇痛药的需要量明显降低,疼痛评分减低,药物的不良反应发生率低。

（戴　荆）

参考文献

[1]黄宇光,薛张纲.腹腔镜手术麻醉管理[M].上海:上海科学技术出版社,2020.

[2]李玉梅.实用麻醉学[M].北京:科学出版社,2020.

[3]大卫·加巴.麻醉危机处理[M].2版.北京:北京大学医学出版社,2020.

[4]刘进,邓小明.吸入麻醉临床实践[M].北京:人民卫生出版社,2015.

[5]艾登斌.实用麻醉技术手册[M].北京:人民卫生出版社,2019.

[6]李圣平,史晓勇,贾文霞.现代临床麻醉技术与手术应用[M].开封:河南大学出
    版社,2019.

[7]米勒.米勒麻醉学[M].8版.北京:北京大学医学出版社,2017.

[8]曾因明,姚尚龙,熊利泽.麻醉学科管理学[M].北京:人民卫生出版社,2017.

[9]俞卫锋,石学银,姚尚龙.临床麻醉学理论与实践[M].北京:人民卫生出版
    社,2017.

[10]田玉科.麻醉临床指南[M].3版.北京:科学出版社,2013.

[11]杭燕南.当代麻醉手册[M].3版.北京:世界图书出版社,2016.

[12]吴新民.麻醉学高级教程[M].北京:中华医学电子音像出版社,2016.

[13]马亚群,刘刚,李利彪.小儿腔镜手术麻醉手册[M].天津:天津科技翻译出版
    社,2015.

[14]郑宏.整合临床麻醉学[M].北京:人民卫生出版社,2015.

[15]严敏.临床麻醉管理与技术规范[M].2版.杭州:浙江大学出版社,2015.

[16]张兴安.静脉麻醉的理论与实践[M].广州:广东科技出版社,2015.

[17]王保国.疼痛科诊疗常规[M].北京:中国医药科技出版社,2020.

[18]程志祥,林建.疼痛病学诊疗手册[M].北京:人民卫生出版社,2017.

[19]渡边淳一.麻醉[M].青岛:青岛出版社,2018.

[20]李立环.心血管麻醉思考与实践[M].北京:科学出版社,2020.

[21]张沂虎.小儿麻醉的特点与策略[J].人人健康,2024(2):119.

[22]羊妍,张娟,张伟,等.围麻醉期过敏反应的原因及其防治策略[J].临床麻醉学杂志,2021,37(6):642-644.

[23]王天龙,张宏.围术期老年医学应成为老年麻醉学的努力方向[J].临床麻醉学杂志,2018,34(7):629-630.

图书在版编目(CIP)数据

麻醉专科临床实践 / 梅喜等主编. —长沙：中南
大学出版社，2024.8
ISBN 978-7-5487-5491-6

Ⅰ. ①麻… Ⅱ. ①梅… Ⅲ. ①麻醉学 Ⅳ. ①R614

中国国家版本馆 CIP 数据核字(2023)第 145324 号

麻醉专科临床实践
MAZUI ZHUANKE LINCHUANG SHIJIAN

梅喜　崔宇龙　陈佳　戴荆　主编

□出版人	林绵优	
□责任编辑	陈　娜	
□责任印制	李月腾	
□出版发行	中南大学出版社	
	社址：长沙市麓山南路	邮编：410083
	发行科电话：0731-88876770	传真：0731-88710482
□印　　装	广东虎彩云印刷有限公司	

□开　　本	710 mm×1000 mm 1/16	□印张 17	□字数 336 千字
□版　　次	2024 年 8 月第 1 版	□印次 2024 年 8 月第 1 次印刷	
□书　　号	ISBN 978-7-5487-5491-6		
□定　　价	89.00 元		

图书出现印装问题，请与经销商调换